眩晕

诊治经验集萃

主编 董桂英 秦英 支应鹏

中国健康传媒集团

中国医药科技出版社

内 容 提 要

　　本书对董桂英教授诊治眩晕的学术思想和临床经验进行系统总结，主要包括对眩晕的理论概述、眩晕的诊疗用药和临床医案等。通过对董教授诊治眩晕经验的记载，突出其疗效显著、启人思绪的思辨方法和临床思路，对广大中医药院校学生和临床中医药人员提高中医素养、扩大中医辨治思维、提高临床疗效大有裨益。

图书在版编目（CIP）数据

　　眩晕诊治经验集萃 / 董桂英，秦英，支应鹏主编 . — 北京：中国医药科技出版社，2021.10
　　ISBN 978-7-5214-2714-1

　　Ⅰ . ①眩…　Ⅱ . ①董…②秦…③支…　Ⅲ . ①眩晕－诊疗　Ⅳ . ① R764.34

　　中国版本图书馆 CIP 数据核字（2021）第 202760 号

美术编辑　陈君杞
版式设计　也　在

出版　**中国健康传媒集团** | 中国医药科技出版社
地址　北京市海淀区文慧园北路甲 22 号
邮编　100082
电话　发行：010-62227427　邮购：010-62236938
网址　www.cmstp.com
规格　710×1000mm $^1/_{16}$
印张　13 $^3/_4$
字数　244 千字
版次　2021 年 10 月第 1 版
印次　2021 年 10 月第 1 次印刷
印刷　三河市万龙印装有限公司
经销　全国各地新华书店
书号　ISBN 978-7-5214-2714-1
定价　**59.00 元**

获取新书信息、投稿、为图书纠错，请扫码联系我们。

前　言

　　眩晕是临床常见疾病，是门诊患者最常见的主诉之一。眩晕疾病的病因多种多样，涉及多个学科，如神经内科、耳鼻喉科、心理科等，针对不同的病因治疗方法也不尽相同，眩晕患者往往凭主观印象就诊于多个科室，做了一系列的检查仍很难明确诊断。如此给后续的诊治带来了困难，结果也只能是"对症治疗"，患者的眩晕常常反复发作，迁延不愈，而达不到"病因治疗"的目的。董桂英教授对眩晕的治疗有着丰富的临床经验，创建了中医特色眩晕综合诊疗康复体系，成立了中医眩晕康复工作室，救治了众多的眩晕患者。

　　董桂英教授毕业于山东中医药大学，现为主任医师、硕士研究生导师，被评选为国家中医药管理局第二批"全国优秀中医临床人才"。她精读《黄帝内经》《伤寒论》《金匮要略》《温热论》《湿热条辨》等经典著作，中医理论功底丰厚，并应用于指导临床实践，临床经验丰富。董教授2014年被评为"济南市薪火传承指导老师"，确定秦英、支应鹏两名主治医师为名中医"薪火传承工程"传承人；2017年被评为"济南市名中医"和"全国卫生计生系统先进工作者"。董教授为国家临床重点专科及国家中医药管理局"十一五"重点专科康复科学科带头人，擅长中西医结合治疗高血压及心、脑、肾等并发症。董教授治学严谨，学贯中西，她的临床经验和学术思想是中医界的宝贵财富。本书主要从以下几个方面来论述。

　　（1）第一部分是医论集，首先总结了前人在中西医方面对眩晕的论述，后面主要介绍了董教授对眩晕的认识、创建的中医特色眩晕综合诊疗康复体系、治疗眩晕（原发性高血压）用药规律、常用中药的降压作用及机制、眩晕病用药方案指导。

（2）第二部分是医案集，记录了董教授的临床验案，并将讲解分享给临床同道。

（3）附录是董教授修订眩晕病（原发性高血压）、眩晕病（良性发作性位置性眩晕BPPV）中医诊疗方案。

希望本书能对眩晕的中医治疗提供更多思路，让董桂英教授的眩晕诊治方法为更多患者祛除疾病。由于时间所限，书中难免有不足之处，恳请大家提出宝贵意见，以便再版完善。

编　者

2021年5月

目　录

第一章　中医论眩晕

一、眩晕中医沿革

眩晕，在《中医辞海》中又称眩运，表现为头旋眼花，是目眩与头晕的总称。目眩即眼花或眼前发黑，视物模糊；头晕是感觉自身或外界事物旋转，站立不定，二者常并见，故统称"眩晕"。宋代陈无择提出致病因素有3种，即外因、内因、不内外因，但历代医家对眩晕病因病机的认识总以内外二因为主，《黄帝内经》中有记载为"眩""眩冒""头风眩"，现眩晕已被各版《中医内科学》教材列为单独一种疾病。对于眩晕病的病因病机，历代医家各有论述，本章将从纵向角度总结其病因病机，以期为临床诊疗提供更多的思路。

（一）《黄帝内经》对眩晕的认识

《黄帝内经》是我国现存最早的中医学专著，对眩晕病的病因、病机和治疗已有丰富的认识。其中重视外邪致病以及津血耗伤引起眩晕的致病因素，认为髓海不足、上焦气虚、气血逆乱是形成眩晕的病机，治疗有原则，有具体治法，在针刺治疗眩晕中有着丰富的论述，并记载了四乌鲗骨一藘茹丸治疗血枯眩晕，指导着后世医家的认识。

在《黄帝内经》中，引起眩晕的原因主要有感受外邪、运气变化、脏腑内伤、经脉之气运行失常四大类。相关经脉主要是足太阳、足厥阴、足少阳等经，相关脏腑主要是脑、肝等。

1. 外邪致眩

可见于风邪、湿邪，如《灵枢·五邪》曰："邪在肾，则病骨痛阴痹。阴痹者，按之而不得，腹胀腰痛，大便难，肩背颈项痛，时眩……邪在心，则病心痛善悲，时眩仆……"指出外邪在心、肾可出现阵发性眩晕，但未能确定具体病邪性质，与《素问·至真要大论篇》相参，指出在肾之邪应为湿邪。亦有风邪为患，如《灵枢·厥病》曰："风痹淫泺，病不可已者，足如履冰，时如入汤中，股胫淫泺，烦心头痛，时呕时悗，眩已汗出，久则目眩，悲以喜恐，短气不乐，不出三年死也。"指风痹重症者伴足凉、烦躁、头痛、恶心，继而出现眩晕。有的伴胆怯易惊，甚则预后不良。邪在肾之阴痹的治疗多以针刺为主，如《灵枢·五邪》曰："取之涌泉、昆仑，视有血者尽取之。"

2. 运气变化致眩

《黄帝内经》认为，天地五运六气的变化亦会影响人体，使人发生眩晕。天地运气变化中，风气偏盛是引起眩晕的最主要原因。导致风气偏盛的情况有两种：其一，五运之木运太过或郁发。木运太过之年容易风气偏盛，使人发生眩晕。《素问·气交变大论篇》曰："岁木太过，风气流行，脾土受邪。民病飧泄，食减，体重，烦冤，肠鸣腹支满，上应岁星。甚则忽忽善怒，眩冒巅疾"。或木运之气被抑制后，由于抑郁过极，产生郁发之气，亦会导致眩晕；其二，六气之厥阴风木偏胜或来复。厥阴风木司天时客气亦为厥阴风木，厥阴风木之气偏胜，人体容易发生眩晕。如《素问·六元正纪大论篇》曰："凡此厥阴司天之政……三之气，天政布，风乃时举。民病泣出耳鸣掉眩。"或湿气偏胜而风气来复时，亦会导致眩晕。如《素问·至真要大论篇》曰："厥阴之复……筋骨掉眩清厥，甚则入脾，食痹而吐"。

需要指出的是，在《黄帝内经》"四时五脏阴阳"的天人大系统中，风气内通于肝。故《黄帝内经》认为，天地运气变化，风气偏盛引起眩晕的病机中，肝木起着至关重要的作用。《素问·至真要大论篇》曰："诸风掉眩，皆属于肝。"认为多种风气引起的眩晕大多与肝有关。这个认识为后世"肝风内动"理论的产生奠定了基础。

3. 脏腑内伤致眩

由脏腑内伤所致眩晕者，主要与肝、脑有关。在《素问》中，以肝病为主因。在《灵枢》中，以"上虚"（头脑精气不足）为主因。《素问·标本病传论篇》曰："肝病头目眩，胁支满"，认为肝脏疾病会引发眩晕。《素问·玉机真脏论篇》曰："帝曰：春脉太过与不及，其病皆何如？岐伯曰：太过则令人善忘，忽忽眩冒而巅疾"，认为肝气太旺，上升太过，则使人"冒"。《素问·腹中论篇》曰："帝曰：有病胸胁支满者，妨于食，病至则先闻腥臊臭，出清液，先唾血，四肢清，目眩，时时前后血，病名为何，何以得之？岐伯曰：病名血枯，此得之年少时，有所大脱血，若醉入房中，气竭肝伤，故月事衰少不来也"。认为大失血或醉酒行房，容易使人气竭肝伤，发生血枯之疾，肝血枯，目无所养则会目眩。《灵枢·卫气》曰："上虚则眩。"《灵枢·口问》将此"上"明确定位到头部。《太素》注曰："头为上也。"头中之气不足，就会发生眩晕。《灵枢·海论》亦曰："髓海不足，则脑转耳鸣，胫酸眩冒，目无所见，懈怠安卧。"认为脑为髓海，头脑精气不足，会使人眩晕。治疗如《素问·刺热篇》所言，"刺足少阴少阳太阳之脉"可治愈。

4. 经气运行失常致眩

经脉之气运行失常导致眩晕的病机主要有经脉之气运行逆乱与经脉之气虚绝两个方面。人体内，气的运行当其位为正常，不当其位为异常。经脉之气运行逆乱，又有两种情况：其一，太阳经气逆上，《素问·厥论篇》曰："巨阳之厥，则肿首头重，足不能行，发为眴仆"，认为太阳经气逆上，上犯头部，会忽然眩晕而跌倒。其二，卫气运行逆乱，《灵枢·五乱》曰："清气在阴，浊气在阳，营气顺脉，卫气逆行，清浊相干……乱于头，则为厥逆，头重眩仆"，认为卫气运行逆乱，乱于头部，会发生眩晕欲仆。其三，是少阳脉虚，如《素问·五脏生成篇》曰："徇蒙招尤，目冥耳聋，下实上虚，过在足少阳、厥阴"。《黄帝内经》注曰："徇蒙，谓眩冒也……过者，少阳脉虚，厥阴实也"。认为足少阳脉气虚而足厥阴脉气实，会发生眩晕。

运气胜复致眩的治疗在《素问·至真要大论篇》中也有体现："治诸胜复，寒者热之，热者寒之，温者清之，清者温之，散者收之，抑者散之，燥者润之，急者缓之，坚者软之，脆者坚之，衰者补之，强者泻之。"意思就是治疗上凡治各种胜气复气所致的病，属于寒的用热药，属于热的用寒药，属于温的用清凉药，属于凉的用温性药，元气耗散的用收敛药，气抑郁的用疏散药，气燥的用滋润药，气急的用缓和药，病邪坚实的用软坚药，气脆弱的用固本药，衰弱的用补药，亢盛的用泻药，使五脏之气各安其所，清静无所扰乱，病气自然就会消减，那么其余也就各归其类属，无所偏胜，恢复到正常。

（二）《伤寒论》中眩晕的辨治

汉代医家张仲景在《伤寒论》及《金匮要略》中往往称眩晕为"头眩""眩冒"，或简称为"眩""目眩"，或称为"冒眩"，或与其他症候并称之"癫眩""眩悸"等。眩者，眼花；晕者，头旋也。兹就仲景论治眩晕病的论述浅析如下。

1. 痰饮病致眩

脾虚水停

《伤寒论》第 67 条"伤寒若吐、若下后，心下逆满，气上冲胸，起则头眩，脉沉紧，发汗则动经，身为振振摇者，茯苓桂枝白术甘草汤主之"。脾主运化，脾阳受损，运化失职，水湿内停，清阳不升而发眩晕。

2. 邪热致眩

（1）太少合病

《伤寒论》第 142 条"太阳与少阳并病，头项强痛，或眩冒，时如结胸，心下痞鞕者，当刺大椎第一间，肺俞、肝俞，慎不可发汗"。第 171 条"太阳少阳并病，心下鞕，颈项强而眩者，当刺大椎、肺俞、肝俞，慎勿下之"。此乃邪在太少二经，太阳经输不利致颈项强痛，少阳胆热循经上扰致眩，发汗则少阳不解，下之反重伤正气，故宜以针刺调之。

（2）邪郁少阳

《伤寒论》第 263 条"少阳之为病，口苦，咽干，目眩也"。本条文为邪入少阳，枢机不利，风阳上扰之眩冒。选用小柴胡汤疏散少阳郁邪。仲景虽未明言本症用小柴胡汤，但小柴胡汤乃为少阳病主方，且第 101 条云"伤寒中风，有柴胡证，但见一证便是，不必悉具"。故可选小柴胡汤。

（3）阳明热盛

《伤寒论》第 198 条"阳明病，但头眩不恶寒，故能食而咳，其人咽必痛"。此为热入阳明，腑实未成，无形邪热侵扰阳明，风火旋动于上，上扰清窍，则发头眩。《伤寒论》第 242 条云"病人小便不利，大便乍难乍易，时有微热，喘冒不能卧者，有燥屎也，宜大承气汤"。此为阳明腑实，邪热内结，腑气不通，邪热挟浊气上犯清窍，故见眩晕。

3. 虚损致眩

（1）清阳不升

《伤寒论》第 195 条"阳明病，脉迟，食难用饱，饱则微烦头眩，必小便难，此欲作谷瘅。虽下之，腹满如故，所以然者，脉迟故也"。本条为胃阳虚弱，纳少消迟，水谷不化，郁阻中焦，以致脾胃气机阻滞，阻碍清阳升发，清阳不升，清窍失养，则发头眩。

（2）虚阳上越

《伤寒论》第 366 条"下利，脉沉弦者，其人面少赤，身有微热，下利清谷者，必郁冒汗出而解，病人必微厥，所以然者，其面戴阳，下虚故也"。

肾阳虚衰，阴寒内盛，阴盛格阳于上。若阴盛而阳虚至极，虚阳尽露于外，不能与阴寒之邪相争，则病势危重；若阳虚尚未至极，真阳尚未完全尽露于外，则虚弱之阳尚可奋起与阴邪相争，邪正相争，则作眩晕。

（3）阴竭阳脱

《伤寒论》第 297 条"少阴病，下利止而头眩，时时自冒者，死"。此为少阴病利止而头眩，乃是阴液枯竭，阳失依附而亡于上，即仲景谓之"厥阴独行""有阳无阴"，为正气虚极，阴阳离绝之死证。

（4）其他

《伤寒论》第 160 条"伤寒吐下后，发汗，虚烦，脉甚微，八九日心下痞鞕，胁下痛，气上冲咽喉，眩冒，经脉动惕者，久而成痿"。本条为阴液不足所致的眩晕。《伤寒论》第 93 条"太阳病，先下而不愈，因复发汗，以此表里俱虚，其人因致冒，冒家汗出自愈"之表里两虚所致的眩晕。

《伤寒论》对眩晕病机论述，风、火、湿、虚，外感，内伤无不涉及，基本涵盖了引起眩晕的常见因素，对眩晕病机认识，诊断和方药运用都起到了很好的指导作用。

（三）《金匮要略》中眩晕的辨治

纵观《金匮要略》中眩晕病，仲景并未将其独立成篇进行论述，而是分散在各篇章中，有头眩、头重眩、癫眩、眩、冒、眩冒等名称，涉及经文 19 条，方剂 10 余首。以下将分类叙述之，以期对临床治疗本病有所裨益。

1. 水气病所致眩晕

痰饮水湿在眩晕发病中占有重要地位，仲景论述最详，所出方证最多，这从《金匮要略》各篇论及眩晕的条文数量即能看出。仲景同时创立了"病痰饮者，当以温药和之"的治疗大法，依据痰饮所在不同部位，分别施以健脾温中或导饮下行，充分体现了"同病异治、随证施治"的治疗思路，此种认识对后世医家产生了重大影响，如朱丹溪的"无痰不作眩"理论当是受其启发下而提出的。

（1）温肺化水

肺为水之上源，肺气虚冷之人，气不摄津，水气上冒而眩晕。《金匮要略·肺痿肺痈咳嗽上气病脉证治》云"肺痿吐涎沫而不咳者，其人不渴，必遗尿，小便数，所以然者，以上虚不能制下故也。此为肺中冷，必眩，多涎唾，甘草干姜汤以温之"。方中干姜暖肺散寒，炙甘草补中益气，合之温肺复气化饮，使浊阴去，清阳升，眩晕除。

（2）温中化饮

脾主运化，脾气虚，运化失职，水饮内生，上乘清阳之位而眩晕。《金匮要略·痰饮咳嗽病脉证并治》云："心下有痰饮，胸胁支满，目眩，茯苓桂术甘汤主之。"又云："心下有支饮，其人苦冒眩，泽泻汤主之。"前方中桂枝辛温通阳，白术健脾，茯苓利湿，甘草益气和中。后方白术培土制水，泽泻利水除湿。两方均能温中化饮，使清升浊降，眩晕除。

（3）温胃散水

胃阳不足，胃中虚冷之人，阳不化水，水饮内停，蒙蔽清阳而眩晕。《金匮要略·痰饮咳嗽病脉证并治》云："卒呕吐，心下痞，膈间有水，眩悸者，小半夏加茯苓汤主之。"方中生姜、半夏温胃散水，茯苓引水下行，水饮去，清阳升，则眩晕除。

（4）化气利水

膀胱气化不利，水无去路，逆而上行则眩晕。《金匮要略·痰饮咳嗽病脉证并治》云："假令瘦人脐下有悸，吐涎沫而癫眩，此水也，五苓散主之。"方中桂枝通阳化气，白术助脾散水，茯苓、猪苓、泽泻导水下行，如此则水去阳通，眩晕除。

（5）通窍利水

妇人妊娠，膀胱受胎气影响，气化受阻，水湿内停，蔽阻清阳而眩晕。《金匮要略·妇人妊娠病脉证并治》云："妊娠有水气，身重，小便不利，洒淅恶寒，起则头眩，葵子茯苓散主之。"方中葵子通阳利水，茯苓淡渗利水，湿去阳通，眩晕除。

2. 虚证眩晕

仲景所述虚证眩晕，或因脾肾阳虚，水湿不化，清阳不升；或由精亏血少，不能上养；或由上焦阳虚、肺气虚冷所致。分别施以相应治法处方，而尤其强调寒邪在眩晕发病中的重要意义，无论痰饮、历节、肺痿、失精以及妇人杂病之眩晕，均与寒邪有关，立法重视温补阳气，扶正以祛邪，随证治之。

（1）术附汤证

本方证见于《金匮要略·中风历节病脉证并治》，为林亿等增补之方剂，证属阳虚挟风寒的头眩证。原文："术附汤，治风虚头重眩，苦极，不知食味，暖肌补中，益精气。"条文中之头重眩，是因为脾肾阳虚，水湿不化，清阳不升，浊阴不降，风寒内攻，清窍不利，头目失于温煦，故见畏风寒，头重着昏眩。方中用附子辛温散寒，白术、炙甘草健脾和中，共同达到温阳通经、祛风除湿的功效。

（2）桂枝加龙骨牡蛎汤证

本方证见于《金匮要略·血痹虚劳病脉证并治》，原文："夫失精家，少腹弦急，阴头寒，目眩，发落，脉极虚芤迟，为清谷、亡血、失精。脉得诸芤动微紧，男子失精，女子梦交，桂枝加龙骨牡蛎汤主之。"本条文出现之目眩，为精血衰少，不能上养所致。方中用桂枝汤调和阴阳，加龙骨、牡蛎，潜镇摄纳。

（3）甘草干姜汤证

本方证见于《金匮要略·肺痿肺痈咳嗽上气病脉证治》，原文："肺痿吐涎沫而不咳者，其人不渴，必遗尿，小便数，所以然者，以上虚不能制下故也。此为肺中冷，必眩，多涎唾，甘草干姜汤以温之。若服汤已渴者，属消渴。"本条文出现之眩，是肺气虚冷，萎弱不振所致，则清阳不能上升，头目失于温煦，故头为之眩，《黄帝内经》所谓"上虚则眩"是也。治当以温肺复气为法，方中用炙甘草甘温补虚，干姜辛温散寒，辛甘合用，可以温复阳气。肺气得温，治节有权，气化功能正常，则诸证可愈。

3. 实证眩晕

本病病位在清窍，与肝、脾、肾三脏关系密切。仲景所论实证眩晕或因感受风寒邪气；或因风湿上犯，干及阳位；或因脾胃湿热内盛，上冲脑窍；或因邪气闭阻，阳气所致，多为它病兼见眩晕，并非以眩晕作为主症。而仲景谨守病机，不为眩晕病证所限，辨证施治，同样收效显著。

（1）小柴胡汤证

本方证见于《金匮要略·妇人产后病脉证治》，原文："产妇郁冒，其脉微弱，呕不能食，大便反坚，但头汗出，所以然者，血虚而厥，厥而必冒。冒家欲解，必大汗出。以血虚下厥，孤阳上出，故头汗出。所以产妇喜汗出者，亡阴血虚，阳气独盛，故当汗出，阴阳乃复。大便坚，呕不能食，小柴胡汤主之。"本条出现之郁冒，是产后亡血伤津，阴液亏损，阴虚则阳无所制，阳气相对偏盛，复感邪气，邪气闭阻，阳气上逆所致，故见头昏目眩，郁闷不舒，但头汗出。气机郁闭，胃失和降，故呕不能食；津亏肠燥，故大便难；正虚津血不足，故脉微弱。欲使郁冒病解，应当全身津津汗出，使阴阳恢复相对平衡状态，此即"冒家欲解，必大汗出"之意。对郁冒兼见呕不能食，大便秘结，属血虚津伤，阴阳失调，胃失和降者，治用小柴胡汤和利枢机，扶正达邪，使阴阳调和则郁冒诸症可解。

（2）桂枝芍药知母汤证

本方证见于《金匮要略·中风历节病脉证并治》，原文："诸肢节疼痛，身体尪羸，脚肿如脱，头眩短气，温温欲吐，桂枝芍药知母汤主之。"经文中出现的头眩是由于风湿上犯，干及阳位所致。本病乃风寒湿邪外侵，痹阻关节，日久不解，逐渐化热伤阴，骨节失养，浊邪干及脾胃，治当祛风除湿，温经散寒，佐以滋阴清热。方中桂枝、麻黄祛风通阳，附子温经散寒止痛，白术、防风除湿宣痹，知母、芍药养阴清热，柔筋缓急，生姜、甘草降逆止呕，和胃调中。后人拓展其用，用桂枝芍药知母汤去知母，加龙齿、茯苓、陈皮、法半夏等治疗内耳眩晕，属饮邪上扰清阳者，获得良好效果。但需具备水、湿、痰饮等主要症状者，方可使用。

（3）茵陈蒿汤证

本方证见于《金匮要略·黄疸病脉证并治》，原文："谷疸之为病，寒热不食，食即头眩，心胸不安，久久发黄为谷疸，茵陈蒿汤主之。"本条文的头眩，是由于湿热内蕴，脾胃清浊升降失司，故食欲减退。假如勉强进食，食入不化，反能助湿生热，湿热不能下行，反而上冲，所以食即头眩。治疗用茵陈蒿汤清泄湿热为主。方中茵陈清热利湿以退黄，栀子清利三焦之湿热，大黄荡泄阳明胃肠之瘀热而消积满。三药合用，使湿热蕴结之邪从二便排出，故方后云："小便当利，尿如皂角汁状，色正赤，一宿腹减，黄从小便去也。"

（四）金元四大家论眩晕

刘完素、张从正、李东垣、朱丹溪的学术思想各成一家，史称金元四大家。在论治眩晕时，此四家在《黄帝内经》运气学说的基础之上，分别提出了眩晕病机以风、火、痰、虚为主的证治思路，为后世医家辨治眩晕提供了参考。

1. 刘完素论眩晕

刘完素（约1110—1200），字守真，河间人，世称刘河间，生活在北宋末年至金朝建立初期，是金元时期的著名医家，为后世所称金元四大家中的第一位医家。他从25岁开始研究《黄帝内经》，从未中断，学识渊博。刘完素认为火热病机非常广泛，故而对于风、湿、燥、寒等一些病证，刘氏也从火热阐发，这样就形成了其以火热为中心的学术观点。其中，刘氏强调了风、湿、燥、寒诸气在病理变化过程中，皆能化生火热，而火热也往往是产生风、湿、燥、寒的原因，这就是著名的"六气皆能化火"学说。下面就依据刘完素的学术思想，探讨一下他对眩晕的证治思路。

（1）病因病机

刘完素认为"医家之要，在于五运六气"。他欲以五运六气论治百病，把五运六气与人体发病紧密联系，认为"一身之气，皆随四时五运六气兴衰，而无相反"。同时认为"六气皆从火化"，且六气关系密切，往往相兼为病，其病理过程皆能化生火热，言风如"风本生于热，以热为本，以风为标，凡言风者，热也，热则风动"。风木在运气学说中为同化之属，木同风化，木能生火，故风能同化为火。且在"六气"中，风火皆属阳，其性相同，故多兼化。所以刘氏在眩晕的病机分析中即指出"掉，摇也。眩，昏乱旋运也，风主动故也。所谓风气甚而头目眩运者，由风木旺，必是金衰不能制木，而木复生火。风火皆属阳，多为兼化，阳主乎动，两动相搏，则为之旋转"；"眩运而呕吐者，风热甚故也"（《素问玄机原病式·五运主病》）。刘氏以风、热立论，在《黄帝内经》"诸风掉眩，皆属于肝"的基础上进一步阐述外风引动肝风，导致肝风内动，肝火上炎，风火相搏，发为眩晕。

（2）治疗

刘完素首创"主火论"，对于火热病机和使用寒凉方药均有独到之处。他虽将眩晕责之于风火，但注重内火召外风，强调清内以疏外，在内平肝息风，在外疏散风邪，清热泻火，内火灭外风息则眩晕自除。《宣明论方·风论》之川芎石膏汤、防风通圣散、凉膈散等，均为治疗眩晕之要方。如川芎石膏汤可"治风热上攻头面，目昏眩痛闷"，方以荆芥、防风、菊花、薄荷、桔梗疏散风热于外；栀子、连翘、黄芩、大黄、滑石、寒水石清泄实热于内；配人参、白术、甘草、砂仁健脾益气；白芍养血和营，用量虽小，却有"轻以去实"之意。诸药合用，共奏清利头目、宣通气血之功，可解内外诸邪，清内热而平亢奋。

2. 张从正论眩晕

张从正（1156—1228），字子和，号戴人。张从正对于汗、吐、下三法的运用有独到的见解，积累了丰富的经验，扩充了三法的运用范围，形成了以攻邪治病的独特风格，为中医学的病机理论和治疗方法做出贡献，被后世称为金元四大家之一，又称为"攻邪派"的代表。他一生著述颇丰，著有《儒门事亲》等。下面就依据张从正的学术思想，探讨一下他对眩晕的证治思路。

（1）病因病机

张氏之学术远绍《素问》及仲景《伤寒论》，近则独宗河间刘完素。关于眩晕的病机方面，张氏指出"诸风掉眩，皆属肝木，掉摇眩运，非风木之象乎""故善行而数变者，皆是厥阴肝之用也。夫肝木所以自甚而至此者，非独风为然，盖肺金为心火所制，不能胜木故也"（《儒门事亲·指风痹痿厥近世差玄说》）。他认为诸风掉眩证不仅是肝风内动，还以五行乘侮规律来说明五脏间病变的相互影响。相乘是相克太过为病，心火过旺，导致被克之脏——肺受到过分克伐，从而肺金不能克制肝木。肝之生理功能以疏泄调畅全身的气机为要务，肝阳促进动和升，肝阴促进静和降，肺金不能克制肝木，导致肝阳亢奋，阳亢则升动过度，气动过速生风而出现眩晕、震颤、动摇等症。

（2）治疗

张从正以寒凉立论，以"攻下为主、当补则补"为主要治疗原则，花费毕生精力用实践证明了汗、吐、下攻邪论的正确性。他认为眩晕多由胸膈痰涎堵塞导致，如《儒门事亲·头风眩运》中曰："头风眩运，登车乘船亦眩运眼涩，手麻发退，健忘喜怒，皆胸中有宿痰之使然也。"同时指出除了痰阻胸膈之眩晕外，还有阴血亏虚之妇人眩晕。前者多表现为"呕逆旋运"，发作时感到周围景物旋转，或觉自身摇摆，伴恶心呕吐、面色苍白、少气汗出等症状。而后者则表现为眼涩、手麻、发脱、健忘、喜怒等，其中手麻、眼涩、喜怒均因阴血虚亏，血不内滋于肝所致，而发脱、健忘则是由于血不上荣于脑；尤其多见于绝经期，是"血海亏虚，冲任失调"的表现。

张从正主要采用吐法治眩晕。治疗痰塞胸膈之眩晕，《儒门事亲·头风眩运》曰："头风眩运，手足时复麻痹，胃脘发痛，心腹满闷，按之如水声，可用独圣散吐之。吐讫，可服辛凉清上之药。"另外在《儒门事亲·妇人风门》中谓："妇人头风眩运，登车乘船，眩运眼涩，手麻发脱，健忘喜怒，皆胸中宿痰所致。可用瓜蒂散吐之，次以长流水煎五苓散、大人参半夏丸。"此对现代常见之晕车晕船症状的治疗，有一定的指导意义。

3. 李东垣论眩晕

李东垣（1180—1251），又名李杲，字明之，中国金元时期著名医学家，晚年自号东垣老人。主要著作有《脾胃论》《内外伤辨惑论》《用药法象》

《医学发明》《兰室秘藏》《活发机要》等。李东垣从师于张元素，是金元四大家之一，属易水派，是中医"脾胃学说"的创始人。李东垣十分强调脾胃在人身的重要作用，因为在五行当中，脾胃属于中央土，因此李东垣的学说也被称作"补土派"。下面就依据李东垣的学术思想，探讨一下他对眩晕的证治思路。

（1）病因病机

李氏创内伤脾胃学说，认为"脾胃为气血生化之源"，"内伤脾胃，百病由生"。脾胃居于中焦，为滋养元气之源泉，为精气升降之枢纽。若脾胃气虚失于健运，脾不升清导致"上气不足"，头目失于气血充养而出现一系列的病证。正如《脾胃论·三焦元气衰旺》中说："上气不足，脑为之不满，耳为之苦鸣，头为之苦倾，目为之瞑……皆由脾胃先虚，而气不上行之所致也。"同时，精气不得上输于肺而下流，导致胃气下溜。胃气下溜，五脏之气皆乱。气乱于头，而头为诸阳之会，"清气在阴，浊气在阳，营气顺脉，卫气逆行……乱于头，则为厥逆，头重眩仆"。东垣引证《灵枢经·五乱》阐发其病机，说明了脾气虚损，升清之力不足，无力将水谷之精微充分地上输于头目；同时脾气虚陷，运化失职，导致清浊升降失调，脾胃升降功能失调，发为眩晕。

（2）治疗

李东垣认为，正气不足，百病由生；而所谓正虚，多为脾胃虚损。《脾胃论·脾胃虚实传变论》云："脾胃一伤，五乱互作……头痛目眩。"指出眩晕可由脾胃虚损引起，由于脾胃亏虚，则气乱于头、神明昏乱，而眩晕自作。

李东垣治疗眩晕，主张扶正与祛痰并重，扶正可补益脾气以升清气，祛痰则能涤荡浊邪使勿上扰清窍。多用半夏白术天麻汤，认为"眼黑头旋，风虚内作，非天麻不能除……黄芪甘温，泻火补元气，实表虚止自汗；人参甘温泻火，补中益气，二术俱苦甘温，除湿补中益气，泽、苓利小便导湿，橘皮苦温，益气调中升阳；神曲消食，荡胃中滞气，麦蘖宽中助胃气；干姜辛热以涤中寒，黄柏苦大寒，酒洗以主冬天少火在泉发躁也"（《脾胃论·调理脾胃治验》）。该方现已成为治疗气虚风痰上扰之眩晕的常用方。另外，他还十分强调天麻治疗眩晕的重要作用，如用温胆汤加天麻、钩藤、蒺藜、石菖蒲等治疗风痰眩晕。

4. 朱丹溪论眩晕

朱震亨（1281—1358），字彦修，世居丹溪，故人称朱丹溪。针对眩晕的证治，朱丹溪"无痰则不作眩"的名言脍炙人口，但在其学术著作中，对眩晕的辨析与治疗并非仅仅着眼于"痰"，更重视的是相火妄动在眩晕发病中的重要作用。

（1）痰湿形成的原因

朱丹溪认为眩晕发病的关键是"湿痰"和"痰火"，提出"无痰不作眩"的重要论点。《丹溪心法》中云："无痰则不作眩，痰因火动，又有湿痰者，有火痰者。"又曰："头痛多主于痰，痛甚者火多。"由此可见，朱丹溪认为"头痛、头晕"多由"痰"引起。朱丹溪认为多种原因导致脏腑功能失调，津液输布失常，聚湿成痰，分析如下。

①体质因素为生痰基础。不同人群对疾病的易感性有差异，但不同疾病的发生均与个人体质有关。《丹溪手镜》中记载"肥白人多痰湿"，"肥白人"即中医体质学中"痰湿体质"之人，其脏腑功能失调，气血津液运化不畅，水湿停聚，聚湿成痰而导致痰湿内蕴。痰湿体质人群常表现为体形肥胖、腹部肥满、胸闷、痰多、容易困倦、身重不爽、喜食肥甘厚味、舌体胖大、舌苔白腻等以黏滞重浊为主的状态。

②饮食失宜可酿生痰湿。朱丹溪在《格致余论·饮食箴》中写道："人身之贵，父母遗体，为口伤身，滔滔皆是。人有此身，饥渴荐兴，乃作饮食，以遂其生。"《丹溪心法》也有"食积即痰也"，即饮食停滞也可出现食滞酿痰。朱丹溪认为膏粱厚味可助湿生痰，饮食不节，饥饱无度则损伤脾胃。脾运失健，痰浊内生，痰湿郁久而化热，热极引动肝风；加之膏脂内聚，经脉壅塞，血运不畅，导致眩晕。

③七情内伤易气结成痰。《丹溪心法·头眩》记载："七情郁而生痰动火，随气上厥，此七情致虚而眩晕也。""思则心有所存，神有所归，正气留而不行"造成"气结"，脾胃为机体气机升降之枢纽，脾气结则运化升清功能失常，精微不化，则变生痰湿。思虑过度、所思不遂等诸多因素均可使气血失常，结为老痰宿饮，随气升降，上扰清窍，表现为头痛、眩晕。

（2）因痰致眩的病理机制：痰火相合，发为眩晕

①百病兼痰，随气升降为病。朱丹溪对痰证研究颇为深入，认为"痰"既作为病理产物，又是致病之因，伴随气机升降而流行全身，所致疾病颇为繁杂，故有"百病兼痰""怪病多痰"之说。《丹溪心法·痰》指出"痰之为物，随气升降，无处不到。"即说明痰饮随气机出入表里内外，停留之处即可发为疾病，所表现的症状也因其停留的部位而各异，内而病在脏腑，发为

咳、喘、呕、利、眩晕、怔忡等，外而留滞经络，病在胸背、四肢，发为痹、痿。正如《丹溪心法·痰》中所说"凡痰之为患，为喘为咳，为呕为利，为眩为晕，心嘈杂怔忡惊悸……或四肢麻痹不仁，皆痰饮所致。"

针对眩晕之证，《脉因证治·眩晕》中将发病前提总结为"痰饮随气上，伏留于阳经"，即是指明痰饮随气机运行，上至巅顶，伏留于头面阳经，成为眩晕发病的前提。

②痰因火动，上扰清阳作眩。朱丹溪认为，"痰"并非眩晕发作的唯一要素，《丹溪心法》所论眩晕的原因为"痰挟气虚并火……无痰则不作眩，痰因火动。"可见朱震亨将"痰""火"作为眩晕病发的两个因素，且认为只有相火妄动，才引发伏留之痰饮致眩。

③肝气上逆，挟相火动痰。引动痰饮之"火"，当指相火。朱丹溪学宗《黄帝内经》、刘完素、李东垣诸家，对他们的说多有继承和发展。《素问·至真要大论篇》认为"诸风掉眩，皆属于肝"，即是指眩晕由肝风上扰清阳引发。朱丹溪则认为眩晕由相火引动巅顶伏留之邪，两者似有不同，但究其本质是一致的。《金匮钩玄·气属阳动作火论》中谈到"丹溪有曰：上升之气，自肝而出，中挟相火。"同时，朱氏指出刘完素《素问玄机原病式》"五运主病"中"诸风掉眩，属于肝，火之动也"。其中"火之动"即指相火之变。此即说明相火随肝气上扰清阳，引动伏留于阳经之痰，而导致眩晕。朱氏将相火为病与肝风上扰相联系、结合，不仅为治疗眩晕开辟了新的诊疗思路，还更深一层的揭示和完善了《黄帝内经》对眩晕病机的认识。

④元气虚损，助相火动痰。朱氏虽将"气虚"作为眩晕发病的一个因素，但他又说"挟气虚者，相火也。""相火"与"气虚"两者联系紧密，其所指气虚可由相火过盛引起，相火妄动亦可因气虚导致。就眩晕的病因病机而言，朱丹溪认为"痰"并非唯一的致病之因，"痰因火动"是其核心病机，气虚损对其发病与否有较大影响。

⑤"眩运者，中风之渐也"。朱丹溪论著中并未明言"眩运者，中风之渐也"，而是借其私淑弟子虞抟之口言出。朱丹溪辨治眩晕倡"痰火致眩说"，认为"盖无痰不作眩也""痰在上，火在下，火炎上而动其痰"；其辨治中风主张"湿生痰，痰生热，热生风"的"痰热生风"思想；可见朱氏认为眩晕与中风的病机皆以痰热（或痰火）为主，又遵《黄帝内经》"谨守病机，各司其属"，眩晕日久，有可能进展为中风重证。明代医家虞抟承朱氏之旨意，载"眩运者，中风之渐也"，首次明确揭示眩晕与中风之间有一

定的内在联系，对后世中风先兆研究及眩晕预后研究都提供了深刻的指导意义。

（3）眩晕的治疗：治痰降火，以疗眩晕

①蠲化痰饮，祛伏留之痰。眩晕的治疗大法，《丹溪心法》中明确提出"治痰为主"，并以二陈汤作为基础方。论治眩晕，朱丹溪认为"无痰则不作眩……湿痰者，多宜二陈汤"。这一论述遵循了他对痰证"治痰者，实脾土，燥脾湿是治其本"，使用了"一身之痰都管治"的二陈汤作为主方，其方主要由半夏、茯苓、陈皮、甘草等药物组成。朱丹溪认为半夏"属金属土，仲景用于小柴胡汤，取其补阳明也，岂非燥脾土之功"，茯苓功能"利水燥土，泻饮消痰"，故选用半夏、茯苓燥湿健脾；陈皮能"和中消痰，宽胁利膈"，故选用陈皮化痰理气；又用甘草益脾和中、调和诸药，正和痰证健脾理气的治则，故用以蠲化痰饮。这体现了朱丹溪治疗眩晕除其伏留之痰的思路。

②清降相火，除上逆之火。眩晕并非仅仅是痰饮为患，《丹溪治法心要》指出眩晕是由于"痰在上，火在下，火炎上而动其痰"。针对"火动其痰"这一关键病机，朱丹溪在使用二陈汤蠲化痰饮的同时，更提出加酒芩之类。黄元御在《长沙药解》中谈到黄芩"味苦气寒，入足少阳胆、足厥阴肝经，清相火而断下利"。在二陈汤的基础上加入黄芩之属，正是取此类药物的苦寒性味，清降相火，使火不上逆，不致扰动其伏留之痰，才构成完整的治眩之法。

痰挟元气虚损而相火旺盛致眩晕者，朱丹溪提出"痰挟气虚并火，治痰为主，挟补气药及降火药"，选方为半夏白术天麻汤之类。此方选用干姜、泽泻、茯苓、苍术、白术、半夏等健脾燥脾以除湿化痰，黄芪、人参益气，黄柏降火，陈皮理气。应对元气内伤兼夹相火动痰，本方除化痰健脾的基本方法之外，用少量黄柏清降相火，却使用相对大量的黄芪、人参，借助其甘温之性以"泄火补元气"，使元气充盈制约相火，进而使失调的气火关系得以恢复正常，达到蠲化痰饮，益气降火的目的。

眩晕突发而"不可当者"，朱丹溪主张"以大黄酒炒为末，茶汤调下"。正是由于火性炎上，而相火之气"暴悍酷烈"，来势凶猛以致眩晕不可当。朱丹溪选用大黄一味酒炒为末，直折上炎之火，降其上逆之气。《本草衍义补遗》指出大黄能"泄去亢甚之火，使之平和"。

《本草新编》认为："大黄，味苦，气大寒，阴中之阴，降也。"说明大黄有苦寒之性，迅利之功，虽不针对痰饮，但使来势暴烈之相火得以迅速清降，则其伏留之痰不被触动，使眩晕得止。

（4）结语

朱丹溪"无痰则不作眩"的认识对后世治疗眩晕影响深远，但单纯并不能完全概括朱丹溪对眩晕的证治思路，应认识到"痰因火动"是眩晕的关键病机，值得注意的是，眩晕因"痰挟气虚并火"者，应正确处理"气虚"与"火"的关系，只有全面分析朱丹溪著作中有关眩晕证治，才能不拘泥于"无痰不作眩"，才能将朱丹溪治疗眩晕的经验更好的应用于临床。

（五）两宋时期对眩晕的论治

我国两宋时期保存下来的众多医学文献中有大量针对眩晕证防治方药的论述，包涵了丰富的理论和实践经验。

1. 病因病机

两宋时期，眩晕证病因病机理论得到了进一步发展。两宋时期的医家十分重视外因致眩之理。如陈言的《三因极一病证方论》将眩晕病因区分为内因、外因和不内外因三种，外因系由素体本虚，风寒暑湿诸邪气伤及三阳经；内因即为七情内伤，致脏气不和，遂生痰邪；不内外因则为饮食所伤、房劳过度、吐衄便利等，伤及气血，致精血不足，上不荣脑。其言："如中伤风寒暑湿在三阳经，皆能眩人，头重项强。但风则有汗，寒则掣痛，暑则热闷，湿则重着，吐逆眩倒，属外所因；喜怒忧思，致脏气不行，郁而生所，涎结为饮，随气上厥，伏留阳经，亦使人眩晕呕吐，眉目疼痛，眼不得开，属内所因；或饮食饥饱，甜腻所伤，房劳过度，下虚上实，拔牙金疮，吐衄便利，去血过多，及妇人崩伤，皆能眩晕，眼花屋转，起则眩倒，属不内外因，治之各有法。"

严用和认为眩晕之发病只以内外二因区分即可。外感六淫邪气或七情太过不及，伤及肝脏，肝风上扰，是眩晕发病的基本病机。《重订严氏济生方·眩晕》中说："六淫外感，七情内伤，皆能致眩。"陈言、严用和在充分重视外因致眩的同时，所提出的"七情内伤"致眩说，既补充了前人之未备，又符合临床实际。

杨士瀛《仁斋直指方》一书对眩晕的认识基本与此相同。两宋医家更强调"因虚致眩"理论，如《圣济总录》以风、虚、痰为病论治眩晕，指出由于素本体虚而风邪入中，干忤经络，使五脏六腑之精气不能上养诸窍，可致眩晕发生；同时还认为气虚不充、痰水、风痰结聚也是眩晕发病的主要原因之一。如其云："风头旋者，以气体虚怯，所禀不充，阳气不能上至于脑，风邪易入，与气相鼓，致头旋而晕也。亦有胸膈之上，痰水结聚，复犯大寒，阴气逆上，风痰相聚而结，上冲于头，亦令头旋。"

许叔微《普济本事方》亦从虚、痰两方面论治本病，其谓："本因体虚，风邪乘于阳经，上注头面，遂入脑，亦因痰水在于胸膈之上，犯大寒，使阳气不行，痰水结聚，上冲于头目，故令头旋。"指出体虚而外风侵袭阳经和痰水结聚上冲头目，是眩晕发病之病机。

总之，两宋医家对眩晕证病因病机的认识，归纳起来不外乎风、火、痰、虚、瘀五端，而总以虚为本。在病因学方面，正式将外感和内伤两大病因分开，更加重视七情致眩的研究，对体虚在眩晕证发病过程中的关键性作用有了更加明确的认识，同时开始注意到对瘀血致眩的探讨。

2. 治疗

两宋时期，大型方书层出不穷，对眩晕证的论治进入了一个高峰期。但此期诊治眩晕，一方面对正虚在眩晕发病过程中的关键性作用有了更深入的了解，另一方面则是太过于治本补虚，多用一些辛香燥烈之品，使从本之治有余，而治标之法略显不足。另外，宋代医家十分重视外因致眩之论，受此影响，临床论治眩晕时，解表药成为仅次于补益药的常用药物，同时，疏肝理气、清心降火等用以调畅情志之品的应用也大大增加。代表医书有《圣济总录》《重订严氏济生方》等。

《圣济总录》单书载论治眩晕方剂最多，达38首，总的治则以补肾滋肝、解表祛风、息风除痰为法度。常用甘草、人参、当归、白芍益气养阴，菊花、防风解表除邪，半夏、茯苓、前胡化痰除湿。陈言在《三因极一病证方论》创三因论治眩晕之先河。凡外感者，用三五七汤治感寒眩晕，用黄龙丸治感暑眩晕，用曲术散治冒湿眩晕；七情致眩者，亦即所谓不内外因致眩晕者，用薯蓣汤治之；内伤者，用白散子治下虚上实之眩晕，川芎汤治产后血虚之眩晕，控涎丹治痰饮眩晕等。

严用和之《重订严氏济生方》在陈言三因论治眩晕的基础上，强调内外二因即可概诊发病之因，将七情致眩归入内因范畴，故而以内外所因之不同辨治眩晕。外因方面，多用羌附汤治风邪伤脑之眩晕，用加味香薷饮治中暑眩晕，用芎术汤治冒雨中湿之眩晕；内因方面，多用玉液汤治七情伤感、气郁生痰动火之眩晕，血虚眩晕用芎归汤治之，下虚上实之眩晕则用沉香磁石丸合养正丹治之。

杨士瀛《仁斋直指方》中痰饮眩晕者用芎辛汤、千金苇茎汤治之，外感眩晕者用芎术除眩汤、附子理中汤、干姜甘草汤、桂杏丸、来复丹等治之。血虚眩晕用苏沈沉麝丸、和剂七气汤治之，气虚眩晕用香橘饮治之，心气不敛之眩晕用苏合香丸、震灵丹治之，风阳眩晕用真方白丸子治之。

其他载有论治眩晕方药的私人著述还有张锐之《鸡峰普济方》、王既之《全生指迷方》、许叔微之《普济本事方》、杨佚之《杨氏家藏方》等。可见，宋代医家积累了丰富的诊治眩晕证的临床经验，对眩晕病本虚标实的病机属性有了进一步的认识。在以《黄帝内经》之学术观点为依据而表现学术继承性的同时，也进行了大量的开拓性研究。

（六）明清医家对眩晕的论治

明清医家代表人物当属张景岳和叶天士，其他医家均从不同角度加以论述，至此明清时期治疗眩晕的学术思想趋于成熟。

1. 张景岳对眩晕的论治

张景岳认为"无虚不能作眩，当以治虚为主"，反对刘河间、朱丹溪寒凉攻伐，擅长使用补法，组方用药精当，灵活通变，对后世有较大影响。

（1）张景岳对眩晕病机的认识：无虚不能作眩

张景岳总结前人经验，发挥"上虚则眩"之说，提出"下虚致眩"之说，重点主虚强调"无虚不能作眩"。他说："头眩虽属上虚，然不能无涉于下。盖上虚者，阳中之阳虚也。下虚者，阴中之阳虚也。"张景岳针对因风和因痰致病的病机进行分析，认为因风和因痰所致眩晕都是"有余中之不足"之证，"有大怒之后，木肆其强而晕者，伤其气也，有痰饮留中，治节不行而晕者，脾之弱也"。风证和痰证皆为有余之证，但眩晕的根本病机在"虚"，并从阴阳互根及人体是一个有机整体的观点出发，对眩晕进行了全面辨证。

张景岳对眩晕根本病机的认识是"无虚不作眩"，并认为在"因风致眩""因痰致眩""因虚致眩"三因素中，"虚者居其八九，而兼火兼痰者不过十中一二耳"。张景岳详细论述了各种损伤人体阴精、阳气导致虚损的病因。损伤阳中之阳而致眩晕的病因，如劳倦过度、饥饱失宜、呕吐、泄泻、大汗亡阳、眩目惊心、焦思不释、被殴、被辱等，这类病因多损伤脾胃阳气。脾胃为后天之本、气血生化之源，思虑劳倦、饮食不节、失治误治皆可损伤脾胃，或因脾胃素虚皆能导致气血不足、气虚清阳不升、血虚使脑失濡养，发为眩晕。损伤阴中之阳的病因，如吐血、衄血、便血、纵欲、崩淋等，这类病因多损伤气血或肾精。肾为先天之本，主藏精生髓，脑为髓海，房劳过度或有遗精滑泄之疾、肾精耗伤、脑髓不足，也为眩晕之因。另外有气血精气俱亏型眩晕者，此型多为"年老精衰，劳倦日积，而忽患不眠，忽苦眩晕者，此营卫两虚之致然也"。张景岳在《景岳全书·眩运》中说："丹溪则曰无痰不能作眩，当以治痰为主，而兼用它药。余则曰无虚不能作眩，当以治虚为主，而酌兼其标。孰是孰非，余不能必，姑引经义以表其大意如此。"

（2）眩晕的治疗：虚为先兼治为佐因机应变之法

张景岳援引刘宗厚对眩晕之认识，"人皆称为上盛下虚所致，而不明言其所以然之故。盖所谓虚者，血与气也；所谓实者，痰涎风火也"。进一步论述眩晕的发病机理，指出其虚因气与血，其实因痰涎风火。虚者病之本，实者病之标。张景岳治病的精髓在于辨证论治，突出"治病必求其本，求其本而用药则善矣"。故凡气虚因清气不能上升或汗多亡阳所致者，治当升阳补气；血虚因亡血过多，阳无所附而致者，治当益阴补血。若因痰涎郁遏者，治宜开痰导郁，重则用吐法下法。有因风火所动者，治宜清上降火。如因外感而得者，治宜疏散表邪。张景岳又指出：世有所谓气不归元之证，用丹药镇坠、沉香降气，非但无益，反而增害，因沉香香窜散气、丹药助火，"其不归之气岂能因此而复耶"。因此张景岳运用补气益阴诸法，能使气归元海，较快平复。

张景岳治疗眩晕，阳虚者补气用四君子汤（人参、白术、茯苓、炙甘草），五君子煎（人参、白术、茯苓、炙甘草、干姜），归脾汤（人参、黄芪、白术、茯苓、酸枣仁、远志、当归、木香、炙甘草、龙眼肉），补中益气汤（人参、黄芪、白术、炙甘草、当归、陈皮、升麻、柴胡、生姜、大枣），兼呕吐宜圣术煎（白术、干姜、肉桂、陈皮）加人参。阴中之阳虚，补精用五福饮（人参、熟地、当归、白术、炙甘草），七福饮（人参、熟地、当归、白术、酸枣仁、远志、炙甘草），左归饮（熟地、山药、枸杞、茯苓、山萸肉、炙甘草），右归饮（熟地、山药、山萸肉、枸杞、杜仲、肉桂、制附子、甘草），四物汤（熟地、当归、川芎、芍药）之类。张景岳独具匠心，以钱仲阳六味地黄丸和张仲景肾气丸二方为基础，化裁出左归和右归，作为滋养真阴和温补真阳之剂，与王冰"壮水之主，以制阳光；益火之源，以消阴翳"之旨相合。此乃张景岳善于学古而又能创新的表现。尤其推崇大补元煎（人参、山药、熟地、杜仲、当归、山茱肉、枸杞、炙甘草），十全大补汤（人参、白术、茯苓、甘草、当归、熟地、芍药、川芎、黄芪、肉桂）及诸补阴补阳之剂。因为"伐下者必枯其上，滋苗者必灌其根。所以凡治上虚者，尤当以兼补气血为最"。处处以补肾填精、益气养血为先导，其学术成就在中医学发展史上自成一派。景岳对于中医学之功绩，诚有不可磨灭者。

张景岳虽反对刘河间、朱丹溪降火化痰之说，但如眩晕证见有诸若"风""火""痰"之征象时，亦能随证施治，巧用其法，灵活变通。张景岳云："其或有火者宜兼清火，有痰者宜兼消痰，有气者宜兼顺气，亦在乎因机应变。然无不当以治虚为先而兼治为佐也。"指出若清火、消痰、顺气法治之不效，则应改用补法治之。张景岳注重辨证，立一补法为主，兼治为佐，实系张景岳辨证施治的一大特色。

（3）鉴别诊断：详辨头痛与眩晕

头痛与眩晕病位都在头部，二者在组方用药上多有混淆，而张景岳侧重讨论了头痛与眩晕的区别。他认为头痛与眩晕在病机上的区别是"头痛之病，上实证也，头眩之病，上虚证也"，并引用黄帝内经中对头痛和眩晕的辨识："头痛巅疾，上实下虚"，认为"此以邪气在上所以为痛，故曰上实也"，而黄帝内经中对眩晕的病机认识是"上气不足""上虚则眩"，因此张景岳提出"上力不胜，阳之虚也，岂上实乎"，根据虚实辨证的不同认识头痛与眩晕。在治疗方面，"盖上实者宜降宜抑，上虚者最不宜再伐生气，此上实上虚之旨，有不可不辨，而误则害矣"。另外，通过对头痛与眩晕的辨别也论证了"无虚不作眩"的病机："而后世诸家，如严用和、杨仁斋辈，有曰结而为饮，随气上逆者；有曰疲劳过度，下虚上实者；有曰肾家不能纳气，使诸家气逆奔而上者。即如朱丹溪亦曰痰在上，火在下，凡此皆言上实也。"

（4）结语

张景岳的学术思想对后世影响颇深，其学术巨著《景岳全书》堪称是一部指导临床实践的医学宝典，其对眩晕的论治也是后世治疗眩晕的重要准则。

2. 叶天士对眩晕的论治

叶天士对阴虚阳亢型眩晕论述较详尽，认为本病主要归属肝风，以"阳化内风"立论，由肝胆之风阳上冒所致。内风乃身中阳气之动变，"非发散可解，非沉寒可清，与六气火风迥异，用辛甘化风方法，乃是补肝用意。"

指出造成风阳上亢的原因，不止一端，而有肝、肾、心、肺、脾胃之分，需辨证施治。若由水不涵木所致"下虚上实"证，治宜"缓肝之急以息风，滋肾之液以驱热"；若由心血亏虚而致肝阳上亢，治宜"养心气以通肝络"；若由脾虚失运，痰湿内生夹肝风上干清阳，则"治痰须健中，熄风可缓晕"。叶氏对阴虚阳亢较完备的论述，对后世有一定影响，如《医醇賸义》的羚羊角汤，《杂病证治新义》的天麻钩藤饮，都取法于叶氏。具体治法分析如下：

（1）化痰定眩

在叶天士眩晕医案中，痰浊为病的共有 6 则。痰浊的产生主要与脾胃相关，如《素问·经脉别论篇》："饮入于胃，游溢精气，上输于脾，脾气散精，上归于肺，通调水道。"脾胃运化失司，水湿困于中土，则变生痰饮。《丹溪心法》云："无痰不作眩。"叶天士亦言"治痰须健中，熄风可缓晕"。而痰常夹风、夹火为病，又见风痰上扰、痰火蒙蔽之征。故其用药以法半夏（曲）、茯苓、白术、陈皮（橘红）等以健脾胃、化痰湿，用白蒺藜、钩藤、天麻等以息风，羚羊角、山栀等清火。此外，叶天士还认为痰浊所致眩晕若合并内风，则预后易出现言语不利、双下肢萎软的"风痱"之症。

（2）平肝息风

肝木主风，风象为动。《素问·至真要大论篇》中的"病机十九条"言"诸风掉眩，皆属于肝"。肝风疏泄太过，气机上逆，则变为内风，扰动脑神及清窍，表现为眩晕症状。然肝为刚脏，体阴而用阳。肝风失于肝阴之濡养，疏泄太过，内风上逆。故叶天士对于内风眩晕，重在养肝之阴，多用生地黄、山茱萸、白芍、首乌、枸杞子、桑葚、黑芝麻之品。叶天士亦指出，"肝风内沸、劫烁津液""厥阴上干，久则阳明失降，土被木克，脾胃俱伤"。在平肝息风的治疗中，注意使用天冬、麦冬等以滋阴生津，配南枣等以健中补土。

（3）滋水涵木

叶天士认为"内风乃身中阳气之变动，肝为风脏，因精血衰耗，水不涵木，肝阳偏亢，内风时起。"故肾水不足，不能滋养肝木，则"厥阳化风鼓动"，加之"烦劳阳升"，扰动轻窍，引发眩晕。如某二四案与田二七案，叶师以熟地黄、龟板大补肾中阴水，牡蛎等介类沉潜内风，更以酸甘、咸酸之味以肝肾同补。使肾阴得滋，肝阴得养，肝阳上亢受制，则眩晕自安。若内风上冒，阳气变现，则进一步发展为"根本虚在下，热化内风在上"的"络脉中热"证，治疗应先清除标热，方药使用羚羊角、玄参心、连翘心、生地黄等清络脉热之品。这体现了叶氏"久病入络"的思想，值得我们临床参考。

（4）养血息风

肝为风木之脏，主藏血，体阴而用阳。"倘精液有亏，肝阴不足，血燥生热，热则风阳上升，窍络阻塞，头目不清，眩晕跌仆。"然此内风不同于六气外风，"非发散可解，非沉寒可清"，应以辛甘化风法，拟补肝之意而治。如《临证指南·肝风门》中陈四五案、胡案，方药善用枸杞子甘平缓肝之急、补肝之阴血，合甘菊炭、冬桑叶之味辛以补肝、化风，更用桂圆肉、何首乌、当归身、柏子仁、胡麻仁以滋养营血，润肝之燥以息肝风。

（5）温肾凉肝

肾为水火之脏，虽然肾水不足，肝木失养，会导致肝风内动，但肾中阳气不足，水寒亦能令肝木龙雷之火不能伏蛰，化为内风，上扰头目。如《四圣心源·气血原本》云："子半阳生，阳生则升，三阳左升，则为肝木。肝木即肾水之温升者也，故肝血温暖而性生发。"在《四圣心源·六气解》中："水土温和，则肝木发荣，木静而风恬；水寒土湿，不能生长木气，则木郁而风生。"故李七三案中写道："上实下虚，肾气衰，不主摄纳，肝风动"，肾中阳气不足，木郁而内风动。方药使用附都气丸，以附子温补肾中阳气，都气丸补阴以滋生火之源，正如张景岳言"善补阳者，必于阴中求阳"。

（七）其他医家对眩晕的论治

（1）周慎斋对于因虚致眩，论述详尽。《慎斋遗书》记载："头晕有肾虚而阳无所附者，有血虚火升者，有脾虚生痰者，有寒凉伤其中气，不能升发，故上焦元气虚而晕者，有肺虚肝木无制而晕者。"在治疗上，他主张脾虚者用四君子汤加半夏、天麻；肾虚者用六味汤加人参；血虚火升而晕者用芎归芍药汤；肝木无制而晕则黄芪建中汤以助气血生化之源。"

（2）何梦瑶着重强调"风火相煽"导致眩晕的理论。在《医碥》中指出"眩晕虚证多由气血亏虚而致，实证多由风火与痰涎而致。"在治疗上，何氏善于运用补中益气汤治疗气虚证，补肝养荣汤治疗气血虚证；而对风火所致的眩晕，在辨证论治的基础上，运用了很多方药，如八味丸、旋覆花汤、独圣散、青黛散、五苓散、除湿汤、逍遥散、三五七散、芎附汤、正元饮等，还强调"眩晕非天麻不治，不可缺"。

（3）林佩琴指出由风火所致眩晕的治疗与一般外感风火"大异"，此论把内生的病理的"风、火"与外感六淫之"风、火"区别开来，推崇叶天士柔肝滋肾的治法，提出眩晕是以内风为主，指出选药当以辛甘或酸甘类者为主，治以辛甘化风、酸甘化阴治肝之法。林氏举曰："凡肝阴不足，必得肾水以滋之，血液以濡之，味取甘凉，或主辛润，务遂其条畅之性，则郁者舒矣。凡肝阳有余，必需介属以潜之，柔静以摄之，味取酸收，或佐酸降，务清其营络之热，则升者伏矣。治肝气，先疏其郁，宜逍遥散。"此外，肝肾、肝脾相关，治肝当兼顾脾肾，若下元水涸火升，应从肝肾治，用阿胶、熟地黄、石斛、何首乌、枸杞、五味子等滋阴、摄纳；若肝风内扰，阳明正当其冲，应重视脾胃，用人参、山药、黄芪等补中。此即从胆、脾胃、肝肾等多个方面治疗眩晕。

（4）虞抟提出要从体质辨证，不能一味盲目地祛痰平肝。人肥白而作眩者，在清痰降火的同时要兼以补气之药，因此类患者多为脾虚失运，痰湿内生，上冲头目而致眩。人黑瘦而作眩者，以滋阴降火为主，兼带抑肝之剂，因黑瘦之人，多躯体薄弱，真水亏欠相火上炎而致眩。

（5）陈修园认为眩晕多由正气不足及肾虚等不足为病，总结张仲景、朱丹溪、张景岳等前人经验，提出"其言虚者，其言病根，其言实者，其言病象，理本一贯"，阐释了眩晕病的本虚标实之理。《医学从众录》记载："余惟于寸口脉滑，按之益坚者为上实，遵朱丹溪以酒大黄治之；如寸口脉大，按之即散者为上虚，以一味鹿茸酒治之；寸口及脉微者，以补中益气汤，或黄芪白术煎膏入半夏末治之。然欲荣其上，必灌其根，如正元散及六味丸、八味丸，皆峻补肾中水火之妙剂，乙癸同源，治肾即所以治肝，治肝即所以熄风，熄风即所以降火，降火即所以治痰。"

二、眩晕证治

眩晕以目眩与头晕为主要表现。目眩指眼花或眼前发黑，头晕主要是指患者感觉自身或外界景物旋转，这二者常同时并见，统称为眩晕。眩晕轻者闭目即止，重者则感觉如坐车船，不能站立，甚则伴有恶心、汗出、呕吐、仆倒等症状。

眩晕的论述最早见于《黄帝内经》，称之为"眩冒"。该书对本病的病因病机作了较多描述，认为眩晕主要属肝所主，与髓海不足、邪中、气郁等多种因素有关。《素问·至真要大论篇》曰："诸风掉眩，皆属于肝。"

眩晕可见于西医学的多种疾病。凡梅尼埃病、高血压、脑动脉硬化、椎－基底动脉供血不足、贫血、神经衰弱等，临床表现以眩晕为主症者，均可参考本节辨证论治。

【病因病机】

眩晕的病因主要有情志不遂、体虚年高、饮食不节、久病劳倦、跌仆外伤等因素有关，内生风、痰、瘀、虚，引起风眩内动、清阳不升，脑失所养而发眩晕。主要病因病机归纳如下：

（一）病因

1. 情志不遂

肝为刚脏，其性主升主动。忧郁恼怒太过，肝气郁结，气郁化火，肝阴耗伤，风阳扰动，则发为眩晕。如《临证指南医案·眩晕》所言："经云：诸风掉眩，皆属于肝。头为六阳之首，耳目口鼻，皆系清空之窍。所患眩晕者，非外来之邪，乃肝胆之风阳上冒耳，甚则有昏厥跌仆之虞。"

2. 年高肾亏

肾主藏精生髓，为先天之本，脑为髓之海。若年高肾精亏虚，髓海不足，不能充养于脑；或房事过度，阴精亏耗过甚；或平素体虚多病，损伤肾精肾气，均可导致肾精不足，髓海空虚，而发眩晕。正如《灵枢·海论》所言："髓海不足，则脑转耳鸣，胫酸眩冒，目无所见，懈怠安卧。"

3. 病后体虚

脾胃为后天之本，气血生化之源。若久病不愈，脾胃虚弱，耗伤气血；或忧思劳倦，饮食不节，损伤脾胃，暗耗气血；或失血后，气随血耗。气虚则清阳不升，血虚则清窍失养，均可发生眩晕。如《灵枢·口问》所言："故上气不足，脑为之不满，耳为之苦鸣，头为之苦倾，目为之眩。"

4. 饮食不节

若平素嗜酒肥甘，暴饮暴食，或过食肥甘，损伤脾胃，以致脾胃健运失司，水湿内停，积聚生痰，痰湿中阻，则中焦清阳不升，浊阴不降，头窍失养，故发为眩晕。如《丹溪心法·头眩》所言："头眩，痰挟气虚并火，治痰为主，挟补气药及降火药。无痰则不作眩，痰因火动，又有湿痰者，有火痰者。"

5. 跌仆坠损

跌仆坠损导致头脑外伤，或久病入络，瘀血停留，阻滞经脉，而致气血不能上荣头目，脑窍失养而发为眩晕。

此外，外感六淫之中，风邪与寒、热、湿、燥等诸邪，均可导致经脉运行失度，使清窍失养而发为眩晕。

（二）病机

眩晕的病机主要有风、痰、虚、瘀，以内伤为主。本病病位在头窍，其病变脏腑与肝、脾、肾三脏密切相关。其基本病理变化有虚、实两端，临床以虚证居多。肾虚髓空，脾胃不足，气血亏虚，均可导致脑窍失养，是为虚证；实者为风、火、痰、瘀扰乱清空导致清窍不利，是为实证。本病临床亦可见本虚标实之证。

在眩晕的病变过程中，其病因病机较为复杂，各个证候之间相互兼夹或转化。如肾精亏虚本属阴虚，若因阴损及阳，或精不化气，可以转为肾阳不足或阴阳俱虚之证；如痰湿中阻，郁久化热，形成痰火为患，甚至火盛伤阴，形成阴亏于下，痰火上蒙的复杂局面。或失血过多，每致气随血脱，可出现气血俱亏之眩晕。此外，肾虚可以导致肝旺，风阳每挟有痰火，久病入络形成瘀，故临床常形成虚实夹杂之证。若中年以上，阴虚阳亢，风阳上扰，眩晕频作，多有罹患中风的可能。

【辨证论治】

1. 肝阳上亢证

主症：眩晕，耳鸣，头目胀痛，急躁易怒，失眠多梦，口苦，遇烦劳郁怒而加重，甚则仆倒，肢麻震颤，颜面潮红。

舌脉：舌红苔黄，脉弦或数。

治则治法：平肝潜阳，清火息风。

代表方：天麻钩藤饮加减。

若口苦目赤，烦躁易怒者，酌加龙胆草、夏枯草、丹皮；若肝肾阴虚，腰酸膝软，目涩耳鸣者，酌加枸杞子、麦冬、生地黄、首乌、玄参；若见目赤便秘者，酌加大黄、芒硝或佐以当归龙荟丸；若眩晕剧烈，兼见手足震颤或麻木者，酌加石决明、磁石、珍珠母、全蝎、羚羊角粉等。

2. 痰湿中阻证

主症：眩晕，头重昏蒙，或伴胸闷恶心，视物旋转，呕吐痰涎，食少多寐。

舌脉：舌苔白腻，脉濡滑。

治则治法：化痰祛湿，健脾和胃。

代表方：半夏白术天麻汤加减。

若脘闷纳呆，酌加佩兰、砂仁、白豆蔻；若眩晕较甚，呕吐频作，可酌加生姜、代赭石、竹茹、旋覆花，若兼耳鸣重听，可酌加葱白、郁金、磁石、石菖蒲；若头痛头胀，心烦口苦，可选用用黄连温胆汤。

3. 瘀血阻窍证

主症：眩晕，头痛，痛有定处，健忘，心悸，失眠，耳鸣耳聋，精神不振，面唇紫暗。

舌脉：舌暗有瘀斑，脉涩或细涩。

治则治法：祛瘀生新，活血通窍。

代表方：通窍活血汤加减。

若见心烦面赤，舌红苔黄者，酌加栀子、连翘、菊花；若见神疲乏力，少气自汗等症，加党参、黄芪；若兼见畏寒肢冷者，加桂枝、附子。

4. 气血亏虚证

主症：眩晕动则加剧，劳累即发，神疲自汗，倦怠懒言，面色白，唇甲不华，心悸少寐，发色不泽，纳少腹胀。

舌脉：舌淡苔薄白，脉细弱。

治则治法：补益气血，调养心脾。

代表方：归脾汤加减。

若中气不足，气短乏力，神疲便溏，纳少神疲者，可合用补中益气汤；若血虚较甚，唇舌色淡，面色白者，可加紫河车粉、熟地黄、阿胶；若易于感冒，自汗时出，应重用黄芪，加浮小麦、防风；若脾虚湿盛，腹胀纳呆者，加薏苡仁、扁豆、泽泻等；若见形寒肢冷，腹中隐痛，可加桂枝、肉桂、干姜；若见心悸怔忡，少寐健忘者，可酌加龙骨、牡蛎、柏子仁、酸枣仁。

5. 肾精不足证

主症：眩晕日久不愈，腰酸膝软，精神萎靡，少寐多梦，健忘，两目干涩；或颧红咽干，五心烦热；或遗精滑泄，耳鸣齿摇；或面色白，形寒肢冷。

舌脉：舌红少苔，脉细数；舌淡嫩，苔白，脉沉细无力，尺脉尤甚。

治则治法：滋养肝肾，填精益髓。

代表方：左归丸加减。

若肾失固摄，遗精滑泄者，可加莲须、芡实、紫石英、桑螵蛸等；若症见五心烦热，潮热颧红者，可加黄柏、鳖甲、知母、丹皮等；若兼失眠，健忘，多梦者，加酸枣仁、阿胶、鸡子黄、柏子仁等；若阴损及阳，肾阳亏虚，见四肢不温，精神萎靡，形寒怕冷者，加仙灵脾、巴戟天、肉桂；若兼下肢浮肿，尿少等症，可酌加茯苓、桂枝、泽泻等；若兼便溏，腹胀少食，酌加薏苡仁、白术、茯苓等。

【预防调护】

预防眩晕发生，应避免能导致眩晕发生的各种致病因素。要保持心情舒畅，防止七情内伤；坚持适当的体育锻炼，增强体质；饮食清淡有节，防止暴饮暴食，少食肥甘醇酒及过咸伤肾之品；注意劳逸结合，避免脑力、体力和心理过度劳累；作息节律尽量合理，尽量戒烟戒酒。

眩晕发病后要及时就医，注意休息，严重者当卧床休息；已患眩晕的病人，应当注意避免从事高空作业，积极施治并预防中风的发生。

第二章　董教授论眩晕

眩晕是以头晕、眼花为主症的一类病证，现代临床常见的高血压病常以头晕、头痛为主要临床症状，尤其与中医的眩晕更相近。高血压病的发病相关因素如遗传、饮食结构不合理、精神紧张、运动减少等，与中医眩晕的发病因素如素体禀赋、饥饱劳倦、情志失调、年老肾亏等认识亦相类似。故本文拟通过追源溯流，阐发微义，以期对与高血压病相关眩晕的病因病机及证治进行探讨，从而对高血压病的防治有所裨益。

一、病因病机

（一）肝风说

此说最早见于《素问·至真要大论篇》："诸风掉眩，皆属于肝。"是指肢体动摇、头目眩晕、视物旋转一类的病症都与肝有关。清代沈金鳌《杂病源流犀烛·肝病源流》言肝"惟其德属木，故其体柔而刚，直而升，其性以应乎春，其性条达而不可郁，其气偏于急而激暴易怒，故其病为病也多逆"。对肝木生发，易动而上逆之性的论述符合眩晕属于肝的发病特点。经言"诸风掉眩，皆属于肝"之风，多数医家认为是内风，属肝阳上亢，风阳上扰。如清代叶天士《临证指南医案·眩晕门》华岫云按说："经云诸风掉眩，皆属于肝，头为诸阳之首，耳目口鼻皆系清空之窍，所患眩晕者，非外来之邪，乃肝胆之风阳上冒耳，甚则有昏厥，跌仆之虞。"指出眩晕乃肝胆内风上扰清窍。亦有论外风引动内风者，乃从肝木之性应时令岁气而论。清代林佩琴在《类证治裁·眩晕论治》中可谓对肝阳上亢，风阳上扰之眩晕做出了非常恰当的解释：①肝胆乃风木之脏，容易动风化火；②肝主疏泄，情志不舒，郁而化火；③肝肾亏虚，水不涵木而致肝阳上亢发为眩晕。综合以上各家之论，肝阳上亢、风阳上扰之眩晕之因有四。

一为素体阳盛者肝阳上亢，易发眩晕，此类人平素脾气急躁易发火，相当于现代人的 A 型人格。A 型人格的人易患高血压病。A 型人格的特征：个性强，急躁，有时间紧迫感，争强好胜，有过分的抱负与竞争性。人若经常情绪激动或愤怒、焦躁，会引起交感神经系统变得兴奋，促使升压物质——儿茶酚胺分泌旺盛。当这些人处于情绪变化的应激状态下，他们就会感到有压力，此时体内大部分血管处于"紧绷"的状态，天长日久也容易引起高血压病。

二为肝郁化火，火性炎上而眩晕。临床经常见到有些高血压病患者眩晕是由于较长时间内情怀不畅，焦虑不安而引起。张玉娟等研究发现高血压与焦虑、抑郁、恐惧等不良情绪密切相关，此乃肝郁日久不畅而化火，上扰清窍。再如更年期女性，易出现自主神经功能紊乱，交感神经张力增高，体内儿茶酚胺分泌过多，血管收缩而血压升高，所以女性在围绝经期后易出现血压升高。而中医认为围绝经期女性容易出现肝气不舒、肝气郁结，气郁日久容易化火，而此阶段女性肾精不足，水不涵木，容易肝风内动，两者风火相煽，上扰清窍可致眩晕。

三为岁木风气太过而扰动肝风。春天，凡肝阳上亢的人特别容易出现眩晕。西医学发现，在春天血压容易波动而升高，此乃中医天人相应、风令应肝之气、外风引起肝风内动所致，医生亦多建议高血压病患者在此时加强调护，观察血压波动、适度锻炼、科学择药并合理饮食调理。

四为年高肾亏，或久病伤肾，或房劳过度，导致肾精亏耗，乙癸同源，而致水不涵木，引发眩晕。近年来国内外公认高血压病的发病年龄趋于年轻化，但其高发年龄仍是中老年以后。血压水平随年龄增长而逐渐升高，此乃人随着年龄增长而动脉硬化逐渐加重，由早期的全身小动脉痉挛发展至大动脉硬化，血管顺应性下降，这是老年人收缩期高血压的重要原因。老年人高血压病基本符合中医对肾精不足，水不涵木导致眩晕的认识，另外老年人长期高血压亦有表现阴阳两虚证候的。

（二）痰邪说

元代朱震亨《丹溪心法·头眩》有"无痰不作眩"，认为"头眩，痰挟气虚并火"，又有"湿痰者，火痰者"，并创二陈汤治湿痰，痰火相挟者二陈汤加酒芩，挟气虚者，加补气药。但"治痰为先"，对后世影响较大。明代虞抟《医学正传·眩运》曰"气虚肥白之人，湿痰滞于上，阴火起于下，是以痰挟虚火，上冲头目，正气不能胜敌，故忽然眼黑生花，若坐舟车而旋运也，甚而至于卒倒无所知者有之，丹溪所谓无痰不作眩者，正谓此者。"此"肥白人"易患眩晕，颇符合现代医学高血压易发于肥胖人群的认识。人群中体重指数（BMI）与血压水平呈正相关，BMI每增加$3kg/m^2$，4年内发生高血压的风险，男性增加50%，女性增加57%。中医认为，胖人多痰，痰邪作祟之眩晕，有湿痰，特点是头晕伴头重昏蒙；有湿热交蒸之痰，痰因火动，特点是眩晕而头胀痛。痰之产生，乃脾之运化失常，水湿不运而生痰滞，或由饮食碍胃，脾气不运，或因气虚而脾运化不及，亦有肝郁气滞克伐脾土而脾失运化者，致病原因不同，因而治法有殊，但治痰为要也。

（三）火邪论

《素问·至真要大论篇》曰："诸逆冲上，皆属于火。"多数气机上冲的疾病，比如呕吐，头晕，头痛等，常常和火有联系。按金代刘完素《素问玄机原病式·五运主病》，认为眩晕的发生由于风火相兼，"风火皆属阳，多为兼化，阳主乎动，两动相搏，则为之旋转"。元代朱丹溪认为是"痰火相兼"而发眩晕。清代林佩琴认为是肝胆相火被它扰动而发眩晕。

清代沈金鳌《杂病源流犀烛·火病源流》言："夫火主动，凡动皆属火，醉饱胃火动，恚怒肝火动。"肝火动，火性炎上，肝火上冲头目可发眩晕，亦有心火引动肝火而发眩晕者。高血压病患者因情绪过分激动尤其是大怒而使血压急速上升，导致突然眩晕发作者临床常见，甚者可引发肝阳暴亢而中风。

（四）正虚说

明代张介宾提出了著名的"无虚不作眩"，推崇《黄帝内经》正虚眩晕说，他在《景岳全书·杂证谟》有详尽的论述。"眩晕一证，虚者居其八九，而兼火兼痰者不过十中一二耳。"张介宾结合今人禀赋薄弱，无论少年还是壮年，或忽然耳鸣，或头晕眼花，乃是经常发生之事；至于人到中年，多见眩晕突然卒倒等证，忽然头晕二忽然停止者，人皆称之头晕眼花；卒倒而不醒者，人称之为中风。认为眩晕发作，或由于先天禀赋不足，或劳倦所伤，或酒色过度，或与中年以后，肾气已亏，总以气血不足而眩晕。

西医学认为人长期紧张劳累，经常处于应激状态也是高血压病的重要危险因素。因为大脑皮层兴奋抑制平衡功能长期失调，以至不能正常行使调节和控制皮层下中枢的功能，交感神经活性增强，舒缩血管中枢传出以缩血管的冲动占优势，从而使小动脉收缩，周围血管阻力上升，血压上升。因为是长期紧张劳累刺激所致，临床上见到的此类病人以虚实夹杂者为多，不管是劳力、劳心，或者其他的酒色、房劳所伤，元气损耗，正虚不足不可忽视。

（五）瘀血说

瘀血阻窍常是因为跌仆坠损，头颅外伤；或气滞血瘀，或气虚血瘀，或痰瘀交阻，导致脑络痹阻，气血不能上荣头目，脑失所养，故眩晕时作。

明代虞抟在《医学正传·眩运》有云："外有因呕血而眩冒者，胸中有死血，迷闭心窍而然，是宜行血清心自安。"现代名医颜德馨潜心研究活血化瘀临床实践，对眩晕和瘀血的关系颇有心得。其言"若外邪得以入踞脑户，阳气被遏，气血运行受阻，瘀血交滞不解，则眩晕缠绵难愈；若因跌扑损伤，瘀血停留，阻滞经脉，清窍失养，其瘀之端倪可显"。对瘀血阻窍的病因病机论述透彻。

二、治则治法及方药

历代医家从风、痰、火、虚、瘀论眩晕，提出了相应的治则治法，近现代医家总结前人经验，并提出了自己的治法方药，分述如下。

（一）调肝法

清代王旭高《西溪书屋夜话录》中以肝气、肝风、肝火辨治，可借鉴用于指导高血压病眩晕的治疗。

治肝风法如"一法曰息风和阳。如肝风初起，头目昏眩，用息风和阳法，羚羊角、丹皮、菊花、钩藤、石决明、白蒺藜，即凉肝是也。一法曰息风潜阳。如息风和阳不效，当以息风潜阳，如牡蛎、生地、女贞子、玄参、白芍、菊花、阿胶，即滋肝是也。一法曰培土宁风。肝风上逆，中虚纳少，宜滋阳明，泻厥阴，如人参、甘草、麦冬、白芍、菊花、玉竹，即培土宁风法，亦即缓肝法也。一法曰养肝。如肝风走于四肢，经络牵掣或麻者，宜养血息风，生地、当归身、枸杞子、牛膝、天麻、制首乌，即养肝也。一法曰暖土以御寒风，如《金匮要略》白术附子汤，治风虚头重眩苦极，不知食味，是暖土以御寒风之法，此非治肝，实补中也。一法曰平肝。金铃、蒺藜、钩藤、橘叶。一法曰搜肝。外此有搜风一法，凡人必先有内风而后外风，亦有外风引动内风者，故肝风门中，每多夹杂，则搜风之药，亦当引用也，如天麻、羌活、独活、薄荷、蔓荆子、防风、荆芥、僵蚕、蝉蜕、白附子。"

有治肝火法，如"一法曰清肝。如羚羊角、丹皮、黑栀、黄芩、竹叶、连翘、夏枯草。一法曰泻肝。如龙胆泻肝汤、泻青丸、当归龙荟丸之类。一法曰清金制木。肝火上炎，清之不已，当制肝，乃清金以制木火之亢逆也，如沙参、麦冬、石斛、枇杷叶、天冬、玉竹、石决明。一法曰泻子。如肝火实者，兼泻心，如甘草、黄连，乃"实则泻其子"也。一法曰补母。如水亏而肝火盛，清之不应，当益肾水，乃"虚则补母"之法，如六味丸、大补阴丸之类，亦乙癸同源之义也。一法曰化肝。张景岳治郁怒伤肝，气逆动火，烦热胁痛，胀满动血等证，用青皮、陈皮、丹皮、山栀、芍药、泽泻、贝母，方名化肝煎，是清化肝经之郁火也"。

现代中医家邓铁涛推崇王氏治肝治法，认为治疗高血压，治肝是重要的一环，将高血压病分为：①肝阳上亢证，治宜平肝潜阳，拟石决牡蛎汤（石决明、生牡蛎、白芍、牛膝、钩藤、莲子心、莲须）；②肝肾阴虚证，治宜滋肾养肝，拟莲椹汤（莲须、桑葚子、女贞子、旱莲草、山药、龟板、牛膝）；③阴阳两虚证，治宜肝肾双补汤（桑寄生、首乌、川芎、淫羊藿、玉米须、杜仲、磁石、生龙骨）。④气虚痰浊型，治宜健脾益气，类似王氏培土宁风法，拟赭决七味汤（黄芪、党参、陈皮、法半夏、云茯苓、代赭石、草决明、白术、甘草）。现代名医周次清治疗高血压从调肝、益肾、理脾入手，调肝法分为：①疏肝解郁，用于高血压病前期，方用柴胡疏肝散、逍遥散加减；②清肝泻火，佐以滋阴柔肝，方用龙胆泻肝丸、泻青丸加减；③针对肝阳上亢证，宜平肝潜阳，其中阳亢重，阴虚轻，宜用天麻钩藤饮，阴虚重，阳亢轻，治宜三甲复脉汤；阴虚与阳亢并重用建瓴汤。④肝风内动，因肝疏泄太过，火化而风动者（实风），治以凉肝息风，方用羚角钩藤汤；因肝肾阴虚，肝阳动而生风者（虚风），治以育阴摄纳，敛阳息风，方用大定风珠。

（二）化痰法

元代朱震亨立"无痰不作眩"，言"有湿痰者，有火痰者。湿痰者，多宜二陈汤。火者，加酒芩。挟气虚者，相火也，治痰为先，挟气药降火，如东垣半夏白术天麻汤之类不可当者，以大黄酒炒为末，茶汤调下，火动其痰，用二陈加黄芩、苍术、羌活，散风行湿。"并主张以头运（晕）方利痰、清热、降火，或滚痰丸亦可。以香橘饮治气虚眩晕；白附子丸治风痰上厥，眩晕头疼；人参前胡汤治风痰头晕目眩。

明代虞抟《医学正传·眩运》认同朱丹溪的痰邪论，指出以半夏白术天麻汤（李东垣方）治疗风痰眩晕，加味六君子汤（朱丹溪方）治疗气虚痰生，兼挟风邪，眩晕不休者。

现代临床中医家宋爱人主张高血压从风、火、痰、虚立论，针对痰热阻滞之眩晕主张用黄连温胆汤，现代临床中医家颜德馨认同此方。颜氏认为高血压的"肝阳上亢常夹痰浊上扰，肝郁化火，风火相煽，挟内壅之痰浊上扰巅顶而致眩晕。此类眩晕非一般化痰法所能奏效，因肝阳有余之证，必以介类以潜质，或以咸降以清泄肝阳以平上升之肝风"，其对痰浊合并风、火的复杂证治论述非常有临床实用性。邓铁涛治高血压的气虚痰浊型，治宜健脾益气化痰，拟赭决七味汤，亦加了代赭石、石决明平肝息风药。

（三）降火法

对于肝郁化火之眩晕可用疏肝解郁泄火之丹栀逍遥散，肝火上炎证可用清泻肝胆实火的龙胆泻肝汤。火邪为患致眩晕，常与它邪相兼为患。如《丹溪心法·头眩》曰"火动其痰，用二陈加黄芩、苍术、羌活，散风行湿"。《景岳全书杂症谟·眩运》"眩运一证，有因风火所动者，宜清上降火"，"二陈汤加黄芩治热痰"，并言张景岳所论"大黄末之治眩运不可当，惟痰火之壅者宜之"，提出以黄芩治热痰眩晕，大黄治疗痰火内壅之眩晕。

现代中医家史沛棠认为高血压有心火过亢型和肝胆阳升型与火邪有关，前者乃烦劳伤阴，阴不制阳，方用补心丹加夏枯草、赤芍、茺蔚子等。后者因饮酒过度或情志不遂，以致肝胆木火燔灼，肝胆阳气上升，方用龙胆泻肝汤。临证还有真水亏虚，阴虚火旺者，应滋阴降火，可用知柏地黄丸等，如《医学正传·眩运》言："人黑瘦而作眩者，治宜滋阴降火为要，而带抑肝之剂。"

（四）补虚法

导致眩晕的虚证3种：①肾精不足，脑神失养；②肝肾阴虚，水不涵木。③气虚清阳不升，脑窍失养。

清代张璐《张氏医通·诸风门·眩晕》论肾气不足之眩晕，曰"肾气素虚而逆者，沉香降气下养正丹，不应，八味丸。"论气虚眩晕，曰"劳役过度，眩晕发热者，补中益气汤加天麻，兼呕逆，六君子汤；气虚而喘，加黄芪"。论肾精不足之眩晕，曰"淫欲过度，肾与督脉皆虚，不能纳气归源，使诸逆奔上的眩晕，六味丸加沉香、鹿茸，名香茸八味丸"。

清代沈金鳌《杂病源流犀烛·肾病源流》言"肾家水不足，勿扑其火，需滋阴之真源以配火。"乙癸同源，故清代程国彭《医学心悟·论补法》言"肝虚者补肾，水生木也……古人深知此理，用六味滋水，八味补火。"所以，对肝肾不足者，补肾即补肝，六味丸可选。

（五）活血化瘀法

明代虞抟在《医学正传·眩运》中对瘀血眩晕主张"宜行血清心自安"，无列方药。现代名医颜德馨认为"人之一身不离乎气血，凡病经多日疗之不痊，须当为之调血"。治疗高血压眩晕之瘀血证，常以王清任的通窍活血汤重用川芎，加水蛭、通天草等。

现代临床中医家施今墨认为高血压之治法，"本诸一通字，但通之不宜用动药，宜用静通之药，静以制动"。言"治高血压，一般不宜用升动之药如芎归之类，须引血下行，如牛膝、茺蔚子之类以顺而导之，使血压不致上升，则脉络贯通，上下血液均衡，血压自然恢复正常。若头部血盈难减，可暂用重坠之品，如磁石、赭石之流，以镇之下降，使病势稍稳后，仍以柔肝为主。"

三、临床证治举隅及体会

前贤论治眩晕，从风、痰、虚、瘀、火立论，而高血压眩晕病因病机复杂，六淫、情志、饮食、劳役、年老体衰、先天禀赋都与高血压眩晕的发病相关联，高血压发病时较少是单一因素发病者，因而其发病因素以相关病邪兼有居多，故在临床辨治高血压眩晕时应注重其发病的综合因素而辨证施治。所谓虚虚实实，补不足，损有余，诚如《素问·至真要大论篇》所言"谨守病机，各司其属，有者求之，无者求之，盛者责之，虚者责之，必先五胜，疏其血气，令其调达，而致和平"。

（一）风火相兼眩晕案

患者方某，女，50岁，已婚，经理。2009年4月5日初诊，主诉发作性头晕伴眼胀半年，加重1月。患者半年前与人生气后突发头晕、眼胀，当时测血压130/90mmHg，服中成药脑立清丸而好转。此后，每遇情志不畅而发作上症，近1月发作频繁，时感头晕眼胀痛，在当地多次测血压，最高155/98mmHg，在眼科3次测眼压排除青光眼。询之急躁易怒，口苦，大便干燥，舌质红，苔薄黄，脉弦细，绝经半年。证属肝阳上亢，风火相煽之眩晕。西医诊断：高血压。法当平肝潜阳，清泻肝火，方用天麻钩藤饮和丹栀逍遥散加减，药用天麻12g，钩藤18g，黄芩12g，山栀12g，石决明30g，牛膝12g，益母草12g，桑寄生12g，菊花12g，夜交藤12g，丹皮15g，柴胡6g，白芍12g，生大黄6g^{（后下）}。水煎服，日一剂。6剂后，患者诉头晕明显减轻，眼胀消失，大便通下，仍口苦，有时胸胁胀，心烦，舌脉同前。阳亢风动之势已折，上方去大黄，加香附6g、郁金9g以疏肝解郁，继用10剂，头晕缓解，测血压120/80mmHg，临床痊愈。遂嘱以六味地黄丸调理。

眩晕一证，临床肝阳上亢型常见，《素问·至真要大论篇》云："诸风掉眩，皆属于肝。"本案患者中年女性绝经后发病，按《素问·上古天真论篇》女子"七七，任脉虚，太冲脉衰少，天癸竭，地道不通"，以肾精不足为本，本虚不能滋养肝阴，肝肾阴虚，易致肝阳上亢；素来女性容易情怀不舒，肝气郁结，加之因情志不畅诱因，肝郁化火；时值春季阳气升发之时，外风扰动。本体的阴虚阳亢，情志不遂而肝郁化火，时令天气值肝气升发之时，三种因素叠加，致使风火相兼为患故发头晕。因肝开窍于目，故伴眼胀痛，如《证治汇补·眩晕》："以肝上连于目系而应于风，故眩为肝风，然亦有因火、因痰、因虚、因暑、因湿者"。故以天麻钩藤饮和丹栀逍遥散加减，方中天麻、钩藤、石决明平肝息风为君药，山栀、黄芩、丹皮清泻肝经郁火而使之不偏亢，为臣药；益母草活血利水，牛膝引血下行，合桑寄生以补肝肾而固本；菊花清利头目，夜交藤安神除烦，柴胡、白芍舒肝柔肝，生大黄既为大便干燥而设，也为风火相煽上逆时通腑泻火，使上逆之火势直折从下而解，均为佐使药。全方共用平肝息风，清泻肝火，舒肝柔肝，滋肾养肝，标本兼治，风火去，根本固，疾病愈。

（二）痰瘀相兼眩晕案

按前贤所论，痰邪作祟，闭阻清阳，脑窍被蒙而发头晕头沉；血行不畅，瘀血阻滞，脑窍失养亦可并发头晕。而临证诊治高血压眩晕时常有二者相兼为患者，此类高血压多发于形盛丰腴之人，或素体肥胖，胖人多痰湿，或饮食膏粱厚味，运动过少，营养过剩，日久痰浊内生，阻碍气机运行，气机不畅，血行不利而成痰瘀共同为患，有时痰郁日久化热，而成痰瘀热相兼之候，肥胖型高血压眩晕多属此类。董教授曾经用小陷胸汤加味（黄连、半夏、全瓜蒌、川芎、葛根、天麻、钩藤）治疗肥胖型高血压60例，在降低血压和改善中医证候方面均显示了较好的疗效，高血压药物起效时间治疗组优于对照组，治疗组起效较快，并可明显改善高血压引起的头晕、胸闷胸痛、心慌、失眠等症状。

患者高某，男，50岁，已婚，银行干部。2010年9月10日初诊，诉头晕头胀2年，加重1月，伴恶心欲呕，口干口苦，大便秘结，颈项酸胀，有时耳鸣，唇暗，舌质暗红，有瘀点苔黄腻，脉弦滑，形体丰腴，体重指数（BMI）为32。述平时应酬多，缺少运动，体重近两年增加20kg，血压随之升高，近1月血压在140～180/70～110mmHg波动。此乃痰热内蕴，气血不畅，痰瘀热相兼为患之眩晕，西医诊断：高血压。治疗上以清热化痰，通腑开结，化瘀止眩为法。方用小陷胸汤合桃核承气汤加减，药用黄连9g，清半夏15g，全瓜蒌18g，生大黄9g，桃仁6g，牛膝12g，泽泻15g，白术12g，天麻12g，钩藤12g，陈皮12g，黄芩12g，炙甘草3g，竹茹12g，磁石30g，水煎服，日一剂，早晚分服。服上方7剂，大便通畅，头晕头胀减轻，头晕时稍有恶心，血压155/90mmHg，口苦亦减。舌质红，苔薄黄腻，脉弦滑。患者大便已溏，遂生大黄改为3g，再服10剂，头晕继续减轻，血压140～160/80～95mmHg，继上方。10剂后患者头晕头胀缓解，大便通畅，血压在130～145/80～95mHg，遂去生大黄，继服10剂，嘱多食芹菜、菠菜、萝卜等含纤维素多的食物。后患者血压渐趋平稳。

中医素有"肥人多痰"之论，本案患者应酬多，缺少运动，膏粱厚味，化生痰浊，日久湿热内蕴，化火生风，肝风上扰故眩晕，湿热蕴结肠道，腑气不通，更加邪无出路，反逆而上扰，致头晕头胀反复发作；痰阻气机，气机不畅，影响血在脉中运行，日久痰瘀共阻脉络，脉络不畅，胸阳不振，故胸闷。《丹溪心法·头眩》所言"头眩，痰挟气虚并火，治痰为主，挟补气药及降火药。无痰则不作眩，痰因火动"。临床以痰、瘀、火互见，阻滞脉络。故治疗上应当涤痰、化瘀、清火热同治。小陷胸汤在《伤寒论》用于治疗水热互结的小结胸证，138条原文"小结胸病，正在心下，按之则痛，脉浮滑者，小陷胸汤主之"。因为痰热互结于心下，治以清热涤痰开结。方中黄连、黄芩苦寒，清泄心火热结，半夏辛温，化痰涤饮，瓜蒌实甘寒滑润，助半夏化痰，又助黄连清热，泽泻、白术、陈皮、竹茹利湿除饮化痰止呕；天麻、钩藤、磁石平肝息风；痰热内蕴，腑气不通，大便秘结，故取桃核承气汤之生大黄、桃仁通腑气泻瘀热，牛膝引血下行，配合桃仁活血行血，炙甘草取甘缓调和诸药，诸药合用，涤痰清热，化瘀行滞，痰瘀同治，随证加减，促使经脉通畅，血行风自灭。本案另一治疗特点是通腑开结，亦为关键，下通上达，釜底抽薪，肝火肝风得降。此乃上病下治之一见也。

（三）风瘀虚相兼案

高血压虚证头晕，有肾精不足证，水不涵木；有气虚而清阳不升，痰湿蒙窍证，多见于年老肾亏或久病体衰的中老年人，有的还合并糖尿病、冠心病、脑血管病等多种疾病，导致病机复杂，虚实夹杂，呈本虚标实之候。

患者张某，女，74岁，2011年5月5日初诊，诉发作性头晕头胀1月余，伴胸闷、疲乏、健忘、心悸、口干，纳少，大便干、小便频，舌质暗淡，苔薄、脉沉涩细。查体：BP170/65mmg，HR90次/分，律尚齐。心电图：V1～V4导联T波低平。经颅多普勒示：大脑前动脉、椎动脉供血不足。既往高血压病病史12年，近2年服用北京降压0号；糖尿病病史2年，服用格列美脲，血糖维持在7mmol/L左右。此乃年老体弱，肾精已衰，髓海不足，水不涵木，致虚阳上越之眩晕。中医诊断：①眩晕（肾精不足，水不涵木）②胸痹（气阴不足，心脉瘀阻）。西医诊断：①高血压；②冠状动脉粥样硬化性心脏病；③糖尿病；④慢性脑供血不足。治以大定风珠加减，药用：生白芍24g，阿胶12g，龟板12g，干地黄18g，五味子6g，生牡蛎12g，麦冬18g，炙甘草6g，炙鳖甲12g，桑寄生18g，枸杞子12g，山萸肉9g，丹参12g，西洋参10g^{（另煎兑入）}，上药慢火浓煎两次，取汁300ml，早晚分服。二诊：患者诉服药14剂后头晕胸闷减轻，疲乏感改善，纳食欠佳，二便正常，舌脉同前，上方加鸡内金10g、炒麦芽15g以健脾消食培补后天建中气，继服14剂。三诊：患者诉服药后诸证皆有好转，口干减轻，胃纳转佳，气力增加，头晕胸闷消失，白天精力转好，偶有心悸，上方加远志

6g以安神定悸，续服14剂心悸消失，嘱以六味地黄丸以补肾固本。

本案老年妇女，年高体弱，肾气亏虚，髓海不足为其本，髓海不足则脑窍失养，久而波及心脾，气阴两亏，阴虚不能制阳，水不涵木，虚阳上越故头晕，气虚推动无力故疲乏，脾气虚运化不及故纳少，心气心阴不足故胸闷心悸，心主血脉，舌暗脉涩为瘀血之象；肾阴不足，津不上承故口干，肾虚膀胱气化不及故尿频。总为老年五脏元真亏虚之象，肾、脾、心俱虚，伴虚阳上越，心脉瘀阻之标象，故而眩晕、胸痹、消渴并见。诚如《灵枢·海论》言："脑为髓之海，其输上在于其盖，下在风府……髓海不足，则脑转耳鸣，胫酸眩冒，目无所见，懈怠安卧。"其治乃滋水涵木息风和益气养血化瘀共用，心脾肾同治，气阴双补。方用大定风珠加减治疗，本方证原是用于治疗温病时久，邪热灼伤真阴，或因误汗、误攻重伤津液，真阴大亏而虚风内动之手足瘛疭证，借鉴用于本证是取其滋阴息风之效力。方中阿胶、白芍、地黄、麦冬滋阴柔肝，龟板、鳖甲、牡蛎滋阴潜阳息风，桑寄生、枸杞子滋补肾阴，滋水涵木，山茱萸补肝敛肝，五味子、炙甘草酸甘化阴，西洋参、丹参合阿胶益气活血养血。全方滋肾阴，养肝阴，益心气，养心血，心脾肾同治，育阴潜阳以制其虚阳上越。本案属阴虚、气虚、肝风、瘀血兼见，本虚重标亦实，唯标本兼治而收功。

四、结语

中医虽无高血压之名，但高血压与中医的眩晕相类似。前贤以风、火、痰、虚、瘀论治眩晕，从《素问》的肝风致眩，《灵枢经》的正虚致眩，至元代朱丹溪"无痰不作眩"，金代刘河间的风火相煽而眩，明代张景岳的"无虚不作眩"，还有明代虞抟的"瘀血眩冒"，从不同的角度对眩晕的病因病机、辨证施治进行了阐述，至今指导着中医临床对眩晕高血压的辨治。

中国高血压联盟在全国推广的最新2018版《中国高血压防治指南》中提出，高血压是一种"心血管综合征"，应根据心血管总体风险将高血压同其他并发症整合起来综合干预，认识到高血压致病的复杂性。眩晕从风、火、痰、虚、瘀论治，而高血压的病机更为复杂，尤其是现代高血压发病年龄趋于年轻化，病证特点有了新的变化，痰瘀阻滞、风火相兼或风痰瘀相兼致晕在中青年高血压中常见。而老年人高血压，亦由于饮食结构的变化，偏食膏粱厚味，滋生痰浊，肾虚、肝风、痰浊相兼为患亦不少见，还有的老年人嗜好烟酒，辛辣助热，加之久病成瘀，导致风、火、痰、虚、瘀共同为患。因此，临床辨治高血压必须考虑疾病的复杂多样性，考虑多种病邪相兼为患的病证特点，然后处方施药，才能有的放矢，提高辨证的准确率，发挥中医药在改善高血压症状和血压水平方面的优势，减少高血压并发症的发生。近现代医家的成功治疗经验可供我们参考。

经言"上工医未病之病，中工医将病之病，下工医已病之病"。通过深入探讨眩晕（高血压）的发病机制和病证变化规律，不仅可指导高血压的治疗，同时在高血压的预防方面亦可以通过辨识高血压易感人群的体质类型，通过辨体、辨证思维模式进行中医预防保健。

第三章 中医特色眩晕综合诊疗康复体系

中医特色眩晕综合诊疗康复体系，是董教授及其团队根据患者眩晕的症状特点，运用中医辨证理论，根据风、火、痰、虚等不同的病因病机，针对眩晕的不同类型，进行精准辨证，并综合运用中药、针刺、艾灸、足浴、耳穴压豆、穴位贴敷、头部推拿按摩、耳石症复位，以及五行音乐疗法、前庭康复操、降压操、八段锦及中医情志心理疏导治疗等多种治疗方法。从而快速察明患者的病因，进行针对性治疗，如此可提高治疗效果，减少住院时间，产生良好的社会效益，获得了社会一致好评。

现就其主要特点及诊疗方案进行介绍。

一、眩晕综合诊疗康复体系主要特点

1. 中医特色明显

中医眩晕特色诊疗体系，以中医整体观念为大方向指导，坚持以人为本，诊察时综合考虑患者年龄、性别、居住环境、职业环境、发病诱因等因素与发病的关系，考虑的是患病之人，而不仅仅是疾病本身。再根据综合辨证，采取有利于病患整体的诊治调理方案。

2. 中医及西医治疗手段丰富多样

在整体观念的指导下，坚持中西医并重，根据国际循证证据及中医经典及经验，采用多方面综合治疗的方法。不仅有辨证中药内服治疗，还有多种治疗方法，例如针刺、艾灸、穴位贴敷、不同患病部位推拿，康复训练，耳石症复位，以及极具中医特色之五行音乐疗法、耳穴压豆、降压操、八段锦及心理疏导治疗等。

3. 个性化诊疗，辨证论治

中医理论原则讲究辨证论治，针对不同人群个性化选择治疗方案。在拥有丰富多样的中医诊疗技术之上，中医特色眩晕诊疗体系可快速选择最有效且合理的治疗方案，根据患者体质，因人因地因时制宜选择治疗方案。

4."治未病"特色突出，重视患者教育

董教授所制订的眩晕康复诊治体系不仅重视眩晕及相关疾病的诊断治疗，还拥有一系列用于日常预防疾病的锻炼及体育保健活动项目。例如"三伏贴"穴位贴敷治疗预防、在病房开展八段锦及降压操的练习等。

中医特色眩晕综合诊疗康复体系按照"中医辨证，手法诊察，中药内服，针灸外用"以及"预防为主，防治结合"的原则，实施该体系。

二、眩晕综合康复诊疗方案

（一）诊断标准

1. 中医诊断标准

（1）头晕目眩，视物旋转，轻则闭目即止，重者如坐舟船，甚则仆倒。

（2）可伴恶心呕吐、眼球震颤、耳鸣耳聋、汗出、面色苍白等。

（3）起病较急，常反复发作，或渐进加重。

2. 西医诊断标准

（1）眩晕为发作性视物或自身旋转感、晃动感、不稳感，多因头位或（和）体位变动而诱发。

（2）眩晕同时或伴有脑部一过性缺血的症状，如眼症（黑蒙、闪光、视物变形、复视等）、内耳疼痛、肢体麻木或无力，猝倒、昏厥等。

（3）有轻微脑干损害体征，如角膜和（或）咽部反射减退或消失，调节和（或）辐辏反射障碍，自发性或转颈压迫一侧椎动脉后诱发的眼震以及阳性的病理反射等。

（4）测血压，查血红蛋白、红细胞计数及心电图、颈椎 X 线摄片等有助明确诊断。有条件做 CT、MRI 检查。

（5）肿瘤、脑外伤、血液病、中毒等引起的眩晕患者除外。

3. 中医证候诊断

◆ 肝阳上亢证

眩晕、耳鸣，头目胀痛，口苦，失眠多梦，遇烦郁加重，甚则仆倒，颜面潮红，急躁易怒，肢麻震颤，舌红苔黄，脉弦或数。

◆ 气血亏虚证

眩晕动则加剧，劳累即发，面色㿠白，神疲乏力，倦怠懒言，唇甲不华，发色不泽，心悸少寐，纳少食胀，舌苔薄白，脉细弱。

◆ 肾精不足证

眩晕日久不愈，精神萎靡，腰酸膝软，少寐多梦，健忘，两目干涩，视力减退；或遗精滑泄、耳鸣齿摇；或颧红咽干，五心烦热，舌红少苔，脉细数；或形寒肢冷。舌质淡嫩，苔薄白，脉细弱。

◆ 痰瘀阻窍证

眩晕，头重昏蒙，或伴胸闷恶心、肢体麻木刺痛、头痛，舌质暗有瘀斑，苔白腻，脉弦滑。

（二）治疗方法

1. 辨证选择口服中药汤剂

◆ 肝阳上亢证

治法：平肝潜阳，清火息风。

方药：天麻钩藤饮加减（根据病情酌情调整剂量）

天麻 15g	石决明 30g	钩藤 15g	牛膝 15g
杜仲 15g	桑寄生 20g	黄芩 10g	栀子 15g
益母草 15g	夜交藤 15g	茯苓 15g	地龙 15g

取水 800ml，煎取 400ml，早晚分服，日 1 剂

◆ 气血亏虚证

治法：补益气血，调养心脾。

方药：归脾汤加减（根据病情酌情调整剂量）

潞党参 15g	白术 15g	黄芪 15g	当归 12g
茯苓 15g	木香 5g	炙远志 10g	龙眼肉 15g
炙甘草 5g	酸枣仁 15g	肉桂 6g	大枣 15g

取水 800ml，煎取 400ml，早晚分服，日 1 剂

◆ 肾精不足证

治法：滋养肝肾，益精填髓。

方药：左归丸加减（根据病情酌情调整剂量）

熟地 20g	山药 20g	枸杞子 20g	枣皮 15g
牛膝 15g	菟丝子 20g	龟板 15g	旱莲草 20g
黄精 20g	巴戟天 15g	肉苁蓉 15g	

取水 800ml，煎取 400ml，早晚分服，日 1 剂

◆ 痰瘀阻窍证

治法：活血化痰，通络开窍。

方药：涤痰汤合通窍活血汤加减（根据病情酌情调整剂量）

姜半夏 15g	茯苓 20g	陈皮 6g	枳壳 12g
胆南星 12g	竹茹 12g	桃仁 15g	红花 8g
石菖蒲 12g	川芎 12g	赤芍 20g	丹参 20g
地龙 15g			

取水 800ml，煎取 400ml，早晚分服，日 1 剂

2. 静脉滴注中药注射液

可选择具有益气活血、平肝开窍功效的中药注射液，如生脉注射液、血塞通注射液、天麻素注射液、醒脑静注射液等。

3. 针刺

体针：颈部夹脊穴、风池、百会、四神聪。

辨证取穴：肝阳上亢证，加曲池、合谷、太冲等，针用泻法；气血亏虚证，加气海、关元、血海等，针用补法；肾精不足证，加用太溪、足三里、三阴交等，针用补法；痰瘀阻窍，加用丰隆、足三里、血海等，针用泻法。

4. 艾灸

选取百会、风池穴位。操作方法：患者正坐位，医者将患者百会、风池两穴处头发向两侧分开，露出施灸部位，将艾条的一端点燃瞄准穴位处，点燃的艾条与皮肤的间隔约 1 寸左右施灸，以局部温热、泛红但不致烫伤为度，重复施术至患者觉百会穴、风池穴处有温热感向脑内渗透排泄为度。每日 1 次，连续 10 次为 1 疗程。

5. 头部推拿按摩

推拿按摩选穴，神庭、百会、攒竹、风府、风池、印堂、太阳、桥弓等穴位。推拿按摩方法：

第 1 步　用双手拇指桡侧缘交替推印堂至神庭 30 次。

第 2 步　用双手拇指螺纹面分推攒竹至两侧太阳穴 30 次。

第 3 步　用拇指螺纹面按揉百会、风府、风池各 30～50 次。

第 4 步　用大鱼际按揉太阳 30 次，即向前向后各转 15 次。

第 5 步　用大拇指螺纹面向下直推桥弓，左右交替，各 10 次。

6. 其他中医治法

◆ 中药足浴

（1）夏枯草 30g、钩藤 20g、桑叶 15g、菊花 20g。上药制成煎剂，用时加温至 40℃左右，浸泡双足，两足相互搓动，每次浴足 20～30 分钟，每日 2 次，10～15 天为 1 个疗程。适用于肝阳上亢证。

（2）当归 15g、黄芪 15g、陈皮 12g、仙鹤草 20g、川牛膝 20g、花椒 10g。浸泡 1 小时后，大火煮开，小火再煮 30 分钟，连水带药倒入盆中，水温 40℃～45℃，赤足泡药中，浸过踝部，双足互搓，每次 30 分钟，每天 1 次，10 次为 1 疗程。适用于气血亏虚证。

（3）钩藤 20g、吴茱萸 10g、桑寄生 30g、怀牛膝 30g。水煎取药液 150ml，加入食醋 100ml，每天足浴 30 分钟左右，每日 1 次，10 天为 1 疗程。适用于肾精不足证。

（4）丹参 30，红花 9g，陈皮 12g，苍术 20g、泽泻 15g，花椒 10g。浸泡 1 小时后，大火煮开，小火再煮 30 分钟，连水带药倒入盆中，水温 40℃～45℃，赤足泡药中，浸过踝部，双足互搓，每次 30 分钟，每天 1 次，10 次为 1 疗程。间隔 3 天，做第 2 疗程。适用于痰瘀阻络证。

◆ 耳穴压豆

（1）常用穴：耳背沟、肝、心、交感、肾上腺；备用穴：耳神门、耳尖、肾。常用穴每次取 3～4 穴，酌加备用穴，以 7mm×7mm 的胶布，将王不留行籽贴于所选之穴，贴紧后并稍加压力，使患者感胀痛及耳郭发热。每隔 2 天换帖 1 次，每次 1 耳，双耳交替，15 次为 1 疗程。

（2）操作流程：①将胶布剪成 0.5cm×0.5cm 的小方块，将磁珠粒（或生王不留行籽、白芥子、六神丸）贴在胶布中央备用。②然后用 75% 酒精棉球消毒耳郭，将贴有药子的胶布对准穴位贴压。③贴压后用手指按压穴位半分钟，嘱患者每天自行按压 5 次，每次 10 分钟；局部微热微痛为宜。④每次贴 1 只耳朵，下次轮换对侧，症状较重者可双耳同时贴。

◆ 穴位敷贴

吴茱萸散为基础方，吴茱萸散（吴茱萸 1 份，清醋 1 份）适量混匀，白醋调成糊状，每天晚间临睡前贴敷穴位上，2 周为 1 个疗程。

（1）肝阳上亢证：吴茱萸散，取穴为涌泉、太阳、太冲穴。伴有头晕者，以吴茱萸、川芎各 1 份；伴有头痛明显者，以决明子 10g 焙干研末，以绿茶水调成糊状，贴敷两侧太阳穴，干后更换。

（2）气血亏虚证：吴茱萸散，取穴为气海、关元、血海穴。

（3）肾精不足证：吴茱萸散，取穴为涌泉、太溪、太冲穴。

（4）痰瘀阻窍证：吴茱萸散，取穴为内关、丰隆、血海穴。

◆ 埋针治疗（揿针治疗）主穴

百会、风池、太阳。辨证取穴如下。

（1）肝阳上亢证：曲池、风池、合谷、太冲等；

（2）气血亏虚证：足三里、血海、气海等；

（3）肾精不足证：太溪、足三里、三阴交等；

（4）痰瘀阻窍证：足三里、丰隆、血海等；

◆ 手法复位

对符合良性发作性位置性眩晕（BPPV）的患者可配合耳石手法复位。耳石症手法复位治疗，以其见效快的优点，广泛应用于临床。尤以后半规管BPPV（PC–BPPV）为最常见。大约85%～90%的BPPV患者通过耳石复位可完全治愈或极大改善。下面介绍临床上最常用的Epley耳石复位法。

第1步　让患者纵行坐在床上，检查者在其背后扶头，头转向患耳45°。

第2步　快速躺下，垫肩，伸颈，头放置在床上面，患耳向下，至少保持这种位置达30秒以上，或者直至眼震症状或眼震消失。

第3步　将头逐渐转正，继续向对侧转45°，使耳石移近总脚，保持头位30秒以上。

第4步　头与躯干同时向健侧转90°，使耳石回归到椭圆囊，维持此位置30秒以上。

第5步　头转向正前方，让患者慢慢坐起，呈头直位。至此，耳石复位已经全部完成。

◆ 前庭康复操

第1步　在墙上标记醒目红点一枚，位置与眼睛等高；

第2步　目视红点，左右转头运动；

第3步　目视红点，上下点头运动；

第4步　向前行走时，进行第2、3步运动；

第5步　向后退步时，进行第2、3步运动；

第6步　在草地或海绵垫上，进行第4、5步运动；

第7步　注意无论处于何种头位，眼睛始终注视靶点。

◆ 西医基础治疗

在中医特色治疗和中草药治疗的同时，既往有高血压病、糖尿病、冠心病的患者继续服用降压药、降糖药及抗血小板聚集药物。

◆ 护理要点

（1）饮食宜清淡营养丰富，不吃油腻重的食物，多吃富含维生素的新鲜蔬菜和水果，如冬瓜、丝瓜、绿豆等，禁烟酒，忌辛辣、鱼虾等物。

（2）情志护理，根据患者忧、思、悲、恐、惊的情绪实施中医情志疗法，使其消除紧张、恐惧、焦虑等不良情绪，增强治疗信心，密切配合治疗。

（3）注意劳逸结合，避免体力和脑力的过度劳累，节制房事，切忌纵欲过度，戒除烟酒，克服不良嗜好和生活习惯。

第四章　董教授治疗眩晕（原发性高血压）经验总结

第一节　董教授治疗眩晕（原发性高血压）用药规律研究

一、研究对象

（一）病例来源

本研究病例均来自 2017 年 10 月至 2018 年 10 月期间就诊于济南市中医医院眩晕（高血压）门诊患者，经整理、排除，筛选出符合研究标准的以眩晕（原发性高血压）为首诊的 150 份病案作为研究对象。

（二）诊断标准

1.西医诊断标准

参照《中国高血压防治指南（2018 年修订版）》，高血压定义为在未使用降压药物的情况下，非同日 3 次测量血压，收缩压 ≥ 140mmHg 和（或）舒张压 ≥ 90mmHg。收缩压 ≥ 140mmHg 和舒张压 < 90mmHg 为单纯收缩期高血压。既往有高血压史，服用降压药物，血压虽然低于 140/90mmHg，也诊断为高血压。根据血压升高水平，高血压分为 1 级、2 级和 3 级（表 1），按心血管危险水平分层分为低危、中危、高危和很高危（表 2）

表 1　血压水平的定义和分类

分类	收缩压（mmHg）		舒张压（mmHg）
正常血压	< 120	和	< 80
正常高值血压	120 ～ 139	和（或）	80 ～ 89
高血压	≥ 140	和（或）	≥ 90

分类	收缩压（mmHg）		舒张压（mmHg）
1 级高血压（轻度）	140～159	和（或）	90～99
2 级高血压（中度）	160～179	和（或）	100～109
3 级高血压（重度）	≥ 180	和（或）	≥ 110
单纯收缩期高血压	≥ 140	和	＜ 90

注：当收缩压和舒张压分级不同时，以高的分级为准，任何年龄的成年男、女性皆适用于此标准。

表 2　高血压危险分层

其他危险因素和病史	高血压		
	1 级	2 级	3 级
无	低危	中危	高危
1～2 个其他危险因素	中危	中危	很高危
≥ 3 个其他危险因素或靶器官损害	高危	高危	很高危
临床并发症或合并糖尿病	很高危	很高危	很高危

2. 中医诊断标准

根据《中医内科学》《中药新药临床研究指导原则》及《22 个专业 95 个病种中医诊疗方案》定制。

主症：头晕目眩，站立不稳，甚则视物旋转。

兼症：可伴恶心呕吐，或有耳鸣、耳聋、不敢明视、汗出、心悸、面色苍白等。

（三）纳入标准

（1）年龄在 18～80 岁，男女不限。

（2）符合中西医诊断标准，且西医以原发性高血压为主要诊断、中医以眩晕为主要诊断者。

（3）门诊病历资料完整，能包含所要观察的全部研究指标。

（4）单纯中药治疗，或在不调整原有降压药的基础上加服中药。

（5）有 ≥ 1 次的复诊资料，复诊证实服药有效，测血压数值下降，和（或）临床症状减轻或消失，未见明显不良反应者。

（四）排除标准

（1）不符合西医和（或）中医诊断标准。

（2）门诊病历观察指标不完整者。

（3）年龄小于18岁或大于80岁。

（4）其他疾病引起的眩晕。

（5）合并有严重的心力衰竭、脑出血、高血压危象、继发性高血压及恶性肿瘤患者。

（6）首次服用降压药物或更改降压药物。

（7）同时服用治疗其他疾病的中药或中成药。

（8）期间因不良反应或者其他因素停药者。

（五）病例搜集与整理

首先，有专人跟诊董教授，收集门诊病历资料并查阅既往收集的门诊病例，选出符合高血压性眩晕的病例，并剔除不符合研究标准的病例，最终得到150例符合研究标准的高血压性眩晕病例，将首诊病案资料录入中医传承辅助平台内，为保证录入内容真实、正确，录入时两人一组。

（六）病例内容及中药名称的规范化

首先根据《中医内科学》《22个专业95个病种中医诊疗方案》《中药新药临床指导原则》结合董教授的临床辨证思维，对高血压性眩晕进行辨证分型，对症状、体征、舌脉等规范化、术语化，处方中的中药名称根据《中药学》（新世纪第二版）的中药名称及中医传承辅助平台内的设定的中药名称进行规范化录入。

（七）数据分析软件

本研究数据采用由中医科学院中药研究所联合中国科学院研发的中医传承辅助平台（V2.5）。

（八）病例资料录入与核对

将符合研究标准的病案资料规范化、标准化后录入"中医传承辅助平台"的临床采集系统。录入内容主要包括患者的一般信息：姓名、性别、年龄、就诊时间，及主诉、病史、舌脉、诊断、证型、方剂用药等，两人一组进行核对、修正。

（九）统计学方法

将整理、核对后的病案观察资料全部录入"中医传承辅助平台"建立数据库进行数据处理，数据统计方法主要有频数统计、集成关联、规则分析、复杂系统熵聚类、改进的互信息法、无监督的熵层次聚类等数据挖掘方法。

二、研究结果

（一）患者基本信息分析

1. 性别构成比分析

表3 高血压患者性别构成比例

性别构成	例数	百分比（%）
女性	87	58.00
男性	63	42.00
合计	150	100

由表3可见，150例高血压性眩晕患者中，女性87例，占总数的58%，男性63例，占总数的42%，女性患者多于男性。

2. 年龄构成比分析

表4 年龄统计表

年龄构成	例数	百分比（%）
21～29	6	4.00
30～39	17	11.33
40～49	39	26.00
50～59	50	33.33
60～67	38	25.33
合计	150	100

由表4可见，纳入的150病例患者的年龄分布情况：最小年龄21岁，最大67岁；50～59岁年龄阶段人数最多，50人，占总人数的33.33%；21

至 29 岁者最少，6 人，占总人数的 4.00%；平均年龄 46.43 岁。

（二）临床资料统计结果

1. 临床症状分布情况

表 5 临床症状统计表

症状表现	频数	频率（%）
头晕	117	78.00
乏力	83	55.33
口干	43	28.67
心慌	42	28.00
头痛	40	26.67
胸闷	37	24.67
寐差	35	23.33
头昏沉	34	22.67
汗出	33	22.00
口苦	32	21.33
头胀	21	14.00
心烦	19	12.67
颈部不适	17	11.33
目胀	15	10.00
大便干	15	10.00
肢体麻木	14	9.33
大便稀	14	9.33
急躁易怒	14	9.33
大便不爽	14	9.33
耳鸣	13	8.67
烦热	12	8.00
口黏腻	11	7.33
目涩	10	6.67
痞满	10	6.67
恶心	10	6.67

由表5可见，纳入的150例高血压性眩晕患者中，除了头晕、头昏沉的主症外，伴随症状较高的有乏力、口干、心慌、头痛、胸闷、寐差、汗出、口苦、头胀、心烦等。

2. 中医证候分布情况

表6　中医证候统计表

证候	频次	频率（%）
阴虚阳亢证	34	22.67
痰瘀互结证	26	17.33
痰湿中阻证	25	16.67
肝火亢盛证	30	20.00
湿热内蕴证	16	10.67
瘀血阻窍证	11	7.33
阴阳两虚证	8	5.33
合计	150	100.00

董教授将高血压的证候分五类，分别是：①肝火亢盛证；②阴虚阳亢证；③痰热内盛证：痰湿中阻＋湿热内蕴；④痰瘀蒙窍证：瘀血阻窍＋痰瘀互结；⑤阴阳两虚证。如表6所示，在纳入的150例病例中，证型最多的是阴虚阳亢证34例，占总证候的22.67%；其次肝火亢盛证30例，占总证候20%；痰瘀互结证26例，占总证候17.33%；痰湿中阻证25例，占总证候的16.67%；最少的是阴阳两虚证8例，占总证候的5.33%。

（三）用药规律统计结果

1. 用药频次统计

此次纳入的150例高血压性眩晕患者的方剂中，董教授共使用中药204种，从高到低进行中药使用频次的排序，频次大于15次的中药共有62种，具体见表7。

表7　用药频次统计表

药物	频次	频率（%）	药物	频次	频率（%）
天麻	102	68.00	石菖蒲	32	21.33
泽泻	88	58.67	黄芪	31	20.67

药物	频次	频率（%）	药物	频次	频率（%）
柴胡	76	50.67	酸枣仁	28	18.67
葛根	76	50.67	龟板	27	18.00
茯苓	71	47.33	首乌藤	27	18.00
黄芩	68	45.33	夏枯草	27	18.00
牛膝	66	44.00	延胡索	27	18.00
川芎	64	42.67	决明子	26	17.33
当归	61	40.67	车前子	25	16.67
白芍	59	39.33	知母	24	16.00
郁金	52	34.67	石斛	24	16.00
钩藤	51	34.00	山药	23	15.33
龙骨	50	33.33	磁石	23	15.33
羌活	49	32.67	菊花	23	15.33
白术	49	32.67	桑寄生	22	14.67
清半夏	48	32.00	山茱萸	21	14.00
牡蛎	48	32.00	桂枝	20	13.33
牡丹皮	47	31.33	枳实	19	12.67
丹参	45	30.00	威灵仙	19	12.67
石决明	44	29.33	党参	18	12.00
杜仲	44	29.33	赤芍	18	12.00
远志	42	28.00	柏子仁	18	12.00
栀子	42	28.00	荆芥	17	11.33
陈皮	42	28.00	益母草	17	11.33
桃仁	40	26.67	炙甘草	17	11.33
地龙	39	26.00	绞股蓝	16	10.67
甘草	36	24.00	蔓荆子	16	10.67
红花	36	24.00	珍珠母	16	10.67
麦冬	34	22.67	焦栀子	16	10.67
黄连	34	22.67	黄柏	16	10.67
生地黄	34	22.67	苍术	16	10.67

由表 7 可见，常用中药的前 10 味中药里面天麻出现频次最高为 102 次，

占总处方次数的 68.00%；其次是泽泻频次 88，频率 58.67%；柴胡频次 76，频率 50.67%；葛根频次 76，频率 50.67%；茯苓频次 71，频率 47.33%；黄芩频次 68，频率 45.33%；牛膝频次 66，频率 44.00%；川芎频次 64，频率 42.67%；当归频次 61，频率 40.67%；白芍频次 59，频率 39.33%。

2. 常用中药分类统计

对常用中药进行分类统计，见表 8。

表 8　常用中药分类统计

分类	频次	药味	药物
补虚药	452	13	当归、白芍、白术、杜仲、甘草、黄芪、龟板、石斛、山药、桑寄生、党参、绞股蓝
清热药	367	12	黄芩、牡丹皮、栀子、黄连、生地、夏枯草、决明子、知母、赤芍、栀子、黄柏、土茯苓
平肝息风药	345	8	天麻、钩藤、牡蛎、石决明、地龙、磁石、珍珠母、刺蒺藜
活血化瘀药	345	8	牛膝、川芎、郁金、丹参、桃仁、红花、延胡索、益母草
解表药	277	7	柴胡、葛根、羌活、菊花、桂枝、蔓荆子、荆芥
安神药	165	5	龙骨、远志、酸枣仁、首乌藤、柏子仁
利水渗湿药	159	2	泽泻、茯苓
化痰药	50	1	清半夏
利尿渗湿药	25	1	车前子
收涩药	21	1	山茱萸
理气药	61	2	枳实、陈皮
化湿药	16	1	苍术

由表 8 可见，常用中药种类，以补虚药、清热药、平肝息风药、活血化瘀药包含的药味较多，共包含 41 味药，化湿药物最少，仅一味苍术。

3. 药物四气统计

表 9　药物四气统计

四气	频次	频率（%）
寒	1177	40.91
温	834	28.99

续表

四气	频次	频率（%）
平	644	22.38
凉	211	7.33
热	11	0.38
合计	2877	100

由表9可见，董教授治疗高血压性眩晕的用药中，寒性药出现最多为1177次，占所有药性的40.92%；其次为温性药出现834次，频率为28.99%；平性药出现644次，频率为22.38%；凉药出现211次，频率为7.33%；热性药出现最少为11次，频率0.38%。

4.用药五味统计

表 10　中药五味统计

五味	频次	频率（%）
甘	1450	32.36
苦	1319	29.44
辛	1076	24.01
咸	294	6.56
酸	342	7.63
合计	4481	100

由表10可见，中药的五味统计中甘味药物出现1450次，占总的五味的32.36%；苦味药频次为1319，频率29.44%；辛味药频次为1076，频率24.01%；咸味药频次为294，频率6.56%；酸味药频次为342，频率7.63%；甘、苦、辛味药出现频次较多，占总数的85.81%；咸、酸味药物出现频次较少，仅占总数的7.63%。

5.药物归经统计

表 11　药物归经统计

归经	频数	频率（%）
肝	1700	23.09
心	996	13.53
脾	959	13.03

归经	频数	频率（%）
肾	945	12.84
胃	742	10.08
肺	660	8.96
胆	483	6.56
膀胱	313	4.25
大肠	308	4.18
小肠	129	1.75
心包	107	1.45
三焦	20	0.27
合计	7362	100

由上表11可见，董教授治疗高血压使用的中药归经中，主要归经于肝、心、脾、肾，占总数的62.48%。其中归肝经的药物应用率最高为23.09%，其次是心经13.53%、脾经13.03%、肾经12.84%。大肠、小肠、心包、三焦的归经药物最少，合计占总数的7.66%。

（四）方剂组方规律分析

将录入的方剂数据进行分析、得出方剂的组方规律，此环节的分析主要是基于关联规则分析，设置支持度、置信度，得出组方规律下的用药模式及规则分析。

（1）用药模式：将支持度设定为30（表示150首方剂中至少在20%的方剂中出现，即至少30首方剂中出现），置信度设定为0.9，共得到81条数据，包含25味中药，将得出中药组合出现频次≥35次列表、展示如表12。

表12　出现频次≥35次中药组合

序号	中药组合	频次	序号	中药组合	频次
1	泽泻，天麻	60	18	黄芩，柴胡	41
2	葛根，天麻	58	19	郁金，天麻	40
3	黄芩，天麻	52	20	黄芩，泽泻	40
4	柴胡，泽泻	52	21	清半夏，天麻	39
5	茯苓，天麻	51	22	葛根，羌活	38

序号	中药组合	频次	序号	中药组合	频次
6	茯苓，泽泻	49	23	白芍，泽泻	38
7	钩藤，天麻	49	24	葛根，茯苓	37
8	柴胡，天麻	49	25	葛根，黄芩	37
9	葛根，泽泻	46	26	当归，天麻	37
10	龙骨，牡蛎	46	27	牡丹皮，泽泻	37
11	葛根，柴胡	45	28	白芍，柴胡	36
12	柴胡，茯苓	44	29	牛膝，泽泻	35
13	白芍，天麻	44	30	当归，茯苓	35
14	清半夏，茯苓	42	31	泽泻，龙骨	35
15	川芎，天麻	41	32	石决明，天麻	35
16	牛膝，天麻	41	33	清半夏，茯苓，天麻	35
17	白术，天麻	41	34	葛根，泽泻，天麻	35

（2）规则分析：将支持度设定为30、置信度为0.8（置信度："→"左侧为X，右侧为Y，当Y出现后，置信度（代表X药物出现的概率值）越接近1，X同时出现的概率越高），得到的常用组方规则分析出19条规则，如下表13。

表13　基于关联规则分析的方剂用药关联规则

序号	关联规则	置信度
1	泽泻，牡蛎→龙骨	1
2	泽泻，钩藤→天麻	1
3	泽泻，龙骨→牡蛎	0.971428571
4	柴胡，牡蛎→龙骨	0.96875
5	柴胡，龙骨→牡蛎	0.96875
6	钩藤→天麻	0.960784314
7	牡蛎→龙骨	0.958333333
8	清半夏，陈皮→茯苓	0.9375
9	龙骨→牡蛎	0.92
10	清半夏，天麻→茯苓	0.897435897
11	红花→桃仁	0.888888889

序号	关联规则	置信度
12	陈皮，茯苓→清半夏	0.882352941
13	清半夏→茯苓	0.875
14	葛根，黄芩→天麻	0.864864865
15	红花→川芎	0.861111111
16	白术→天麻	0.836734694
17	清半夏，茯苓→天麻	0.833333333
18	清半夏→天麻	0.8125
19	陈皮→茯苓	0.80952381

三、基于中医传承辅助平台的董教授用药规律整理

（一）药物频次的分析

在纳入的 150 首方剂中，使用频次较高药物有：天麻、泽泻、柴胡、葛根、茯苓、黄芩、牛膝、川芎、当归、白芍、郁金、钩藤、龙骨、羌活、白术、清半夏、白术、牡蛎、牡丹皮、丹参等，其中天麻出现频次最高为 102 次、占总处方次数的 68.00%，其次是泽泻频次 88、频率 58.67%，柴胡频次 76、频率 50.67%，葛根频次 76、频率 50.67%，茯苓频次 71、频率 47.33%，黄芩频次 68、频率 45.33%，牛膝频次 66、频率 44.00%，川芎频次 64、频率 42.67%，当归频次 61、频率 40.67%，白芍频次 59、频率 39.33%，对以上频次前 10 位的中药药效进行分析。

（1）天麻。平肝阳、息肝风、祛风通络，药性甘、平，较为平和，对于肝风内动、肝阳上亢不论寒热虚实皆可配伍。《神农本草经疏》云："凡头风眩晕，与夫痰热上壅，以致头痛及眩，或四肢湿痹麻木，小儿风痫惊悸等证，所必须之药。"陈湖海、黄涛、刘辉等人研究发现天麻的有效成分天麻素，对高血压大鼠有明显的降压效果，还能够降低血管内素的含量、提高 NO 的含量、清除自由基，起到保护血管内皮功能。徐浩锋、黄黎等人在天麻素对缺血性眩晕大鼠脑损伤保护的作用研究中，发现天麻素组大鼠脑组织提取物中的超氧化物歧化酶活力明显增加、丙二醛含量减少，且天麻素能够清除自由基、抗氧化，对损伤的脑组织有保护作用。可见天麻能降低血管阻力、清除自由基、抗氧化，具有保护血管内皮、降压、保护脑组织的功能。

（2）泽泻。味甘、性寒，可利水渗湿、泻热，《神农本草经》记载："主风寒湿痹，乳难，消水，养五脏，益气力，肥健，久服，耳目聪明……"明代李时珍所著《本草纲目》曰："（泽泻）利水泻下，脾胃有湿热，则头重而目昏耳鸣，泽泻渗去其湿，则热亦随去，而土气得令，清气上行，使人明爽，故有治头晕、聪明耳目之功。"强调泽泻可去湿热之功。张仲景所创五苓散、泽泻汤及肾气丸皆用泽泻，取其利水、泻火及引药入肾、膀胱经之效。董教授多用其和茯苓配伍以祛湿热，用张仲景所创泽泻汤治以痰饮停聚、清阳不升的头目眩晕，对眩晕见心烦、口干渴者亦用五苓散加减。操兰洁、诸爱妞等人研究发现泽泻可以降低甘油三酯、胆固醇，也可降低空腹血糖及糖化血红蛋白。黄小强、张雪等人把泽泻提取物作用于水负荷小鼠检测利尿活性，发现泽泻有一定的利尿作用，可见泽泻有降脂、降糖、利尿等作用。

（3）柴胡。性苦、辛，微寒，可疏肝、解表退热、升举阳气，归肝、胆经。《新修本草·卷六》记载"（柴胡）主心腹，去肠胃间邪气，饮食积聚，寒热邪气，推陈致新，除伤寒心下烦热，诸痰热结实……"董教授临床治疗高血压肝胆有热、急躁易怒者多予柴胡、黄芩和解少阳，或与白芍配伍养肝、平肝、疏肝。石亮、张智慧等人将柴胡水提取物应用于发热大鼠结果显示柴胡水提取物可以减少大鼠血浆中内皮素、白介素 -1β、白介素 -6 等炎性介质，还能减少下丘脑环磷酸腺苷及前列腺素 E 等发热正调节介质的释放，起到解热、抗炎的作用。还有研究发现柴胡皂苷 $-D$ 能够抑制乙醇致损的肝细胞中丙氨酸氨基转移酶的升高，抑制谷胱甘肽过氧化物酶活性的降低，起到保护肝细胞的作用。

（4）葛根。味甘、性辛、凉，能辛散发表以退热，又可疏解外邪郁滞、经气不利、经脉失养导致的项背拘紧强痛，故董教授常用葛根缓解高血压患者颈项拘紧不适的症状。现代药理学研究表明，葛根内有效的化学成分主要有葛根素、总黄酮、大豆苷等，可以扩张冠脉血管、脑血管及外周血管，改善心脑供血及降低血压、降低血糖、减轻炎症反应、降低氧化应激反应。葛根还具有保肝、预防急性酒精肝损伤的作用，对酒精中毒者可降低血中乙醇浓度、改善临床症状。

（5）茯苓。味甘、性平，功效利水渗湿、健脾宁心。脾为生痰之源，朱丹溪强调"无痰不作眩"，董教授治疗眩晕常用茯苓健脾运化痰湿，临床上高血压兼有寐差的患者日益增多，茯苓可宁心安神助眠。《神农本草经》称茯苓"久服，安魂、养神"。徐煜彬、徐志立等人研究茯苓及化学拆分组发现，茯苓煎剂组可以延长小鼠的睡眠时间，茯苓粗多糖组可以缩短小鼠的睡眠潜伏期、延长睡眠时间。李斌、冉小库等人研究发现，茯苓对脾虚水湿内停的大鼠具有利尿、促进胃泌素分泌的作用。

（6）黄芩。性苦、寒，功效泻火凉血解毒、清热燥湿、安胎。归经肺、胃、胆、脾、大小肠，故黄芩尤善清上中焦湿热，董教授在治疗湿热中阻型高血压善用，对眩晕兼有少阳证配伍柴胡和解少阳。赫连曼、王浩等人对黄芩的有效成分黄芩苷进行临床研究发现，黄芩苷可以减轻大鼠左心室重构、减少心肌细胞凋亡、降低血压。耿广琴、杨志军等人发现黄芩茎叶、黄芩根水煎液对急性肝损伤小鼠有保肝作用。黄芩还具有解热抗炎、抗肿瘤等作用。

（7）牛膝。药性苦、甘、酸、平，归肝、肾经，可补益肝肾、强健筋骨、活血通经、行于下而利水、引火下行，对于肝阳上亢、肝火上炎、肝肾亏虚，气血并行于上者尤为适用；另牛膝可活血通经，对于日久瘀阻经络、痰瘀互结型高血压亦常配伍应用。王丽君、朱焰等人发现牛膝含有的化学成分牛膝总皂苷可以降低大鼠的血压、保护脑卒中后的神经状态、保护海马区神经元；刘迎辉、潘博涵证实在一定剂量内，牛膝的用量越大，降压幅度越大，血液中的血管紧张素Ⅱ（Ang Ⅱ）含量越低；牛膝还有抗炎功效。

（8）川芎。药性辛、温，可活血、祛风、行气止痛。明代倪朱谟《本草汇言》曰："尝为当归所使，非第治血有功，而治气亦神经验也……虽入血分，又能去一切风，调一切气。"川芎可作用于气、血、风三个方面，又可引药上行，对高血压日久血瘀、肝风内动者尤为适宜。由症状频次表可见，眩晕伴随症状里，头痛出现频次较高。张元素认为川芎有四用：一少阳引经药，二治诸经头痛，三助清阳之气，四去湿气在头，提出头痛须用川芎。现代药理研究表明，川芎含有的川芎嗪能够扩张冠状动脉和脑血管，也具有降压、抗血小板聚集、降低血浆内皮素含量、保护血管内皮的功能等。

（9）当归。味甘、辛，性温，善补血活血调经，润肠通便，归经肝、心、脾。明代李中梓《本草征要》内记载："心主血，脾统血，肝藏血，归为血药，故入三经……能引诸血各归其所当归之经。"当归长于补血，又可引血归经，为补血圣药。眩晕的发病与肝、脾、肾相关，更是与肝脏尤为密切。肝为风木之脏，主升主动，其性属阳，而肝又主藏血，其性属阴，故云"肝体阴而用阳"。若肝血亏虚则肝气失于涵养，可致肝疏泄太过而亢逆，引起肝阳上亢或肝风内动。清代叶天士《本草经解》中注："当归入心、入肝，肝血足则风定，心血足则火息。"故临床上肝血不足、肝阴亏虚导致的眩晕常用。现代药理研究表明当归能促进红细胞生成及造血细胞的增殖分化；当归挥发油具有降压作用，也有降低血浆中的C反应蛋白、炎性因子浓度及减轻血管炎性反应等作用。

（10）白芍。性苦、酸、微寒，可柔肝定痛、养血、敛阴止汗、平抑肝阳，《得配本草》曰："（白芍）入手足太阴、足厥阴经血分。泻木中之火，土中之木，固腠理，和血脉，收阴气，退虚热，缓中止痛，除烦止渴。治脾热易饥，泻痢后重，血虚腹痛、胎热不安。"李时珍认为芍药与当归同用补血，与川芎同用泻肝，与白术配伍补脾，同甘草共用止腹痛，同黄连止泻痢，临床上高血压肝旺者，常用白芍以平肝火、柔血脉，亦治疗肝旺脾虚引起腹痛、泄泻等。王帅、包永睿等人的实验证明，白芍中含有的芍药总苷血药浓度（包含芍药苷、芍药内脂）对小鼠单核巨噬细胞体外炎症的抑制率呈一定的正相关，能够减少炎症介质。李宁、李肇进等人进行白芍降糖实验，结果显示白芍总苷能够改善糖耐量，提高空腹胰岛素水平、降低糖化血红蛋白等。

从处方中的高频次药物得出，董教授临床治疗高血压时在药物上以平肝息风、清热祛湿、化痰祛瘀、补益肝肾为主，正对应眩晕的病机，即风、火、痰、瘀、虚。体现了董教授在治疗高血压时，从病机着手，辨证论治，兼顾全面。现代药理研究表明，以上中药可以不同程度的降低血糖、减轻血管炎性反应及氧化应激反应，降低血管阻力、降压，还有保护心脏、肝脏、肾脏、脑的作用，可以从不同环节阻断血压的升高、保护相应的靶器官。

（二）对常用药的分类分析

常用药分类的结果显示，补虚类最多，含有13味中药，其次为清热药有12味，平肝息风药包含8味，活血化瘀药有8味，解表药7味。从常用中药频次、药味、分类可见，董教授治疗高血压主要从补、泻论治。补虚药中的黄芪、山药、茯苓、党参、白术补后天脾，石斛、桑寄生、杜仲兼顾先天肾。用药以补脾、肾为主，脾化生之精微营养物质以补充肾精，肾精充沛则肾阴、肾阳化生有源，故肾阳发挥正常的温煦功能，温脾阳助脾化湿以祛痰湿之邪，肾阴则涵养肝木，使肝疏泄功能冲和畅达。使用的补虚药中有大量补气、补血药，与活血化瘀药配伍能够除瘀血、生新血，使血液充盈、脉道通利，则头窍得以养。泻包括泻实火、清虚热、祛痰湿、化瘀血，火热之邪与心相通，入营血易扰心神，又耗劫津液、燔灼肝经，易生风动血，且火性趋上又可炼液为痰，使风、火、痰行于上，发为眩晕。泻法虽清火热一邪，但可起到泻火、安神、息风、养阴等效。痰湿、瘀血为有形之邪，是体内形成的病理产物，能阻滞脉道、经络，引发眩晕、头痛、心悸等症状，故祛痰湿、化瘀血可以保持脉道及经络的通畅，减轻临床症状。

（三）药对组合分析

将处方中的常用中药进行"组方规律"分析后，得出了董教授治疗眩晕的常用药物组合：天麻－钩藤、泽泻－天麻、葛根－天麻、黄芩－天麻、茯苓－天麻、清半夏－天麻、郁金－天麻、白芍－天麻、川芎－天麻、天麻－钩藤－泽泻、柴胡－泽泻－天麻等。因天麻药性平和，对于肝风内动、肝阳上亢寒热虚实皆可配伍，故总的组方规律是以天麻为中心，配以清热祛湿药物葛根、黄芩、柴胡等，或配以健脾化痰祛湿药茯苓、清半夏、泽泻，或配以养血活血药物白芍、川芎、郁金等。除以天麻为中心的高频药对，董教授还常用陈皮－清半夏、茯苓－白术以健脾化痰，当归－川芎、桃仁－红花、当归－白芍以活血养血，葛根－羌活以解表舒经祛湿，黄芩－柴胡祛少阳胆经之热、和解少阳，葛根－黄芩、泽泻－黄芩以祛湿热、龙骨－牡蛎、石菖蒲－远志以平肝潜阳、化痰开窍，体现了董教授治疗眩晕常用的经典药对。

（四）新方组合的探讨

中医辅助平台软件基于熵聚类及改进的互信息法得出3组新方组合：①白芍、牡丹皮、山药、甘草、陈皮、茯苓；②钩藤、石决明、珍珠母、车前子、决明子、夏枯草；③川芎、桃仁、赤芍、远志、丹参、柏子仁。这些新方组合是借助中医传承辅助平台软件内部的关联规则和熵聚类分析形成的，与传统处方所遵循的理法方药、君臣佐使不同。新方组合规律趋向于将高频次药对进行再组合，故本结果仅是代表治疗高血压性眩晕的药物组合，有一定的临床价值。

（1）白芍、牡丹皮、山药、甘草、陈皮、茯苓。此组合总的功效为健脾化痰、活血化瘀，兼补肝肾，可谓补泄兼施。其中陈皮、茯苓、甘草、山药健脾化痰，山药还可补肾，白芍善柔肝定痛、养血敛阴、平抑肝阳，牡丹皮凉血活血祛瘀。在周琳探究治疗脾虚的使用频次在前10位药物中，本组合中的陈皮、茯苓、甘草、山药及白芍位列其中，此结果与董教授多用经方相关。临床上董教授多用于脾虚兼痰、火、瘀型高血压患者。

（2）钩藤、石决明、珍珠母、车前子、决明子、夏枯草。此组合体现的治则为平肝潜阳、清肝明目，其中钩藤、石决明、珍珠母有平肝潜阳的功效，石决明、珍珠母、车前子、决明子、夏枯草又皆有清肝明目之效，故临床上对于肝阳上亢或肝火上炎导致的高血压性眩晕兼有目赤胀痛者尤为适宜。从药理学分析，钩藤可降压、舒张血管，决明子、夏枯草联合使用有降压、降脂的功效，石决明、珍珠母皆有降压、中和胃酸的功效，故从现代药理分析此组合有降压之效。

（3）川芎、桃仁、赤芍、远志、丹参、柏子仁。此组合偏于凉血活血化瘀、化痰开窍安神。其中川芎、桃仁、赤芍、丹参可凉血活血化瘀，用于血瘀兼有热象者，丹参既可活血化瘀又可除烦安神，故丹参配伍远志、柏子仁可化痰开窍、除烦安神。董教授对高血压日久瘀血阻络兼胸痹、不寐者常配伍此组药物使用。

第二节　董教授对高血压的认识及临证经验

一、高血压病因病机的探究

1. 病因

随着现代人学习、工作的压力增大和生活方式的改变，本病受情志刺激、饮食不节、年老体衰影响较大。平素情志宣泄太过或不及，如恼怒、忧郁、思虑过度等，致怒则气上、郁久化火，皆可影响血压；而饮食不节、嗜食肥甘辛辣油腻、过量饮酒等相互作用影响肝、胆、脾、胃的运行，化生湿热痰浊上犯清窍致眩晕、血压升高。《灵枢·天年》曰："五十岁，肝气始衰，肝叶始薄，胆汁始减，目始不明。六十岁，心气始衰……九十岁，肾气焦，四脏经脉空虚。"即年过四十人体阴气开始衰减，随着年龄增加，五脏渐衰，精微物质化生减少，头窍失养，上虚则眩。

2. 病机

董教授秉承前人理论，认为高血压基本的病理变化，分为虚实两个方向，虚者主要是由肝肾不足、髓海亏虚或气血不足造成清窍失养；实者为风、火、痰、瘀扰乱清窍。病位在头窍，与肝脾肾三脏相关。董教授认为不同年龄段的病机有所偏倚，青年高血压的病机主要在肝，主要是因为现代青年人饮食辛辣油腻、体内火热旺盛，又喜爱熬夜耗伤肝阴，致肝火、肝阳上逆引起眩晕、头痛；中年高血压病机主要在脾，脾主运化水谷精微，濡养五脏，为后天之本，长期的饮食不节，到中年脾胃功能渐损，气血化生不足或脾虚酿生痰湿，痰湿又可碍脾，致痰浊壅盛，上犯蒙蔽清窍，发为眩晕；老年多为肝肾阴虚、肾精不足，肝肾阴虚，肾水不涵养肝木，阴不能维系肝阳，阳亢于上或气火行于上，可导致眩晕；肾精不足，脑为髓海、全赖肾精补充，肾气健旺髓海得以充盈，思维敏捷聪慧，老年人肾精不足，而脾胃功能下降，化生水谷精微减少，无以补充髓海，发为眩晕。

二、董教授对高血压的辨证论治

董教授将高血压性眩晕分为5种证候，分别是：①肝火亢盛证；②阴虚阳亢证；③痰热内盛：痰湿中阻＋湿热内蕴；④痰瘀蒙窍证：瘀血阻窍＋痰瘀互结证；⑤阴阳两虚证，具体分析如下。

1. 肝火亢盛证

头晕、头痛，急躁易怒，口干口苦，面红目赤，失眠多梦，便秘、小便黄，舌质红、苔黄，脉弦数。

治法：平肝潜阳、清火息风。

常用药：天麻、钩藤、石决明、决明子、栀子、黄芩、桑寄生、牛膝。

若目赤热加夏枯草、桑叶、菊花清肝明目，小便黄热加龙胆、车前子以清热利湿，寐差加珍珠母、酸枣仁、柏子仁以重镇安神，兼肢体麻木者加地龙、僵蚕、全蝎息风化痰通络。

2. 阴虚阳亢证

头晕、目干涩，耳鸣，盗汗，手足心热，口干，心烦失眠，舌红少苔，脉细数或弦细。

治法：镇肝息风，滋阴潜阳。

常用药：天麻、代赭石、龟板、白芍、天冬、石斛、玄参、杜仲、牛膝。

若心烦潮热甚者加栀子、黄柏、知母以清热除烦，目涩耳鸣、腰酸软者加枸杞、杜仲、桑寄生滋阴明目、强腰膝，健忘、惊悸者加石菖蒲、远志，大便干者加生地、大黄以滋阴泻下通便。

3. 痰热内盛证

眩晕、头重昏蒙，胸闷，咳吐痰涎，肢体麻木、沉重，口中黏腻或口干口苦，大便不爽，舌尖红、苔黄腻，脉弦滑数。

治法：健脾化痰，清热祛湿。

常用药：天麻、葛根、清半夏、茯苓、泽泻、白术、黄芩、柴胡。

若胸闷纳呆甚者加白豆蔻、砂仁芳香化湿和胃，痰热偏盛者加胆南星、竹茹，心烦口苦者加黄连、栀子。

4. 痰瘀蒙窍证

眩晕，头昏蒙或兼有头痛，胸闷，肢体沉重麻木或刺痛，皮肤如蚁行状，舌质暗红或有瘀斑，苔白腻，脉滑或涩。

治法：活血化痰，通络开窍。

常用药：清半夏、茯苓、陈皮、天麻、僵蚕、桃仁、川芎、红花、地龙、牛膝。

若乏力甚者加黄芪、党参补气行血，肢体麻木甚加土鳖虫、水蛭以破血通经，胸闷明显加瓜蒌、桂枝温经化痰宽胸。

5. 阴阳两虚证

眩晕日久，听力减退，耳鸣，健忘，神倦乏力，腰酸膝软，心烦热，下肢畏寒，舌质淡红或暗红，少苔，脉弦细。

治法：滋阴补阳。

常用药：熟地、杜仲、桑寄生、黄精、石斛、麦冬、淫羊藿、巴戟天、女贞子、牛膝。

若大便不爽者加肉苁蓉、火麻仁温阳通便，若大便稀者加茯苓、炒白术健脾渗湿止泻，若下肢畏寒者加桂枝、附子温经散寒，眠差者加黄连、肉桂交通心肾。

三、董教授对围绝经期高血压的认识及临证用药经验

1. 围绝经期高血压病机

围绝经期对女性而言是一个十分重要且特殊的时期，从西医学角度来看，此时期女性卵巢功能、下丘脑—垂体功能减退，导致雌激素、黄体酮、雄激素等水平下降。其中雌激素对于心脑血管有一定的保护作用，可以扩张血管、抑制血管紧张素转换酶，起到减少脂肪堆积、调节自主神经等的作

用，故认为围绝经期女性患者心脑血管事件发生率急剧上升或与雌激素水平下降有关，也有研究证明与冠脉内皮细胞功能减退、血液流速减慢有关。围绝经期女性常有情绪不稳定，急躁易怒或者抑郁寡欢，腰膝酸软，纳差，心烦失眠等症。《素问·上古天真论篇》云："七七，任脉虚，太冲脉衰少，天癸竭，地道不通，故形坏而无子也。"中医认为，围绝经的妇女多处于七七之年，肝肾阴虚、虚火上炎，肾精不足、髓海失养致血压升高，又因家庭、社会的多重身份，常情志不遂，肝失于疏泄，或怒则气上、或气郁日久而化火，致眩晕、头痛，血压升高。

董教授认为围绝经期高血压的病机是肝肾阴虚、精血不足。生理上肝藏血、肾藏精，肾精可化肝血，肝血的滋养亦能滋养肾精，故病理上肝血不足与肾精亏损多可相互影响，引起头晕目眩、耳聋耳鸣、血压升高；肝肾阴阳之间也存在互相滋养、制约的关系，当肾阴不足时母病及子，导致肝阴化生不足，出现肝肾阴虚、肝阳上亢，引起眩晕、血压升高。

2. 围绝经期高血压的辨证论治

围绝经期分为3个阶段：①绝经前期，女性虽有月经，但是经期先后不定期，经期提前或两月一行或数月一行，表现为眩晕、烦躁易怒或悲伤欲哭、烘热汗出、发枯易脱、失眠等。②绝经期，自然绝经通常是指女性生命中最后一次月经后，停经达1年以上者。③绝经后期，指绝经后至生殖功能完全消失的时期，绝经期及绝经后期可见头晕、乏力、腰膝酸软、失眠、盗汗、牙齿酸软等症。董教授认为绝经前期的主要病机为肝失调达、肝气郁结，气郁不能正常推动血行，导致血行无规律，此时若患有高血压，其证型主要以肝气不舒，气郁化火为主，治疗上主张疏肝理气降火，常用丹栀逍遥散和调肝和脉方加减。调肝和脉方由决明子、地龙、川芎、防己、夏枯草、车前子、杜仲组成，可清肝明目、去湿热、息风通络，与丹栀逍遥散合用则疏肝气、清肝火、祛湿热、息风通络。绝经期及后期，患者绝经前期肝火亢盛的状态因肾精渐衰、肝血不足而转变为肝肾阴虚、肾精不足，董教授常用滋水清肝饮以滋阴、补肾、疏肝。滋水清肝饮为清代名医高鼓峰所创，原名滋肾清肝饮，后被清代名医吴仪洛改为滋水清肝饮，全方由山药、山茱萸、白芍、熟地、柴胡、当归、牡丹皮、栀子、茯苓、泽泻、酸枣仁组成，组方在六味地黄丸补肾阴、肝阴的基础上，加丹栀逍遥散疏肝清热，全方补肾阴以涵养肝木、滋肝阴制约肝阳，畅达气机则郁火不生，则气、火、阴、阳并调。

第五章　董教授常用降压定眩中药

高血压病是世界上最常见的心血管疾病，也是最大的流行病之一，常引起心、脑、肾等脏器的并发症，严重危害着人类的健康。因此，应加强对高血压疾病的防治意识，从而有效控制不断上升的高血压患病率，预防和控制高血压的并发症，降低致死率和死亡率，提高患者的生活质量。

目前，临床上治疗高血压疾病的西药主要包括：钙离子拮抗剂、血管紧张素转换酶抑制剂、血管紧张素受体拮抗剂、利尿剂、β受体阻滞剂、α受体阻滞剂等。在中医治疗上，董教授通过临床实践，总结出常用中药的降压作用及机理如下。

1. 钩藤

钩藤味甘，性微寒，归肝、心包经。具有清热平肝、息风定惊的功效。入煎剂15～30g，降压最大可达60g。主治头痛眩晕、惊痫抽搐、妊娠子痫、高血压病等。钩藤的降压作用温和而缓慢，是通过扩张外周血管、抑制血管运动中枢，降低外周阻力，并能阻滞交感神经和神经节，抑制神经末梢递质的释放。

2. 黄芪

黄芪味甘、性微温，归肺、脾经。具有补气固表、利尿、托毒生肌等功效，入煎剂30～60g。其主要成分为黄芪多糖、多种黄酮类化合物和三萜类。黄芪可以扩张血管、抗缺氧、强心利尿，对血压也有一定的双向调节作用。一般临床观察，低剂量（＜30g）可升压，而剂量大于60g可降压。黄芪的主要降压机理是直接扩张外周血管、降低外周阻力。

3. 葛根

葛根味甘、辛、性凉，归脾、胃、肺经，具有解肌退热、生津、透疹等作用。入煎剂15～30g，降压最大剂量可用至60g。其主要成分是黄酮类化合物、大豆苷、葛根素等，葛根素能增强心肌收缩力，保护心肌细胞，扩张血管，增加脑血流量，改善大脑氧供，对高血压患者有一定的降压作用。葛根的降压作用不强，可能因其含有降压与升压不同的物质所致。

4. 桑寄生

桑寄生性平，味苦，归肝、肾经，具有祛风湿、补肝肾、强筋骨、安胎及降压的作用，入煎剂 15～30g，常用于肝肾阴虚型高血压的治疗。其降压机制是通过调节血清激素水平、血管活性物质的释放及碱性成纤维细胞生长因子的含量，达到保护中小动脉内皮细胞，逆转平滑肌细胞增殖，具有对抗动脉粥样硬化的作用。对高血压所致的心、脑、肾病变有积极的治疗和预防作用。

5. 杜仲

杜仲性温、味甘、微辛，归肝、肾、肺经，具有补肝肾、强筋骨、安胎、降血压之功效。临床多用炒杜仲，入煎剂 15～30g。杜仲的降压机制是通过直接扩张血管和抑制血管运动中枢而使血压下降。杜仲在降血压的同时，还能调节血脂，改善动脉粥性硬化，减少心血管疾病的发病率。杜仲降压平稳、无毒、无不良反应。

6. 菊花

菊花性辛、甘、苦，微寒，归肺、肝经，具有平抑肝阳，清肝明目的作用。入煎剂 9～15g，亦可加枸杞子 9～15g 常服代茶饮，有辅助降压的作用。高血压多见眩晕视物不清等症，中医多总结为肝阳上亢之证，可用菊花平抑肝阳，有降低血压的作用，夏枯草、决明子、钩藤、天麻治疗机理亦同。菊花有显著的扩张冠状动脉、舒张血管、增加冠脉血流量、改善心脏活力、强心、抗心律不齐等作用。

7. 夏枯草

夏枯草味辛、苦，性寒，归肝、胆经，具有清肝火、散郁结的功效。常用于治疗高血压病且具有头痛、目眩、耳鸣、烦热、失眠等肝热症候者，可配伍决明子、黄芩、菊花等，一般水煎服，每次 15～30g 左右。夏枯草提取物可通过降低血管紧张素含量和升高一氧化氮含量来发挥降压作用。

8. 升麻

升麻味辛、甘，性微寒，归肺、脾、大肠、胃经，具有发表透疹、清热解毒、升阳举陷的功效。入煎剂 9～12g，有降压、抑制心肌、减慢心率的作用。升麻能降低血压，加强心跳振幅而不影响其节律。此外，还有镇静、抗惊厥、解热降温等作用。

9. 蔓荆子

蔓荆子味辛、苦，性微寒，归肺、膀胱、肝、胃经，具有疏散风热，清利头目，除湿利关节等作用。入煎剂 9～12g，蔓荆子有明显的降压作用，其降压的作用机理与兴奋中枢并诱导副交感神经系统有关。此外，蔓荆子还有镇痛、抗炎的作用。蔓荆子主要是对高血压病引起的头痛有明显的治疗效果。

10. 石决明

石决明味咸性寒，归肝、肾经，有清肝明目、平肝潜阳的功效，与生地、白芍、钩藤、菊花等配伍适用于高血压病头晕头痛者。入煎剂 30g。石决明对长期精神紧张引发的高血压病治疗效果更佳。

11. 决明子

决明子味甘、苦，性寒，微咸，归肝、心经，具有清肝明目、润肠通便之效。入煎剂 15～30g，在药用及保健等方面都具有广泛的研究。常饮决明子茶可使血压正常、大便通畅，具有防止视力模糊、降血脂等作用，对于预防冠心病、原发性高血压均有不错的疗效。决明子的降压机理是通过兴奋迷走神经产生降压作用。

12. 珍珠母

珍珠母味咸，性寒，归肝、心经，具有平肝潜阳、清肝明目、镇心安神之功。入煎剂 30g，常用于肝阳上亢证、目赤翳障、视物昏花、心神不宁等。珍珠母可以降低冠心病患者的血压及血清过氧化脂质水平，而且还具有镇静及抗惊厥的作用。

13. 鸡血藤

鸡血藤味苦、甘，性温，归肝、肾经，具有补血活血，通经活络的功效，其中主要含有黄酮类、酚类、三萜类等化合物。鸡血藤可以降低血浆中的总胆固醇，延缓动脉粥样硬化。此外，鸡血藤的提取物有较强的抑制血小板聚集作用。鸡血藤降脂、抗血小板聚集作用可协助血压防控，预防高血压并发症。

14. 天麻

天麻味甘，性平，归肝经，具有息风止痉的功效，用于肝风内动，惊痫抽搐。天麻入肝，功能息风止痉，且甘润不烈，作用平和，故可用治各种病因之肝风内动、惊痫抽搐，不论寒热虚实，皆可配伍应用。有"定风草""治风神药"之称，可见其治肝风疗效之卓著。此外还有平抑肝阳的功用，用于眩晕、头痛。天麻既息肝风，又平肝阳，故为止眩晕头痛之良药。不论虚证实证，随不同配伍皆可应用，且功效显著。用治肝阳上亢之眩晕、头痛，常与钩藤、石决明、牛膝等同用，如天麻钩藤饮。用治风痰上扰之眩晕、头痛，常与半夏、白术、茯苓等同用，如半夏白术天麻汤。天麻还有祛外风、通经络的作用。入煎剂 15 ～ 30g，用治中风中经络手足不遂、肢体麻木、痉挛抽搐等症，常与川芎同用，如天麻丸。现代药理研究天麻含天麻素、天麻苷元、香荚兰醇、香荚兰醛等，有镇静、抗惊厥、镇痛作用，可降低外周血管和冠状血管阻力而具有温和的降压作用。

15. 绞股蓝

绞股蓝味微甘，性凉，归肺、肾经，功效为益气健脾、化痰止咳、清热解毒。入煎剂 15 ～ 30g，亦可代茶饮，用于高血压、高脂血症的长期预防。绞股蓝不仅具有明显降低血黏稠度、调整血压功能，还能够防止微血栓形成并增加心肌细胞对缺氧的耐受力。

16. 栀子

栀子味苦，性寒，归心、肺、三焦经，具有泻火除烦、清热利湿、凉血解毒的功效，入煎剂 9 ～ 12g。栀子的降压机制是其提取物可能引起血管扩张进而导致血压下降。

17. 银杏叶

银杏叶味甘、苦，性涩平，归心、肺经。具有活血化瘀、通络止痛、化浊降脂的功效，入煎剂 9 ～ 15g。银杏叶中含有丰富的黄酮类及萜稀内脂等，这些活性成分可以很好地扩张血管，对于人脑的血液循环具有很大的促进作用，还可以在一定程度上抑制血小板活化因子。

18. 车前子

车前子味甘，性寒，归肾、膀胱经，具有利水、清热、明目、祛痰的功效，入煎剂 15 ～ 30g。车前子的利尿作用能减少细胞外液体及心输出量，从而降低血压。

19. 薏苡仁

薏苡仁味甘、淡，性凉，归脾胃、肺经，有利水渗湿、健脾止泻、除痹排脓、解毒散结的作用，入煎剂 15 ～ 30g。现代研究表明，薏苡仁的活性成分有薏苡仁酯、薏苡仁多糖等，具有一定的降血压、降血糖、抗衰老作用。

20. 地龙

地龙味咸，性寒，归肝、脾、膀胱经，具有清热定惊，通络平喘，利尿的功效，入煎剂 9 ～ 15g，常炒制后用于高热、神昏、惊痫抽搐、关节痹痛、肺热喘咳、尿少水肿、高血压病等。地龙的降压机制可能是直接作用于脊髓以上的中枢神经系统，或通过某些内感受器反射的影响中枢神经系统，引起部分内脏血管的扩张而使血压下降。

21. 当归

当归味甘、辛，性温，归肝、心、脾三经，能补血，活血，调经止痛，润燥滑肠，入煎剂 9～24g。有报告认为，当归所含挥发性成分主要引起血压上升，而非挥发性成分则主要引起血压下降，其上升或下降程度与剂量大小成正比，但血压总的趋势是下降。因此认为，挥发油可能是当归降压的有效部分之一。

22. 川芎

川芎味辛，性温，归肝、胆、心包经，具有活血行气、祛风止痛之功效，入煎剂 12～30g。川芎嗪、阿魏酸是川芎所含的重要有效成分。其扩张血管、降血压机制为：川芎生物碱、酚性部分和川芎嗪能抑制氯化钾和去甲肾上腺素对动脉的收缩作用。川芎嗪可使脑血流量显著增加，血管阻力降低；能明显降低肺动脉高压、肺血管阻力，可显著降低肺动脉环对去甲肾上腺素的反应，舒张肺动脉，并呈剂量依赖关系。川芎浸膏、水浸液、乙醇水浸液、乙醇浸出液和生物碱，不论肌内注射或静脉注射均有显著而持久的降压作用。

23. 玄参

玄参味苦、甘、咸，性寒，归肺、胃、肾经，能清热凉血，滋阴降火，解毒散结，入煎剂 12～15g，主治高血压阴虚便秘可用至 30g。药理学研究表明玄参水浸液、醇提液和煎剂均有降血压作用，玄参醇提取液静脉注射可使血压随即下降，血压平均下降 40.5%；煎剂对肾性高血压的降压作用更明显。其降压机理可能与扩张血管有关，有待进一步的研究。

24. 白芍

白芍味苦、酸，性微寒，能养血调经、敛阴止汗、柔肝止痛、平抑肝阳，入煎剂 12～15g，治高血压柔肝缓急可用至 30g。白芍含有的芍药贰有扩张血管、增加器官血流量的作用。

25. 丹皮

丹皮味苦、辛，性微寒，归心、肝、胃经，能清热凉血、消炎镇痛、活血化瘀，入煎剂 12～18g。丹皮能增加冠脉血流量，减少心输出量，具有降低左室做功的作用。其对实验性心肌缺血有明显保护作用，并且持续时间较长，同时降低心肌耗氧量。

26. 半夏

半夏味辛，性温，归脾、胃、肺经，燥湿化痰，降逆止呕，消痞散结，入煎剂9g。半夏浸膏有短暂降压作用，具有快速耐受性。

27. 白术

白术味苦、甘，性温，归脾、胃经，具有健脾益气、燥湿利水、止汗、安胎的功效。入煎剂 12～15g，治疗高血压病脾虚湿重可用至 30g。白术有血管扩张作用，可能为其降压机制。

28. 枸杞子

枸杞子味甘，性平，主要归肝、肾、肺经，其性甘补平和，质润多液，入肾可益精充髓助阳，走肝能补血明目；归肺能润肺止咳。枸杞子中的果实水溶性提取物可以使血压降低，呼吸兴奋，有轻微的降压作用。

29. 党参

党参味甘，性平，归脾、肺经，具有补中益气、生津养血的功效。入煎剂 9～15g，具有补血、降压的作用。党参醇浸液及水浸液均有降压作用。其降压作用是由于其可扩张外周血管。

30. 白蒺藜

白蒺藜有"草中名药"之称，味辛、苦，性微温，归肝经，具有平肝解郁、活血祛风、明目止痒的功效，入煎剂 9～15g。药理研究表明，白蒺藜中的蒺藜皂苷对动物的心脏功能有明显调节和改善的作用；对急性心肌缺血及心肌梗死有明显的改善作用，能减少心肌梗死范围，并能降低血液黏稠度、抑制体外抗血小板聚集。

言而总之，中药降压作用虽没有西药速度快、作用强，但也有自己的特点。中药能在降压的同时起到改善微循环、降脂抗氧化、保护内皮等作用。因此，中药能明显改善高血压患者的临床症状，提高其生活质量，从而达到预防和控制高血压病并发症的目的。

第六章　眩晕辨证用药指导方案

1. 风痰上扰证

治法：祛风化痰，健脾和胃。

方药：半夏白术天麻汤加减。

【药物组成】制半夏、白术、天麻、茯苓、生姜、橘红、大枣。

【临方炮制】方中制半夏应用法半夏；生姜用鲜品切片；大枣擘开。

【随证加减】若眩晕较甚者，可加僵蚕、胆南星等以加强化痰息风之力；头痛甚者，加蔓荆子、白蒺藜等以祛风止痛；呕吐甚者，可加代赭石、旋覆花以镇逆止呕；兼气虚者，可加党参、生黄芪以益气；湿痰偏盛，舌苔白滑者，可加泽泻、桂枝以渗湿化饮。（《方剂学》）

【煎服法】

（1）煎煮要点：充分浸泡，大火煎沸，小火保持微沸，两煎合并煎液。

（2）煎煮方法：本方全部药材混合，置入煎煮容器内，加水没过药材2～3cm，浸泡30～60分钟；先用大火煮沸后，改用小火保持微沸，时时搅拌，煎煮15分钟，取煎液；第二煎加入开水没过药材2～3cm，煎法同一煎，煎煮25分钟，去渣，合并两煎煎出液。

（3）服用方法：分两次饭前1小时热服。（参考《王绵之方剂学讲稿》之半夏白术天麻汤《脾胃论》之用法）

【禁　　忌】阴虚阳亢，气血不足所致之眩晕，不宜使用。（《方剂学》）

【特殊人群】方中制半夏有小毒，孕妇忌用，老人与儿童不宜长期服用。

【使用注意】因方中含有制半夏，不宜与川乌、制川乌、草乌、制草乌、附子及含有以上药物的中成药同服。

2. 阴虚阳亢证

治法：镇肝息风，滋阴潜阳。

方药：镇肝息风汤加减。

【药物组成】（怀）牛膝、代赭石、（生）龙骨、（生）牡蛎、（生）龟甲、（生）白芍、玄参、天冬、川楝子、（生）麦芽、茵陈、甘草。

【临方炮制】本方中用龙骨、牡蛎、龟甲、麦芽均为生品。代赭石、龙骨、牡蛎、龟甲捣碎入药。

【随证加减】心中热甚者，加生石膏、栀子以清热除烦；痰多者，加胆南星、竹沥水以清热化痰；尺脉重按虚者，加熟地黄、山茱萸以补肝肾；中风后遗有半身不遂、口眼㖞斜等不能复原者，可加桃仁、红花、丹参、地龙等活血通络。

【煎服法】

（1）煎煮要点：代赭石、（生）龙骨、（生）牡蛎、（生）龟甲先煎；充分浸泡，大火煎沸，小火保持微沸，两煎合并煎液。

（2）煎煮方法：本方（生）龙骨、（生）牡蛎、代赭石、（生）龟甲单独浸泡30分钟，加水约700ml，中火煎煮30分钟备用；余药混合，置入煎煮容器内，加水没过药材2～3cm，浸泡30分钟；加入以上（生）龙骨等药液药渣，先用大火煮沸后，改用小火保持微沸，时时搅拌，煎煮15分钟，取煎液；第二煎加入开水没过药材2～3cm，煎法同一煎，煎煮25分钟，去渣，合并两煎煎出液。

（3）服用方法：分两次饭后1小时温服。若加竹沥水，兑入药液中同服。

【禁　　忌】若伴气虚血瘀之中风，则不宜使用本方。

【特殊人群】因方中有（怀）牛膝、赭石，孕妇慎用。若加桃仁、红花、丹参活血药，孕妇慎用，有出血倾向者慎用。

【使用注意】

（1）川楝子有小毒，不宜久服，肝肾功能不全者慎用。

（2）方中有白芍，忌与含藜芦的中成药同用。

（3）方中有甘草忌与含海藻、京大戟、红大戟、甘遂、芫花的中成药同用。

3. 肝火上炎证

治法：平肝潜阳，清火息风

方药：天麻钩藤饮加减

【药物组成】天麻、钩藤、（生）石决明、川牛膝、益母草、黄芩、栀子、杜仲、桑寄生、夜交藤、茯神。

【临方炮制】（生）石决明捣碎入药。

【随证加减】眩晕头痛剧者，可酌加羚羊角、龙骨、牡蛎等，以增强平肝潜阳息风之力；若肝火盛，口苦面赤，心烦易怒，加龙胆草、夏枯草，以加强清肝泻火之功；脉弦而细者，宜加生地黄、枸杞子、制何首乌以滋补肝肾。

【煎服法】

（1）煎煮要点：（生）石决明先煎；钩藤后入；充分浸泡，大火煎沸，小火保持微沸，两煎合并煎液。

（2）煎煮方法：本方钩藤加水约200ml，浸泡30分钟备用；生石决明加水约500ml，浸泡30分钟，中火煎煮30分钟备用；余药置入煎煮容器内，加水没过药材2～3cm，浸泡30分钟，加入石决明药液药渣，先用大火煮沸后，改用小火保持微沸，时时搅拌，煎煮10分钟后，加入钩藤及其浸液，再煮沸5分钟后，取煎液；第二煎加入开水没过药材2～3cm，大火煮沸后，改用小火保持微沸，时时搅拌，煎煮25分钟，去渣，合并两煎煎出液。

（3）服用方法：分两次饭后1小时温服。

【禁　　忌】

【特殊人群】因处方中有川牛膝、益母草，孕妇慎用。

【使用注意】

（1）本品所治风邪为内风，如证属外风者本方不宜。

（2）本品方中含牛膝、益母草，孕妇及有出血倾向者不宜使用。

4. 痰瘀阻窍证

治法：活血化痰，通络开窍。

方药：涤痰汤合通窍活血汤加减。

【药物组成】胆南星、（制）半夏、枳实、茯苓、陈皮、石菖蒲、竹茹、麝香、丹参、赤芍、桃仁、川芎、红花、牛膝、葱白、生姜、大枣。

【临方炮制】方中所有（制）半夏应为法半夏；葱白、生姜均用鲜品。桃仁用时捣碎。

【煎服法】

（1）煎煮要点：麝香冲服；余药充分浸泡，大火煎沸，小火保持微沸，两煎合并煎液。

（2）煎煮方法：本方除麝香外，余药混合，置入煎煮容器内，加水没过药材2～3cm，浸泡30～60分钟；先用大火煮沸后，改用小火保持微沸，时时搅拌，煎煮15分钟，取煎液；第二煎加入开水没过药材2～3cm，煎法同一煎，煎煮 25 分钟，合并两煎煎出液。

（3）服用方法：煎液分两次饭后 1 小时温服，麝香用温水冲服。

【禁　　忌】出血性疾病及有出血倾向者忌用。

【特殊人群】因处方中有麝香，孕妇禁用；红花、枳实、牛膝，孕妇慎用。

【使用注意】

（1）赤芍、丹参不宜与藜芦同用；

（2）本方活血化痰，通络开窍，妇女经期、月经过多及有出血倾向者慎用。

（3）表邪未解者慎用。

5. 气血亏虚证

治法：补益气血，健护脾胃

方药：八珍汤加减

【药物组成】人参（或党参）、黄芪、当归、炒白术、茯苓、川芎、熟地黄、生白芍、肉桂、枸杞子、（怀）牛膝、炙甘草、生姜、大枣

【临方炮制】炒白术应用麸炒白术；炙甘草应用蜜炙甘草；生姜用鲜品；大枣擘开。

【随证加减】若以血虚为主，眩晕心悸明显者，可增加熟地黄、白芍用量；以气虚为主，气短乏力明显者，可增加人参（党参）、炒白术用量；兼见不寐者，可加酸枣仁、五味子。

【煎服法】

（1）煎煮要点：人参另煎兑入；余药充分浸泡，大火煎沸，小火保持微沸久煎，两煎合并煎液。

（2）煎煮方法：本方除人参外，余药混合，置入煎煮容器内，加水没过药材 2～3cm，浸泡 30～60 分钟；人参另置容器内，加水约 700ml，浸泡 30～60 分钟，先用大火煮沸后，改用小火保持微沸，时时搅拌，煎煮 30 分钟，取煎液备用，药渣与浸泡后余药合并；先用大火煮沸后，改用小火保持微沸，时时搅拌，煎煮 30 分钟，第二煎加入开水没过药材 2～3cm，煎法同一煎，煎煮 35 分钟，去渣，合并两煎煎液，兑入人参煎液。

（3）服用方法：分三次饭前 30 分钟温服，或根据病情，分多次温服。

【禁　　忌】非虚证者，不宜应用。

【特殊人群】方中有当归、（怀）牛膝、肉桂，有出血倾向者及孕妇慎用。

【使用注意】

（1）方中有人参，不宜与藜芦、五灵脂同用。

（2）方中有白芍，不宜与藜芦同用。

（3）方中有肉桂，不宜与赤石脂同用。

（4）方中有炙甘草，不宜与海藻、京大戟、红大戟、甘遂、芫花同用。

（5）本方为补益剂，应辨明虚实，非虚证者不宜应用。

（6）注意脾胃功能，本方易于壅中滞气，如脾胃功能较差，可适当加入理气醒脾之品，以资运化。

（7）服用本方期间不宜食用油炸黏腻、寒冷不易消化及辛辣刺激性食物；宜服热米粥，以固胃气。

6. 肾精不足证

治法：补肾填精，充养脑髓。

方药：河车大造丸

【药物组成】紫河车、熟地黄、天冬、麦冬、盐杜仲、牛膝（盐炒）、盐黄柏、醋龟甲。

【功能主治】滋阴清热，补肾益肺。用于肺肾两亏，虚劳咳嗽，骨蒸潮热，盗汗遗精，腰膝酸软。

【规　　格】大蜜丸每丸重9g。

【煎服法】口服。水蜜丸一次6g，小蜜丸一次9 g，大蜜丸一次1丸，1日2次。

【禁　　忌】非虚证者忌用。

【使用注意】

（1）本药为补益剂，非肾精不足证者不宜应用。

（2）服用本方期间不宜食用油炸黏腻、寒冷不易消化及辛辣刺激性食物；宜服热米粥，以固胃气。

（3）表邪未解者不宜服用。

（4）该药品宜饭前服用。

（5）凡脾胃虚弱、呕吐泄泻、腹胀便溏、咳嗽痰多者慎用。

第七章 医案集

第一节 龙胆泻肝汤案（《医方集解》）

案例1

方某某，女，61岁。

主诉：发作性头晕伴眼胀痛1年。

初诊（2010年05月05日）：患者1年前生气后出现头晕伴眼胀痛，无视物旋转，无恶心呕吐，测血压155/90mmHg，休息后症状减轻，每遇情志不畅或劳累而发作上症。在当地多次测血压，130～145/80～90mmHg，在眼科测眼压排除青光眼。患者性情急躁易怒，口苦，大便干燥，舌质红，苔白，脉弦滑。中医诊断：眩晕（肝火上炎证）。西医诊断：高血压病1级。治法：清泻肝火，通腑泄下，方用龙胆泻肝汤加减。

处方：

龙胆草12g	生地15g	黄芩12g	山栀12g
石决明30g^{（先煎）}	泽泻30g	牛膝12g	桑寄生15g
菊花12g	丹皮15g	通草3g	车前子30g^{（包）}
生大黄6g^{（后入）}			

7剂，水煎服，日一剂。

嘱患者调畅情志。

二诊（2010年05月13日）：患者服药后头晕明显减轻，眼痛消失，第4天大便通下后眼胀消失，测血压125/80mmHg，仍口苦，舌脉同前。阳亢风动之势已折，药证相符。继用上方。效不更方，继用7剂。

三诊（2010年05月21日）：患者头晕消失，口苦减轻，大便通下，每日一行，舌质淡红，苔薄白，脉弦滑。血压：120/80mmHg，临床痊愈。

按：眩晕一证，临床肝火上炎证较常见，火属阳，阳盛极而生风，风阳上扰故发头晕。伴眼胀痛，乃肝开窍于目，清代李用粹《证治汇补·上窍门·眩晕》："以肝上连于目系而应于风，故眩为肝风，然亦有因火、因痰、因虚、因暑、因湿者。"该患者发病始于情志不畅，肝郁化火，火性上炎而成肝火证，治疗当以泄肝火、平肝风。龙胆泻肝汤出自清代汪昂《医方集解》，为临床治疗肝火上炎的常用方剂，适用于本病例。患者年过花甲，肝肾亏虚，水不涵木而致肝阳上亢，故加桑寄生、牛膝滋补肝肾以固本。另外，治疗高血压之头晕头胀，大便通利尤为重要，有时大便一通，头晕即可减轻，血压随之下降，故本方用生大黄通利大便。六腑以通为用，正所谓通腑泄浊，腑气通利，阴阳升降相因而达到阴平阳秘。

案例 2

谭某某，男，51 岁。

主诉：反复发作头晕 10 余年，复发加重 3 天

初诊（2018 年 03 月 28 日）：患者 10 年前无明显诱因出现头晕，伴血压升高，未引起重视。近 10 年反复发作头晕，休息可缓解，未服用降压药。3 天前复发头晕，伴有头胀痛，左侧胁肋部胀痛，烦躁易怒，颈项连及肩背僵紧不适，右手手指发麻，口干、口苦，嗳气，盗汗，纳可，眠差，大便干，2～3 日一行，小便黄。舌红苔薄黄，脉弦。查体：血压：150/90mmHg。既往高血压病病史 10 余年，冠心病病史 20 余年，颈椎病病史 20 余年，"胃炎"病史半月余。中医诊断：眩晕（肝经湿热，肝火上炎证）。西医诊断：高血压病 1 级。治法：清肝泻火，平肝息风，方用龙胆泻肝汤加减。

处方：

黄芩 20g	炒栀子 9g	泽泻 15g	当归 12g
生地 12g	柴胡 9g	甘草 6g	龙胆 9g
白芍 24g	丹皮 18g	麦冬 9g	石斛 15g
天麻 15g	石决明 30g^{（先煎）}	菊花 12g	珍珠母 30g^{（先煎）}
地龙 15g	海螵蛸 30g	炒酸枣仁 15g	

3 剂，水煎服，日一剂。

忌肥甘厚腻、辛辣生冷。

二诊（2018 年 03 月 31 日）：患者服药后，头晕、头痛明显减轻，左侧胁肋部胀痛较前减轻，右手手指麻木明显改善，口干、口苦明显减轻，仍有盗汗，纳可，睡眠较前改善，大便干减轻，1～2 日一行，小便黄，舌质红

苔薄黄，脉弦。测血压：128/86mmHg。患者肝火上炎症状明显减轻，继以上方加减，加麻黄根固表止汗，白芍减量至12g，继服3剂。

三诊（2018年04月03日）：患者服药后，患者头晕、头痛好转，左侧胁肋部胀痛明显改善，偶有手指麻木不适，晨起稍有口干、口苦，盗汗减轻，纳可，睡眠改善，大便可，每日一行，小便正常。舌红苔薄白，脉弦。测血压：122/78mm/Hg。患者诸症减轻，因本方药物多为苦寒之性，易伤脾胃，不宜多服，故去龙胆草并减轻药物剂量，随证变化，继服7剂。

药后患者诸症平妥，嘱患者清淡饮食，调节情绪，避免疾病复发。

按： 本案中患者肝胆实火，上扰头目，故而头晕、头痛；湿热之邪外袭，郁结少阳，枢机不利，肝胆经气失于疏泄，而致胁痛。金代刘完素《素问玄机原病式·五运六气主病》言："风火皆属阳，多为兼化，阳主乎动，两动相搏，则为之旋转。"故本案选用清肝泻火、清利湿热之龙胆泻肝汤加减。方用龙胆草、栀子、黄芩清肝泻火，柴胡疏肝，泽泻助黄芩清利湿热，生地、当归滋阴养血以防黄芩等苦燥伤阴，甘草补中、调和诸药。全方清肝泻火利湿，清中有养，泻中有补。临证肝火扰动心神，出现失眠、烦躁，加珍珠母、酸枣仁清肝热且安神；肝火化风，肝风内动，出现手指麻木，加地龙、天麻、石决明平肝息风，清热止痉；菊花轻清上浮，清肝明目；肝火耗伤阴液，出现口干、口苦，加麦冬、石斛以滋养肝阴；重用白芍养血柔肝，平抑肝阳；丹皮凉血活血、通络止痛；海螵蛸、麻黄根收敛止汗。辨证论治，补泻合用，使病从根本得以治疗。

第二节　调肝和脉方案

案例1

米某某，男，57岁。

主诉：发作性头晕2年，加重4天。

初诊（2011年09月23日）：患者2年前无明显诱因出现头晕，伴头胀，测血压150/85mmHg，休息后症状减轻，此后时有上症发作，伴头昏沉感，未引起重视，未就诊及服药治疗。近4天再次出现头晕伴头胀，多汗，口干口苦，颈部僵紧不适，无视物旋转，无恶心呕吐，舌暗红，苔黄腻，脉弦数。查体：血压：168/90mmHg，既往高血压病病史 4 年。颅脑 CT 未见明显异常。颈椎 CT 未见明显异常。中医诊断：眩晕（肝阳上亢，风痰瘀阻证）。西医诊断：高血压病 2 级。治法：平肝息风，化痰通络，方用调肝和脉方加味。

处方：

夏枯草 24g	地龙 15g	杜仲 15g	川芎 24g
泽泻 30g	车前子 30g（包）	决明子 30g	

7 剂，水煎服，日一剂。忌滋腻厚味。

配合针刺以增强疗效。选穴：针刺取穴以局部取穴与辨证取穴相结合。取穴：颈夹脊，曲池、风池、合谷、太冲等穴，每日 1 次，针用平补平泻法。

二诊（2011 年 10 月 01 日）：服药 3 剂后，患者自觉头晕减轻，继服 4 剂，自觉头胀痛明显减轻，时感面色潮红、多汗，诊其脉弦数，舌暗红苔黄腻。此为肝火过盛，遂宜在平肝潜阳、滋阴养肾的基础上加龙胆 9g、牡丹皮 12g 以清肝泄热。继服 5 剂，水煎服，日一剂。

取穴：在原有穴位的基础上，选取三阴交穴、太溪穴、照海穴等穴以滋阴补肾。

三诊（2011 年 10 月 06 日）：患者头晕大减，汗出较前减少，稍感头目胀痛，但仍觉心烦口苦，舌质暗红舌头胖大，苔薄黄腻，脉弦。测血压 138/80mmHg。此为痰火炽盛，遂仍以调肝和脉方，另加黄连 6g、黄芩 9g 以清热燥湿化痰，继服 5 剂，水煎服，隔日一剂。

药后舌净，诊之脉和缓，血压 130/85mmHg。诸症消失。

按： 本案所患高血压之眩晕，起病于肝阳上亢、肝风内动，上扰清空，故头晕，头重昏沉、舌苔黄腻乃肝风夹痰上扰，舌暗红示有瘀阻之象。治疗采用针药并用之法以达平肝潜阳、滋养肝肾的目的。调肝和脉方是董教授治疗肝阳上亢、风痰瘀阻证高血压的临床经验方。患者头晕伴头胀、口干口苦、舌暗红、苔黄腻、脉弦数是该方适应证。方中用地龙平肝息风，夏枯草清肝泻火共为君药；泽泻、车前子清热利湿化浊祛痰，川芎行气活血，为臣药；肝阳上亢源于肝肾亏虚，患者年过半百而阴气自半，故给予杜仲、决明子滋补肝肾、清肝明目，为佐药；川芎入肝胆经，善行头目，同时也可作为引经药。复诊时考虑因有痰火炽盛之象，故加清肝泄热之龙胆草、牡丹皮，清热燥湿化痰之黄连、黄芩，患者服后头晕减，头目胀痛止。针刺合谷、太冲等穴以调节肝之疏泄，针刺三阴交穴、太溪穴、照海穴等穴以滋阴补肾。本案针药合治，平肝泻火，化痰息风，祛痰通脉，共同取效。

案例 2

陈某某，女，74 岁。

主诉：头晕反复发作 2 月余，加重 3 天。

初诊（2018 年 02 月 05 日）：患者 2 月余前无明显诱因出现头晕，伴有头昏沉，右侧肢体活动不利，自测血压 160/80mmHg，于本院查颅脑 CT 示脑梗死，住院治疗后症状缓解出院，遗留右侧肢体活动不利。3 天前患者复出现头晕、头昏沉，右侧肢体活动不利较前无明显加重，但走路不稳，全身乏力，纳食可，眠差，入睡困难，大便干，2～3 日一行，小便可，舌苔薄黄，舌质暗红，脉象弦滑。查体：血压：169/82mmHg，右侧上、下肢肌力 IV 级，左侧肢体肌力 V 级，四肢肌张力正常，生理反射存在，病理反射未引出。既往高血压病病史 10 余年，糖尿病病史 3 年。心电图示：窦性心律不齐。即时血糖：11.5mmol/L。诊断：中医诊断：眩晕（肝阳上亢、风痰阻络证）。西医诊断：①脑梗死；②高血压病 2 级；③2 型糖尿病。治法：平肝息风、化痰通络，方用调肝和脉方加减。

处方：

决明子 15g	地龙 12g	川芎 9g	防己 12g
车前子 12g	杜仲 12g	夏枯草 15g	全蝎 6g
天麻 24g	清半夏 15g	炒白术 12g	桃仁 12g
当归 12g	茯苓 24g	炒枣仁 24g	

3 剂，水煎服，日一剂。

忌辛辣生冷、肥甘厚腻。

二诊（2018 年 02 月 08 日）：服药后，患者头晕、头昏沉减轻，患者诉腹部胀满不适，纳呆，舌暗红苔薄白，脉弦滑。血压：156/84mmHg。上方去防己、杜仲，加木香 9g、砂仁 9g、白蔻 9g 行气和胃，加鸡内金 12g、焦山楂 12g、焦麦芽 12g、焦神曲 12g 消食健胃。继服 3 剂。

三诊（2018 年 02 月 11 日）：服药后，患者头晕大减，腹部胀满较前减轻，仍有右侧肢体活动不利，舌暗红苔薄白，脉弦滑。血压：141/70mmHg。中药去夏枯草、白蔻，砂仁减量为 6g，加路路通 9g、王不留行 9g、伸筋草 12g 舒筋通络，加豨莶草 12g 祛风通络。继服 3 剂。

四诊（2018年02月14日）：患者头晕、头昏沉症状基本好转，腹部胀满好转，仍有右侧肢体活动不利，舌暗红苔薄白，脉弦滑。查体：血压：144/76mmHg，右侧上、下肢肌力IV＋级，左侧肢体肌力V级，四肢肌张力正常，生理反射存在，病理反射未引出。中药上方继服5剂，并予降压方外洗足浴以清肝泄热，滋阴潜阳，通经活络。具体方药如下。

桑叶 30g	桑枝 30g	钩藤 20g	菊花 20g
夏枯草 30g	茺蔚子 15g	桑寄生 15g	牛膝 15g
桂枝 12g	苦参 30g	红花 12g	桃仁 10g
磁石 10g	黄芪 60g(先煎)	当归 20g	独活 18g

3剂，上方外洗日1剂。

按： 患者证属肝阳上亢、风痰阻络之眩晕，其病位在脑，与肝肾有关。患者年过七旬而阴气自半，肾阴亏虚，肝脉失养，阴不制阳，肝阳上亢，上扰清窍，内风扰动，挟痰阻络，故见头晕。治以平肝息风、化痰通络之调肝和脉方加减。方中夏枯草清泻肝火，地龙化痰通络、息风止痉，川芎辛香行散、行气开郁、温经通脉，可祛瘀血；炒杜仲滋补肝肾，决明子清肝明目，车前子清热利水，防己利水除湿。患者有脑梗死病史，病程较长，久病入络，故予当归、桃仁活血通络，并加用虫类药全蝎息风通络，天麻平肝息风，清半夏、炒白术、茯苓健脾化湿，炒枣仁安神，诸药配合，平肝息风，化痰祛瘀通络，使血脉调和。足部乃足厥阴肝、足少阴肾、足太阴脾三阴经汇集之处，调肝、理脾、益肾乃本证病机之证治，加降压足浴方以清肝泄热、滋阴潜阳，即"上病下治"之意。

案例3

宿某某，女，23岁。

主诉： 头晕、头沉1周

初诊（2015年03月25日）： 患者1周前工作紧张后出现头晕、头昏沉，伴心烦、入睡困难，于当地医院就诊后服用盐酸倍他司汀等药物，症状无明显改善，现患者仍头晕、头昏沉，无视物旋转，无恶心呕吐，入睡困难，思考易受情绪影响，心烦，无胸闷，纳食可，二便调，月经提前。舌质红，苔薄白，脉弦细数。查体：血压160/106mmHg，双肺呼吸音清，未闻及干湿性啰音，心率100次/分，律尚齐。神经系统查体：四肢肌力、肌张力正常，生理反射存在，病理反射未引出。既往体健。中医诊断：眩晕（肝肾阴虚，肝阳上扰）。西医诊断：高血压病 2 级。治法：平肝息风，养血柔肝，方用调肝和脉方合酸枣仁汤加减。

处方：

夏枯草 15g	石决明 30g^{（先煎）}	炒蒺藜 12g	川芎 30g
泽泻 12g	车前子 15g^{（包）}	炒决明子 30g	知母 12g
酸枣仁 45g	炙甘草 6g	茯神 9g	丹参 18g
炙远志 12g			

3 剂，水煎服，日一剂。

忌肥甘厚腻、辛辣生冷。

二诊（2018 年 04 月 02 日）：服药后，患者头晕、头昏沉均减轻，心烦减轻，口干，仍入睡困难，但睡眠时间较前延长，纳可，二便调。舌质红，苔薄白，脉弦细数。测血压：148/86mmHg。患者肝火上炎症状明显减轻，口干则考虑为阴虚明显，故加麦冬 15g、生地 12g 滋补肝肾之阴，患者仍入睡困难，加生龙骨 30g^{（先煎）}、生牡蛎 30g^{（先煎）} 重镇安神，继服 7 剂。

三诊（2018 年 04 月 09 日）：服药后，患者头晕、头昏沉明显好转，心烦减轻，口干减轻，入睡时间缩短，睡眠时间较前延长，纳可，二便调。舌质红，苔薄白，脉弦细数。测血压：138/78mm/Hg。患者诸症减轻，效不更方，继服 7 剂。

药后患者诸症平妥，嘱患者清淡饮食，调节情绪，避免疾病复发。

按：眩晕一证临床比较常见，在《伤寒论》中为少阳病主症之一，可由风、火、痰、虚、瘀等多种原因引起。本案所患高血压之眩晕，起病于肝阳上亢、肝风内动，上扰清空，故头晕、头重昏沉乃肝风上扰之象，舌红、心烦乃肝肾阴虚、阴虚火旺之象，故方选平肝息风泻火之调肝和脉方。患者睡眠较差，伴心烦、脉弦细数，考虑有肝血不足，扰动心神，故合用酸枣仁汤养血柔肝。川芎的药理研究显示，川芎含有的川芎嗪、阿魏酸能扩张血管、降血压。实验中也证实川芎浸膏、水浸液、乙醇水浸液、乙醇浸出液和生物碱，不论肌内注射或静脉注射均有显著而持久的降压作用。患者初诊血压较高，所以方中重用川芎 30g，疗效显著。二诊时患者口干，故加麦冬 15g、生地 12g 滋补肝肾之阴；患者仍入睡困难，加生龙骨 30g、生牡蛎 30g 重镇安神，共奏滋补肝肾之阴，使患者头晕症状好转的同时能使血压下降，睡眠改善。

第三节 半夏白术天麻汤案（《医学心悟》）

案例 1

李某某，男，48 岁。

主诉：头晕 1 天。

初诊（2009 年 11 月 06 日）：患者 1 天前无明显诱因出现头晕，伴站立不稳，头昏沉，尤以前额明显，眼皮沉，恶心未呕吐，纳谷不香，眠可，二便调。舌红苔白腻，脉弦滑。查体：血压 160/100mmHg，既往高血压病病史 3 年。颅脑 CT 未见明显异常。血清胆固醇 6.2mmol/L，甘油三酯 1.96mmol/L。中医诊断：眩晕（痰热互结证）。西医诊断：①高血压病 2 级；②高脂血症。患者体型丰腴，此乃形盛人痰热作祟，痰因火动，阻碍中焦，清阳不升，治法：燥湿化痰，健脾和胃，清热燥湿，方用半夏白术天麻汤加味。

处方：

清半夏 9g	茯苓 30g	陈皮 12g	白术 12g
天麻 12g	黄连 6g	黄芩 12g	甘草 6g
白芷 12g	生姜 15g，		

3 剂，水煎服，日一剂。

忌滋腻厚味。

二诊（2009 年 11 月 09 日）：患者服药后，当晚睡下，半夜吐痰 2 次，翌晨头晕顿觉减轻，无恶心，少量进食，再服 2 剂，头沉减轻，眼皮不似前沉重，述乏力，诊其脉弦滑，舌淡苔白。此湿痰已动，需气推动，在清热化痰基础上少佐益气升阳之党参 9g、葛根 30g。继服 5 剂。

三诊（2009 年 11 月 14 日）：患者头晕大减，稍感头沉，食欲较前好转，舌质淡红，苔薄白，脉弦微滑。测血压 140/90mmHg。痰热之象已去大半，热象不显，宜健脾益胃，燥湿化痰，仍以上方继服 5 剂，改为隔日一剂以巩固疗效。

药后舌净，诊之脉和缓，血压 128/85mmHg。诸症消失。

按：本案所患高血压之眩晕，起病于劳累或平时恣食膏粱厚味，痰热内生，痰因火动，阻隔中焦，清阳不升，浊阴不降，故头晕头沉，治疗当从痰从热而治，痰湿起于中焦运化失常，故健脾和胃从之。取半夏白术天麻汤为临床常法。因有热象，故加清热燥湿之黄芩、黄连。服后头晕减，呕吐痰涎，湿痰已动，气虚象微显，故加党参以补气，气可推动湿痰运化，加白芷为引经药，另加葛根升举清阳，则痰湿去，清阳升，头晕止。所谓痰热邪去，无复再生；脾升胃降，湿有出路，清阳得升，浊阴得降，故头晕得解。诚如元代朱丹溪《丹溪心法·头眩》所言"头眩，痰挟气虚并火，治痰为主，挟补气药及降火药。无痰则不作眩，痰因火动。"可谓对本案证治的高度概括。

案例 2

徐某某，女，51 岁。

主诉：头晕 1 天。

初诊（2016 年 10 月 12 日）：患者昨日起床时无明显诱因出现头晕，伴耳鸣，呈隆隆声，不绝于耳，头昏沉如裹，恶心欲呕，时有头胀，纳眠尚可，二便调。舌红苔黄腻，脉细滑。查体：血压 128/76mmHg。既往：于 6 年前行"脑神经瘤切除术"。心电图：大致正常。颅脑 CT：腔隙性脑梗死。中医诊断：眩晕（痰湿中阻，兼肝肾亏虚证）。西医诊断：脑梗死。治法：化痰祛湿，健脾和胃，方用：半夏白术天麻汤加减。

处方：

清半夏 9g	炒白术 9g	天麻 12g	防风 9g
僵蚕 12g，	钩藤 9g^{（后入）}	黄芪 15g	茯苓 12g
葛根 15g	枸杞 15g	制首乌 12g	五味子 9g，
炒枣仁 18g	远志 9g	泽泻 12g	甘草 6g。

7 剂，水煎服，日一剂。

忌肥甘厚腻、辛辣生冷。

二诊（2016 年 10 月 19 日）：服药后，头晕、耳鸣较前减轻，患者诉近 3 日汗出过多，动则尤甚，纳眠可，二便调。舌红苔黄腻，较前减轻，脉弦滑。证属本虚标实，正气不足，表虚汗出，应加强益气固表之效，黄芪改为 30g，另加煅龙骨 30g、煅牡蛎 30g、浮小麦 30g 以敛汗固表安神。继服 7 剂。

三诊（2016 年 10 月 26 日）：服药后，头晕、头沉明显减轻，无耳鸣，汗出减少，纳眠可，二便调。舌红苔白，脉沉。风痰已止大半，正气得助，卫表得固，上方去泽泻之疏利，黄芪减量至 15g。继服 7 剂。

服药后，痰湿得以燥化，脾胃得健，故诸症平妥。

按：该患者乃脾胃失司，水湿内停，积聚成痰，痰阻中焦，清阳不升，头窍失养故发为眩晕。《丹溪心法·头眩》说："头眩，痰挟气虚并火，治痰为主，挟补气药及降火药。无痰则不作眩，痰因火动。又有湿痰者，有火痰者。"本证属痰湿证，治当以化痰祛湿、健脾和胃之半夏白术天麻汤加减。方中天麻、钩藤平肝息风，白术、茯苓、泽泻益气健脾利水化湿，黄芪、防风固表止汗，枸杞、首乌、五味子滋阴益肾，炒枣仁、远志养心安神，清半夏燥湿化痰，葛根祛风通经，升阳解肌，可引诸药上至头部，甘草调和诸药；加龙骨、牡蛎、浮小麦以敛汗固表安神。董教授认为，半夏白术天麻汤加减治疗脑梗死、颈椎病、梅尼埃病之眩晕临床疗效确切。治疗眩晕时，多加天麻、钩藤、菊花、葛根等为定眩主药，同时注重配伍泄浊、通络药物以清头窍，尚重视顾护正气，酌情予以益气、健脾、补肾等，组方精炼全面，临床疗效甚佳。

案例 3

张某某，女，62 岁。

主诉：发作性头晕 1 月余。

初诊（2016 年 11 月 29 日）：患者 1 月余前无明显诱因出现头晕，伴头胀痛、头重脚轻，未就诊及服药治疗，时有上症发作。现患者仍头晕，伴头胀痛，脚底踏絮感，头皮紧绷感，时感睡眠差，大便软，日 2 次，舌红苔白腻，脉滑。查体：血压 115/96mmHg，既往体健，颈椎 CT 未见明显异常。中医诊断：眩晕（痰湿中阻证）。患者述其平素饮食不规律，长期饮食不节。

治法：化痰息风、健脾祛湿，方用半夏白术天麻汤加味，并针药并施。

处方：

天麻 30g	茯苓 30g	清半夏 9g	白术 15g
莲子肉 15g	竹茹 12g	陈皮 12g	石菖蒲 12g
郁金 20g	羌活 9g	珍珠母 30g^{（先煎）}	葛根 30g

7 剂，水煎服，日一剂。忌滋腻厚味。

选穴：针刺取穴以局部取穴与辨证取穴相结合，取足三里、丰隆、合谷、大椎、内关等，针用平补平泻法，每日 1 次。

二诊（2016 年 12 月 15 日）：患者经上述方法治疗后，眩晕较前明显改善、头重脚轻、脚底踏棉感减轻，睡眠明显改善，自述近期觉双下肢沉重乏力，诊其脉滑，舌淡苔白腻。此为痰湿中阻之象仍在，遂宜在上方中加蔓荆子 12g 以祛风除湿、清利头目。继服 5 剂。

取穴：针刺在原有穴位基础上加中脘、阴陵泉、头维等穴。

三诊（2016 年 12 月 30 日）：患者头晕大减，头重脚轻、头皮紧绷感较前明显改善，睡眠可，舌红苔白腻脉沉细，测血压 115/75mmHg。此为痰湿中阻、清阳不升之象减轻，仍以半夏白术天麻汤，另加党参 10g 补气健脾以助运化湿。继服 5 剂。

药后舌净，诊之脉和缓，血压 120/85mmHg，诸症消失。

按：本案所患眩晕，起源于患者长期饮食不节，脾虚生痰，痰湿中阻、清阳不升所致，故头晕头痛，治疗当以化痰息风、健脾祛湿。因痰湿中阻、清阳不升，故着辛散之葛根以升举清阳，加蔓荆子以祛风除湿、清利头目。取半夏白术天麻汤为临床常法，方中半夏燥湿化痰，降逆止呕；天麻平肝息风而止头眩，两者合用，为治风痰眩晕头痛之要药。遂患者服后头晕减，头痛止。诚如金代李东垣在《脾胃论》中说："足太阴痰厥头痛，非半夏不能疗；眼黑头眩，风虚内作，非天麻不能除"。清半夏、天麻也是董教授治风痰眩晕之常用药对。本案加补气之党参即是补气健脾助运化湿之意。

案例 4

金某某，男，45 岁。

主诉：头晕反复发作 2 月。

初诊（2016 年 12 月 21 日）：患者近 2 月反复发作性头晕，下午明显，伴有头胀痛，颈项不适，头顶部发沉，如盖物感。耳鸣，时有右下肢麻木，动辄汗出，偶有心慌。纳食可，夜寐差，易早醒。大便溏，小便可。平素嗜酒肥甘厚味，舌质尖红苔白腻，脉沉细。查体：血压 142/78mmHg；心电图大致正常；颅脑 MRI：脑内多发异常信号，符合脑缺血梗死灶 MRI 表现。中医诊断：眩晕（脾虚痰湿，风痰阻络证）。西医诊断：①脑梗死；②高血压病 1 级。治法：燥湿祛痰、健脾和胃，方用半夏白术天麻汤加减。

处方：

清半夏 9g	炒白术 12g	天麻 18g	茯苓 15g
甘草 3g	陈皮 12g	荆芥 6g	葛根 18g

羌活 9g	石决明 12g^{（先煎）}	桑枝 12g	菊花 12g
山药 12g	牛膝 12g	川芎 18g	

羌活 9g　　　　石决明 12g^{（先煎）}　　桑枝 12g　　　　菊花 12g

山药 12g　　　　牛膝 12g　　　　川芎 18g

7 剂，水煎服，日一剂。

饮食忌肥甘厚腻、生冷。

二诊（2016 年 12 月 28 日）：患者服药后，头晕、头胀症状明显减轻，头重如蒙较前缓解，诸症均呈减缓之势。舌质尖红、舌苔白腻亦较前减轻，脉沉细。测血压 134/84mmHg。头胀痛明显减轻，川芎减量至 12g；患者诉仍有夜寐差，加酸枣仁 15g、夜交藤 15g 养血安神。继服 7 剂。

三诊（2017 年 01 月 04 日）：患者服药后，头晕已较前大轻，现仅下午略晕，耳鸣止，颈项不适减轻，稍有头胀、头重，睡眠较前改善，大便已成形。测血压 128/70mmHg。痰湿之象明显减轻，继服 10 剂。

四诊：患者诉诸症大减，头已不晕，偶犯时，亦霎时即止，睡眠亦改善。效不更方，继服 10 剂而愈。

药后舌净，诊之脉和缓，血压 128/85mmHg。诸症消失。

按：该患者平素嗜酒肥甘，饥饱劳倦，伤于脾胃，健运失司，以致水谷不化精微，聚湿生痰，痰浊中阻，则清阳不升，浊阴不降，引起眩晕。清代陈念祖《医学三字经》中谓："土病则聚液而成痰，故仲景以痰饮立论，丹溪以痰火立论也。"故治以健脾化痰之半夏白术天麻汤加减。方中陈皮理气健脾，清半夏燥湿化痰、降逆止呕；茯苓利水渗湿，白术健脾燥湿，共用以健脾利湿；天麻、石决明、菊花平肝潜阳，葛根、羌活祛风止痛，共解头胀痛之苦；山药、牛膝调补肝肾；酸枣仁、夜交藤养血安神；甘草健脾和胃、调和诸药。服用该方后，患者脾胃得健，痰湿得化，清阳得升，故诸症可愈。

案例 5

刘某某，男，64 岁。

主诉：头晕、耳鸣伴恶心呕吐 2 小时。

初诊（2017 年 05 月 04 日）：患者 2 小时前无明显诱因出现头晕伴双耳耳鸣，恶心呕吐 2 次，呕吐物为胃内容物，巅顶部胀痛。劳累后胸闷，偶有心前区疼痛不适，周身乏力。偶有咳嗽，咳少量白痰。纳眠可，大便可，小便有泡沫。舌质暗红苔厚腻，脉弦细。查体：血压 141/94mmHg。既往小便潜血、尿蛋白阳性病史 10 余年。心电图：大致正常。尿常规：白细胞 +，

尿蛋白 ++，潜血 +-。颅脑 CT：腔隙性脑梗死。中医诊断：眩晕（风痰阻络兼脾肾亏虚证）。西医诊断：脑梗死。治法：补肾健脾，息风化痰通络，方用半夏白术天麻汤加减。

处方：

清半夏 9g	炒白术 12g	天麻 15g	陈皮 12g
香附 12g	当归 12g	茯苓 15g	炙甘草 3g
枳壳 9g	怀牛膝 18g	菟丝子 15g	淫羊藿 12g
葛根 12g	山萸肉 12g	山药 12g	金樱子 12g
泽泻 12g	小蓟 12g	白茅根 12g	枸杞子 12g

5 剂，水煎服，日一剂。

忌肥甘厚腻、生冷辛辣。

二诊（2017 年 05 月 09 日）：患者服药后，头晕、头胀痛较前减轻，未再有耳鸣、呕吐。偶有胸闷、心前区疼痛。纳眠可，大便可，小便仍有泡沫。舌质暗红苔厚腻，脉弦滑。测血压 138/90mmHg。原方加莲须 9g、芡实 12g 固肾收敛。继服 5 剂。

三诊（2017 年 05 月 14 日）：患者服药后，头晕、头胀痛明显好转，小便泡沫减轻。舌暗红，苔厚腻明显减轻，脉弦细。测血压 136/84mmHg。患者两日前因事忧虑导致失眠，去葛根，加炒枣仁 30g、合欢皮 15g 安神定志。继服 5 剂。

四诊（2017 年 05 月 19 日）：服药后，诸症减轻，血压控制平稳，头晕、头胀痛症状好转，小便泡沫减轻。嘱患者继服上方 7 剂，头晕头胀消失。

按：该患者久病气虚不运，水湿内生，聚而成痰。患者有慢性肾病史，肾精亏虚，水不涵木，肝风上扰，风痰阻络，上扰清窍，故见头晕耳鸣。方以半夏白术天麻汤健脾化痰、息风通络，方中清半夏燥湿祛痰，天麻平肝息风，丹参活血化瘀、除烦安神，白术健脾化痰，香附疏肝解郁、理气调中，牛膝、山药、山萸肉补益肝肾，葛根通阳，泽泻利水，金樱子、小蓟、白茅根凉血固涩，加莲须、芡实固肾收敛；加炒枣仁、合欢皮安神定志；肾为本，以淫羊藿、菟丝子、枸杞子、山萸肉补肾填精，脾健胃和湿气得化，又得肾气之助而鼓舞命门之气，化气行水除痰湿，故邪去正复而痰病自愈。

案例 6

米某某，男，75 岁。

主诉：阵发性头晕半月，加重 1 天。

初诊（2017 年 06 月 23 日）：患者半月前劳累后出现头晕，无视物旋转，无恶心呕吐，休息后症状缓解。今日患者复出现头晕，伴恶心欲吐，双足踏絮感，伴有心慌、憋喘，时有耳鸣。咳嗽咳痰，色白量多，质不黏。胃脘不适，进食后加重。多汗，纳一般，眠尚可，二便调。舌苔白厚腻，舌质暗红，脉象沉细。查体：血压 150/70mmHg。既往"肺气肿"病史半年余。心电图：ST-T 改变。中医诊断：①眩晕（痰瘀互结证）；②咳嗽（痰湿蕴肺证）。西医诊断：①高血压病 1 级；②肺气肿。治法：祛痰化浊、活血通络，方用半夏白术天麻汤合通窍活血汤加减。

处方：

清半夏 9g	白术 12g	苍术 12g	枳壳 12g
茯苓 24g	天麻 24g	薏苡仁 12g	桃仁 10g
黄连 9g	红花 9g	当归 12g	地龙 10g，
郁金 12g	浙贝母 12g	三七粉 6g(冲)	胆南星 9g
陈皮 9g	葶苈子 12g	竹茹 9g	

3 剂，水煎服，日一剂。

忌滋腻生冷辛辣。

二诊（2017 年 06 月 26 日）：服药后，患者诉头晕、心慌较前减轻，咳嗽咳痰明显缓解，胃脘不适减轻，易疲劳，纳一般，眠尚可，二便调。舌苔白厚腻，舌质暗红，脉象沉细。上方加生黄芪 18g 以益肺脾之气。继服 3 剂。

三诊（2017 年 07 月 03 日）：服药后，患者诉头晕大减，未述心慌、憋喘，咳嗽减轻，咳痰量少，口干，纳眠可，二便调。舌苔白，舌质暗红，脉象沉细。患者口干，思上方多辛温燥之品，有耗阴之兆，故脉沉细。上方去半夏、白术、苍术、黄连、红花、胆南星、葶苈子，加瓜蒌 12g、知母 12g、天冬 12g 以滋阴清热。继服 10 剂。

服药后，患者诸症平妥，血压控制在 120～130/70～80mmHg 之间，未述头晕、心慌等症，脉象平和。

按：该患者为痰瘀互结所致头晕，湿热蕴结，煎灼为痰，痰瘀互结，瘀血阻滞脉络，痰浊上犯清窍故见头晕、头重如裹，舌苔黄厚腻、舌质暗红、脉沉细俱为佐证。故当予祛痰化浊、活血通络之半夏白术天麻汤合通窍活血汤加减。清半夏燥湿化痰，天麻平肝息风，白术、苍术、薏苡仁、茯苓健脾燥湿，陈皮理气化痰，枳壳除满理气宽中，桃仁、红花、三七粉活血化瘀，当归养血活血，川芎活血行气，地龙息风止痉，郁金活血行气解郁，胆南星、竹茹、浙贝母清热化痰，葶苈子泻肺平喘，黄连清热燥湿。全方为急则治其标。二诊患者诉易疲劳，加补益肺脾之气之黄芪。三诊患者诉口干，恐辛温燥味伤阴故去之，加瓜蒌、知母、天冬以清热滋阴。老年性眩晕病机为本虚标实，虚实夹杂，治疗上在理气化痰、活血化瘀基础上应兼顾补肺健脾、益气养血，方能固本清源。

案例 7

王某某，女，57 岁。

主诉：阵发性头晕 3 周，加重 1 天。

初诊（2017 年 09 月 08 日）：患者 3 周前无明显诱因出现头晕伴视物旋转，休息约 10 分钟后症状缓解，未引起重视。今日复出现头晕伴视物旋转，恶心呕吐 2 次，呕吐物为胃内容物，心慌伴汗出，无心前区疼痛，无胸闷心慌，时感乏力，纳食欠佳，眠可，二便调。舌质淡红苔薄白，脉弦滑。查体：血压 90/60mmHg，既往体健。颈椎 CT 无明显异常，心电图未见明显异常。中医诊断：眩晕（风痰阻络兼脾胃虚弱证）。西医诊断：低血压症。治法：化痰息风、健脾祛湿、降逆止呕，方用半夏白术天麻汤加减。

处方：

天麻 30g	清半夏 9g	茯苓 30g	陈皮 15g
白术 30g	甘草 3g	代赭石 15g^{（先煎）}	旋复花 15g^{（包）}

7 剂，水煎服，日一剂。

二诊（2017 年 09 月 15 日）：服药后，患者头晕较前减轻，无视物旋转，时恶心，未呕吐，心慌伴汗出减轻，无心前区疼痛，诊其脉弦滑，舌淡红苔薄白。患者近日时感双下肢乏力，此谓气虚之象，故加炙黄芪18g、党参 15g 以益气健脾，并密切观察患者病情变化。继服 10 剂。

三诊（2017 年 09 月 25 日）：患者头晕大减，无恶心呕吐，无视物旋转，无心慌汗出，无心前区疼痛，舌质淡红，苔薄白，脉弦。测血压 120/80mmHg。湿痰中阻之象缓解，清阳得升，仍予上方 5 剂继服，隔日一剂以巩固疗效。

药后诊之脉和缓有力，血压 120/80mmHg，诸症消失。

按： 本案所患之眩晕，中年女性，平素工作繁忙，饮食不节，致脾胃受伤，脾虚生痰，湿痰壅遏，引动肝风，清窍失养，故而发为眩晕。正如元代朱丹溪《丹溪心法·痰》中所说"凡痰之为患，为喘为咳，为呕为利，为眩为晕，心嘈杂怔忡惊悸……或四肢麻痹不仁，皆痰饮所致。"故本案选用化痰息风之半夏白术天麻汤。本方源于脾湿生痰，湿痰壅遏，引动肝风，风痰上扰清空，风痰上扰，蒙蔽清阳，故眩晕。痰阻气滞，升降失司故恶心呕吐，内有痰浊，故舌苔白。方中半夏燥湿化痰，降逆止呕；天麻平肝息风而止头眩，两者合用，为治风痰眩晕头痛之要药。以白术、茯苓为臣，健脾祛湿，能治生痰之源。佐以陈皮理气化痰，脾气顺则痰消。使以甘草和中调药；加代赭石、旋复花以镇逆止呕，诸症渐消。因患者时感乏力，气虚而清阳不升，故在原方基础上酌情加以黄芪、党参以健脾益气，方证相应，诸症得愈。

案例 8

门某某，男，28 岁。

主诉： 阵发性头晕 3 天。

初诊（2017 年 11 月 28 日）： 患者近 3 天因血压升高出现阵发性头晕，晨起头晕伴恶心、欲呕，时面红目赤。无胸闷心慌，无心前区疼痛，余无明显不适，舌质淡红，苔白腻，边有齿痕，脉弦细。查体：血压 160/102mmHg，体态丰腴。既往否认高血压史。心电图：Ⅱ、Ⅲ、aVF 导联 T 波改变。中医诊断：眩晕（风痰阻络证）。西医诊断：高血压病 2 级。治法：化痰息风、健脾祛湿，方用半夏白术天麻汤加减。

处方：

清半夏 9g	天麻 18g	茯苓 15g	陈皮 12g
白术 15g	甘草 3g	泽泻 24g	桂枝 9g

7 剂，水煎服，日一剂。

饮食忌辛辣生冷。

二诊（2017 年 12 月 05 日）： 服药后，患者头晕顿觉减轻，未再恶心、欲呕，无胸闷心慌，无心前区疼痛，舌质淡红苔白厚，边有齿痕，脉弦细。昨日偶觉阵发性头痛，故加蔓荆子 12g、白蒺藜 12g 以祛风止痛。继服 10 剂。

三诊（2017年12月15日）：患者头晕大减，头痛较前好转，无恶心呕吐，无胸闷心慌，无心前区不适，舌质淡红，苔白，脉弦。测血压145/95mmHg。患者痰湿中阻之象明显减轻，宜健脾祛湿调补后天之本为主，遂仍以上方继服巩固疗效。继服10剂。

药后诊之脉和缓有力，血压140/90mmHg，诸症消失。

按：本案所患高血压之眩晕，青年男性，平素饮食不节，嗜食肥厚油腻之品，致脾胃受伤，痰湿中阻，清阳不升，故而发为眩晕。正如元代朱丹溪《丹溪手镜》中记载"肥白人多痰湿"，"肥白人"即中医体质学中"痰湿体质"之人，其脏腑功能失调，气血津液运化不畅，水湿停聚，聚湿成痰而导致痰湿内蕴。痰湿体质人群常表现为体形肥胖、腹部肥满、胸闷、痰多、容易困倦、身重不爽、喜食肥甘厚味、舌体胖大、舌苔白腻等以黏滞重浊为主的状态。故本案选用化痰息风、健脾祛湿之半夏白术天麻汤加减。本方证源于脾湿生痰，湿痰壅遏，引动肝风，风痰上扰清空，风痰上扰，蒙蔽清阳，故头晕、头痛；痰阻气滞，升降失司，故恶心呕吐；内有痰浊，则舌苔白腻；脉来弦滑，主风主痰。因此治当以化痰息风，健脾祛湿。方用半夏白术天麻汤为正治。因患者继而时感头痛，故在本方基础上加以蔓荆子、白蒺藜以祛风止痛；患者痰湿之象显著，为加强疗效，故加泽泻、桂枝以渗湿化饮。服用该方后使脾胃得健，清阳得升，痰湿之象减退，故诸症得愈。

案例9

宿某某，男，64岁。

主诉：阵发性头晕2月余，加重3天。

初诊（2017年12月07日）：患者2月余前无明显诱因出现头晕，伴眼胀痛，自测血压160/100mmHg，于社区医院服用依那普利后症状缓解。此后时有上症发作，间断服用依那普利治疗。3天前复出现头晕，程度较前加重，伴眼胀痛、头刺痛，无视物旋转，伴恶心欲吐，双下肢沉重无力，眠可，大便黏腻不畅感，小便异味，舌暗红苔白腻，脉滑。查体：血压180/110mmHg，患者平素嗜食肥甘厚腻，既往高血压病病史10余年，脑CT未见明显异常。中医诊断：眩晕（痰瘀互结证）。西医诊断：高血压病3级。治法：健脾化痰，活血通络，方用半夏白术天麻汤合桃红四物汤加减。

炒白术12g	天麻18g	茯苓18g	陈皮12g
清半夏9g	甘草3g	红花10g	当归12g

川芎 12g	赤芍 12g	生地 12g	桃仁 10g

葛根 30g

7 剂，水煎服，日一剂。忌滋腻厚味。

二诊（2017 年 12 月 15 日）：服药后，患者自觉双下肢沉重无力感减轻，头晕稍感减轻，时感口干口苦，舌淡苔白腻，诊其脉滑。此为痰火内蕴，遂宜在祛痰化浊的基础上少佐黄连 6g 以清热泻火，天花粉 15g 滋阴补肾。继服 5 剂。

三诊（2017 年 12 月 21 日）：头晕大减，稍感头胀痛，大便黏腻不畅感减轻，无下肢沉重乏力，舌质淡红，苔薄白，脉沉细。测血压 140/80mmHg。此为痰湿之象已去大半，遂仍以上方继服，继服 7 剂。

药后舌净，诊之脉和缓，血压 135/90mmHg。诸症消失。

按：本案所患高血压之眩晕，源于患者平素嗜食肥甘厚腻，伤于脾胃，健运失司，以致水谷精微不化，聚湿成痰，痰湿中阻，则清阳不升，浊阴不降，故引起眩晕，湿阻脉络，络脉瘀滞，故本证为痰瘀互结证，治疗当以祛痰化浊、活血通络。因有痰火内蕴，故清热泻火从之。取半夏白术天麻汤合桃红四物汤为临床常法。后加入并重用辛散之葛根以升举清阳，因有痰火内蕴之象，故加清热泻火、解毒之黄连、天花粉辨证施治，随症加减。服后头晕减，头胀、刺痛止。

案例 10

沈某某，男，57 岁。

主诉：阵发性头晕 1 天。

初诊（2018 年 05 月 12 日）：患者清晨起床后出现头晕，伴有头昏沉，头胀痛，无视物旋转。时恶心欲吐，时有胸闷憋气，偶有心前区疼痛，时有双下肢乏力，夜间自觉双腿无处安放。晨起咳嗽，咳吐白黏痰。口干，偶有口苦，口黏腻感。纳眠可，二便调。舌质暗红苔白腻，舌体胖大，脉弦滑。查体：血压 179/86mmHg。既往高血压病病史 6 年，慢性胰腺炎病史 11 年。心电图示：ST-T 改变。中医诊断：①眩晕（痰瘀互结证）；②胸痹（痰滞瘀阻证）。西医诊断：①高血压病 2 级；②冠状动脉粥样硬化性心脏病。治法：祛痰化浊、活血通络，方用半夏白术天麻汤合通窍活血汤加减。

处方：

清半夏 9g	白术 12g	苍术 12g	枳壳 12g

茯苓 12g	天麻 12g	陈皮 12g	薏苡仁 24g
桃仁 10g	川芎 15g	红花 10g	当归 12g
地龙 10g	黄芩 9g	黄连 9g	藿香 12g
佩兰 12g	柴胡 9g	炙甘草 6g	豆蔻 9g

3 剂，水煎服，日一剂。

忌肥甘厚腻、生冷辛辣。

二诊（2018 年 05 月 15 日）：服药后，患者头晕、头昏沉明显减轻，时有头胀痛。仍有咳嗽，咳吐白黏痰，口中黏腻感。纳眠可，二便调。舌质红苔白腻，舌体胖大，脉弦滑。血压：154/82mmHg。上方去枳壳、鱼腥草、藿香、豆蔻、柴胡、炙甘草，加天竺黄 9g、浙贝母 15g、僵蚕 12g 化痰通络。继服 3 剂。

三诊（2018 年 05 月 18 日）：服药后，患者头晕、头昏沉大减，仍有头胀痛，咳嗽、咳白痰较前减轻，纳眠可，二便调。舌质红，苔白腻减轻，舌体胖大，脉弦滑。血压：138/78mmHg。加葛根 18g、羌活 9g、威灵仙 12g 疏经通络。继服 7 剂。

四诊（2018 年 05 月 21 日）：服药后，患者诸症减轻，血压控制在 120～140/75～85mmHg 之间，嘱患者继服上方 10 剂，后诸症得愈。

按：该患者平素饮食伤脾，脾失健运则聚湿生痰，痰阻则气滞，痰滞经脉而不通，心脉不利，不通则痛，故胸闷憋气、胸痛；气滞则血瘀，痰湿中阻则清阳不升，浊阴不降，痰瘀蒙蔽清窍，故见眩晕，发为本病，舌脉俱为本证之象。治以祛痰化浊、活血通络之半夏白术天麻汤合通窍活血汤加减。方中清半夏燥湿化痰，天麻、钩藤平肝息风，白术、苍术、薏苡仁健脾燥湿，陈皮理气化痰，枳壳化痰除满，桃仁、红花活血化瘀，当归养血活血，川芎活血行气，地龙息风止痉，黄芩、黄连清热燥湿，藿香、佩兰、豆蔻芳香化湿醒脾，柴胡疏肝理气，鱼腥草清热化痰；后又加天竺黄、浙贝母、僵蚕化痰通络；加葛根、羌活、威灵仙疏经通络。眩晕在临床较为多见，如患者出现眩晕头胀，面赤头痛，肢麻震颤，当警惕发生中风的可能，"眩晕乃中风之渐"。清除病因，痰湿得燥，瘀血得除，故眩晕得停。

案例 11

刘某某，男，70 岁。

主诉：阵发性头晕 3 天。

初诊（2015年01月28日）：患者于3天前无明显诱因出现头晕，视物旋转，伴恶心，无呕吐，无耳鸣，无听力障碍，无肢体语言障碍，每次发作约10分钟，休息后可自行缓解。无胸闷及心慌。症状反复发作遂来诊，现患者仍时感头晕，视物旋转，伴恶心，无呕吐。纳呆，神疲，眠可。大便溏，日行2～3次。舌淡，苔薄白腻，脉滑。查体：血压180/100mmHg，双肺呼吸音清，未闻及干湿性啰音，心率75次/分，率齐。神经系统查体：四肢肌力、肌张力正常，生理反射存在，病理反射未引出，舌淡，苔薄白腻，脉滑。既往有高血压病病史6年，最高血压180/100mmHg，口服硝苯地平缓释片每次20mg，每日2次，血压控制在130/85mmHg左右，颈椎病病史4年。辅助检查：颅脑CT示正常。中医诊断：眩晕（痰浊中阻，风痰上扰）。西医诊断：高血压病3级。治法：健脾化痰，息风通络，方用半夏白术天麻汤加减。

清半夏 9g	炒苍术 12g	炒白术 12g	天麻 12g
白蒺藜 12g	僵蚕 9g	石菖蒲 9g	郁金 9g
远志 6g	丹参 12g	川芎 9g	云苓 12g
泽泻 12g			

3剂，水煎服，日一剂。

忌肥甘厚腻、辛辣生冷。

二诊（2015年01月31日）：患者头晕症状减轻，无视物旋转，无恶心、呕吐。纳呆，神疲，眠可，大便溏，日行2～3次。舌淡，苔薄白腻，脉滑。加舒筋通络，健脾之品。原方加葛根18g，白扁豆12g。继服5剂。

三诊（2015年02月05日）：患者头晕症状减轻，饮食改善，仍神疲，眠可，大便略溏，日行1～2次。舌淡，苔薄白腻，脉滑。加用补气养血之品。原方加黄芪18g，党参12g，枸杞12g，当归12g。继服7剂。

四诊（2015年02月12日）：患者无头晕，偶感头昏沉，周身较前有力，精神可，眠可，二便调。舌淡，苔薄白，脉滑。原方去白扁豆，加升麻6g以升清。患者症状大减，故继服上方7付，诸症得逾。

按：患者初起眩晕重，为卒病，方中清半夏燥湿化痰，炒白术、炒苍术、茯苓健脾利湿，天麻平肝息风，白蒺藜平肝解郁、祛风明目，僵蚕息风通络，石菖蒲利湿开窍，郁金行气活血，远志安神益智、祛痰开窍，丹参活血通络，川芎活血行气，泽泻清热利湿，共奏健脾化痰，息风通络之效。待病情缓解，转而治疗本虚。患者有痼疾耗气伤血，故予以黄芪、党参、枸杞、当归补气养血，兼以祛痰通络息风，标本兼治，使卒病得愈，痼疾得缓，即预防卒疾复发，又可改善痼疾，使患者得以提高生活质量，起到了防病治病的效果，这也是中医治未病的体现。《金匮要略·脏府经络先后病脉证》中有："夫病痼疾加以卒病，当先治其卒病，后乃治其痼疾也。"患者出现中风先兆，当积极治疗防止进一步加重发作成中风。上医治未病，所以患者眩晕症状改善后，应嘱积极治疗高血压，防患于未然。

案例 12

刘某某，女，71 岁。

主诉：阵发性头晕 3 天。

初诊（2015 年 02 月 26 日）：患者于 3 天前无明显诱因出发作性头晕，视物旋转，伴恶心，无呕吐，无耳鸣，无听力障碍，无肢体及语言障碍，每次发作 10 多分钟，休息后可自行缓解。无胸闷及心慌。3 天来症状反复发作，遂来诊，现患者仍时感头晕，视物旋转，伴恶心，无呕吐。纳呆，神疲，眠可。大便溏，日行 2～3 次。舌淡，苔薄白腻，脉滑。查体：血压 180/100mmHg，神志清，精神差。双肺呼吸音清，双肺未闻及干湿性啰音，心率 71 次/分，律齐，各瓣膜听诊区未闻及病理性杂音，腹壁软，无压痛，无反跳痛，肝脾脏未触及，腹部包块未触及，双下肢无浮肿，四肢肌力、肌张力正常，生理反射存在，病理反射未引出。既往高血压病病史 6 年，最高血压 180/100mmHg，颈椎病史 4 年。辅助检查：颅脑 CT 示：腔隙性脑梗死。心电图：大致正常心电图。中医诊断：眩晕（痰浊中阻，风痰上扰）。西医诊断：①脑梗死；②高血压病 3 级；③颈椎病。治法：健脾化痰，息风通络，处方：半夏白术天麻汤加减。

清半夏 9g	炒苍术 12g	炒白术 12g	天麻 12g
白蒺藜 12g	僵蚕 9g	石菖蒲 9g	郁金 9g
远志 6g	丹参 12g	川芎 9g	云苓 12g
泽泻 12g			

7 剂，水煎服，日一剂。

忌滋腻厚味。

二诊（2015 年 03 月 03 日）：患者头晕症状减轻，无视物旋转，无恶心、呕吐。纳呆，神疲，眠可。大便溏，日行 2～3 次。舌淡，苔薄白腻，脉滑。加舒筋通络，健脾之品。原方加葛根 18g，白扁豆 12g。继服 7 剂。

三诊（2015 年 03 月 10 日）：头晕症状减轻，饮食改善，仍神疲，眠可。大便略溏，日行 1～2 次。舌淡，苔薄白腻，脉滑。加用补气养血之品。原方加黄芪 18g，党参 12g，枸杞 12g，当归 12g。继服 7 剂。

四诊（2015 年 03 月 17 日）：患者无头晕，偶感头昏沉，身体较前有力，精神可，眠可，二便调。舌淡，苔薄白，脉滑。原方去白扁豆，加升麻 6g 以升清。测血压 130/70mmHg。每日一剂以巩固疗效，继服 7 剂。诸症基本消失。

按：患者初起眩晕重，为卒病，治疗急以健脾化痰、息风通络为法。待病情缓解，转而治疗本虚，患者有痼疾耗气伤血，故予以补气养血，兼以祛痰通络息风，标本兼治，使卒病得愈，痼疾得缓。既预防卒疾复发，又可改善痼疾，使患者得以提高生活质量，起到了防病治病的效果，这也是中医治未病的体现。患者出现眩晕，当积极治疗防止进一步加重。上医治未病，所以患者眩晕症状改善后，应嘱积极治疗高血压，防患于未然。

第四节　天麻钩藤饮（《杂病诊治新义》）

案例 1

方某，女，50 岁。

主诉：发作性头晕伴眼胀痛半年。

初诊（2009 年 05 月 05 日）：患者半年前与人生气后突发头晕、眼胀，当时测血压 130/90mmHg，服中成药脑立清丸而好转。此后，每遇情志不畅而发作上症，在当地多次测血压，最高 135/88mmHg，在眼科 3 次测眼压排除青光眼。询之急躁易怒，口苦，大便干燥，舌质红，苔白，脉弦滑。中医诊断：眩晕（肝阳上亢证）。西医诊断：高血压病 1 级。治法：平肝潜阳，清泻肝火，方用天麻钩藤饮加减：

处方：

天麻 12g	钩藤 18g（后入）	黄芩 12g	山栀 12g
石决明 30g（先煎）	珍珠母 30g（先煎）	牛膝 12g	桑寄生 15g
龙胆草 12g	菊花 12g	丹皮 15g	火麻仁 30g

6 剂，水煎服，日一剂。

嘱患者调畅情志。

二诊（2009 年 05 月 13 日）：服药 6 剂，患者诉头晕明显减轻，眼胀消失，大便通下，仍口苦，舌脉同前。阳亢风动之势已折，药证相符。

效不更方，继用 10 剂而愈。后随访 5 月未再复发。

按：眩晕一证，临床肝阳上亢型常见，《素问·至真要大论》中"诸风掉眩，皆属于肝"即是最好概括。伴眼胀痛，乃肝开窍于目。治疗以平肝风、泻肝火为法。天麻钩藤饮临床常用于眩晕之治疗，主证为肝肾阴虚、肝阳上亢。该案年届半百，肝肾阴虚，肝阳上亢，加之情志急躁，兼肝火上炎，扰动肝风，故半年之内反复发作。天麻钩藤饮标本兼治，治标为主，平肝潜阳，清泻肝火，风、火去，疾病则愈。中医辨证优势体现在临床中，该病在西医还达不到器质性疾病的标准，但患者异常痛苦，这时中医整体调理，辨体质，辨病机，彰显奇效。

案例 2

唐某某，女，61 岁。

主诉：阵发性头晕 1 年，复发并加重 2 天。

初诊（2009 年 11 月 06 日）：患者 1 年前情绪激动后出现头晕，当时测血压 155/80mmHg，休息后症状缓解。此后时有上症发作，多于劳累或情绪激动后出现，未系统服药治疗。2 天前患者生气后复出现头晕，头胀痛，恶心、未呕吐，伴四肢乏力，汗出过多，心烦急躁易怒。纳差眠可，二便调。舌红苔薄黄，脉沉细。查体：血压 166/90mmHg，既往高血压病病史 6 年。颅脑 CT 示：脑内多发缺血灶。中医诊断：眩晕（肝阳上亢，风阳上扰证）。西医诊断：①脑梗死；②高血压病 2 级。治法：平肝潜阳，清火息风，方用天麻钩藤饮加味。

处方：

天麻 20g	钩藤 15g (后入)	益母草 15g	炒栀子 12g
首乌藤 15g	珍珠母 30g (先煎)	桑寄生 30g	杜仲 15g
黄芩 10g	石决明 30g (先煎)	葛根 30g	羌活 9g
川楝子 12g	薤白 12g	桂枝 12g	元胡 20g

5 剂，水煎服，日一剂。

忌滋腻厚味。

二诊（2009 年 11 月 11 日）：服药后，患者翌日头晕顿觉稍减轻，无恶心呕吐。再服 2 剂，四肢乏力感减轻，汗出减少。患者又述饮食减少，诊其脉沉细，舌淡苔薄黄。此为脾气虚弱，脾失健运所致，宜在平肝潜阳的基础上少佐白术 9g、陈皮 9g 健脾益气。7 剂。

三诊（2009 年 11 月 18 日）：患者头晕明显减轻，四肢乏力感减轻，时感汗出，食欲较前好转。舌质淡红，苔薄白，脉沉细。测血压 125/80mmHg。肝阳上亢之象已去大半，宜平肝潜阳，健脾益胃。患者仍有乏力、汗出，加山萸肉 15g。14 剂。

药后舌净，诊之脉和缓，血压 120/85mmHg。诸症消失。

按： 本案所患高血压之眩晕，为患者劳累或平时长期忧郁恼怒，气郁化火，使肝阴暗耗，风阳上动，上扰清窍，故头晕乏力。治疗上应以平肝息风、补益肝肾为治疗原则，取天麻钩藤饮为临床常法。服药 5 剂后头晕减，本虚显，症见气虚乏力、食欲不振等症状，故加白术、陈皮以益气健脾，服药后患者症状明显减轻，效果显著。思患者年逾花甲，肾精不足，故加山萸肉以补肝肾、益精气、敛汗、固虚脱。清代林佩琴《类证治裁·眩晕》"良由肝胆乃风木之脏，相火内寄，其性主动主升。或由身心过动，或由情志郁勃。或由地气上腾，或由冬藏不密……以致目昏耳鸣，震眩不定"。本案肝脾肾不足，而肝阳上亢，风阳上扰，滋水涵木合扶土抑木而收全功。

案例 3

焦某某，女，49 岁。

主诉：发作性头晕伴眼胀痛 3 个月。

初诊（2011 年 05 月 05 日）：3 个月前患者突然情绪激动后出现头晕、眼胀，当时测血压 154/90mmHg，服珍菊降压片后好转。此后，每遇情志不畅而发作上症，在当地多次测血压，130～145/80～90mmHg，在眼科测眼压排除青光眼。询之脾气易急，口苦，大便干燥，腰酸易疲劳，舌质红，苔白，脉弦滑。中医诊断：眩晕（肝火上炎，肝阳上亢证）。西医诊断：高血压病 1 级。治法：清泻肝火，平肝潜阳，方用天麻钩藤饮加减。

处方：

天麻 15g	钩藤 18g（后入）	黄芩 12g	山栀 12g
石决明 30g（先煎）	珍珠母 30g（先煎）	牛膝 12g	桑寄生 15g
龙胆草 12g	菊花 12g	丹皮 15g	生大黄 6g（后入）

7 剂，水煎服，日一剂。

嘱患者调畅情志。

二诊（2011 年 05 月 13 日）：患者头晕明显减轻，眼胀消失，大便通下，仍口苦。舌质红，苔薄，脉弦滑。阳亢风动之势已折，药证相符，上方去大黄，加黄柏 12g 以泻火坚阴。继用 14 剂而愈。

按： 眩晕一证，临床肝阳上亢型常见。本案中年女性，腰酸易疲劳，脾气急躁，本有肝肾阴亏、肝阳上亢征象，遇急火而肝火上炎，扰动肝风，风阳上扰故头晕。肝开窍于目，治疗取常用的天麻钩藤饮加龙胆草泻肝火，生大黄通腑泄热，与牛膝配合引火下行而显效。董教授临床治疗肝郁化火、肝阳上亢证善用生大黄通腑泄热，六腑以通为用，通下即泄热，降肝火，亢盛之肝阳得以被抑制，此案乃平肝潜阳与通腑泄下联用而收功。

案例 4

王某某，女，48 岁。

主诉：阵发性头晕 10 天。

初诊（2016 年 11 月 21 日）：患者 10 天前生气后出现眩晕欲仆，头胀痛，视物模糊，当时测血压 168/95mmHg，自服硝苯地平缓释片后约半小时症状缓解。此后间断出现上症，未系统治疗。现患者仍时有眩晕欲仆，头胀痛，视物模糊，颈项不适，神疲乏力，遇劳、恼怒加重。舌红苔白腻，边有齿痕，脉弦细。纳眠尚可，二便调。查体：血压 175/100mmHg。既往高血压病病史 2 年，糖尿病病史 1 年。心电图：T 波改变。中医诊断：眩晕（肝阳上亢、风痰上扰证）。西医诊断：高血压病 2 级。治法：平肝潜阳，息风化痰，方用天麻钩藤饮加减。

处方：

天麻 24g	钩藤 15g（后入）	益母草 15g	元胡 24g
栀子 12g	夜交藤 15g	珍珠母 30g（先煎）	桑寄生 30g
杜仲 15g	黄芩 10g	石决明 30g（先煎）	

7 剂，水煎服，日一剂。

并针药结合，配合针灸治疗，主穴为百会、风池、太冲、内关，每日一次。饮食忌生冷、辛辣、肥甘厚腻。

二诊（2016 年 11 月 28 日）：患者服药后，眩晕欲仆症状顿觉减轻，头胀痛缓解，时有下午头胀不适，视物模糊减轻。仍觉颈项不适，乏力好转。纳眠尚可，二便调。舌红，苔白腻明显减轻，仍边有齿痕，脉弦细。测血压 142/90mmHg。继服上方加减，加葛根 30g 舒筋通络，治疗项背僵紧不适，加柴胡 12g 疏肝理气。继服 7 剂。针灸加取阳陵泉、足三里、太溪疏肝健脾。

三诊（2016 年 12 月 05 日）：患者眩晕、头胀痛基本好转，颈项不适减轻，舌红苔薄白，脉弦。血压 130/82mmHg。肝阳上亢症状明显减轻，应继予上方清热息风、平肝潜阳，继服 7 剂。

四诊（2016 年 12 月 12 日）：患者服药后，诸症消失，血压 124/78mmHg。嘱患者注意调节饮食，调畅气机，保持心情愉悦，清淡饮食，预防疾病复发。

按：患者素体阳盛，恼怒焦虑，气郁化火，灼伤肝阴，阴不制阳，致肝阳化风，肝风内动，风阳升动，上扰清空，发为眩晕。金代刘完素《素问玄机原病式·诸风掉眩皆属肝木》："所谓风气甚而头目眩运者，由风木旺，必是金衰不能制木，而木复生火，风火皆属阳，多为兼化，阳主乎动，两动相搏，则为之旋转。"方中天麻祛风潜阳，止头痛、眩晕，钩藤清热息风降火，两药并用平肝潜阳；石决明、珍珠母息风止痉；黄芩、栀子清肝泻火；牛膝、桑寄生、杜仲补益肝肾；夜交藤养血安神；益母草活血通经；元胡活血止痛；葛根祛风止痛；柴胡疏肝理气。配合针灸治疗，主穴为百会、风池、太冲、内关。眩晕病位在脑，脑为髓海，督脉入络于脑，故选用位于巅顶的百会，清头目，止眩晕；风池亦为近部取穴，疏调头部气机；太冲为肝经之原穴，可平肝潜阳；内关为八脉交会穴，通于阴维脉，既可宽胸理气，和胃化痰，又与太冲相配以加强平肝之力。配合太溪、足三里、阳陵泉等穴，辨证论治，效果极佳。

案例 5

刘某某，男，63 岁。

主诉：头晕时作 1 周。

初诊（2017 年 02 月 04 日）：患者 1 周前劳累后出现头晕，伴头胀痛，无视物旋转，自测血压 155/95mmHg，休息后症状减轻。此后时有头晕发作，多于劳累、情绪激动后发作，伴阵发胸痛，头胀痛，双下肢乏力，时有耳鸣，急躁易怒，口苦。纳食一般，眠差，二便调。舌红苔薄白，脉沉细。测血压 160/100mmHg。既往高血压病病史 2 年，冠心病病史 1 年。心电图：ST-T 异常改变。中医诊断：①眩晕（肝肾阴虚，肝阳上亢证）；②胸痹（气滞血瘀证）。西医诊断：①高血压病2级；②冠状动脉粥样硬化性心脏病。治法：平肝潜阳，通络息风，活血通脉，方用天麻钩藤饮加减。

处方：

天麻24g	钩藤12g^{（后入）}	菊花12g	川芎10g
丹参15g	桃仁12g	红花12g	僵蚕10g
瓜蒌15g	郁金10g	香附10g	草决明12g
全蝎6g	牛膝10g	炒枣仁24g	远志10g
炙甘草6g			

5剂，水煎服，日一剂。

忌辛辣生冷、肥甘厚腻。

二诊（2017年02月09日）：患者服药后，头晕较前减轻，偶有心前区疼痛，程度减轻，双下肢乏力。纳食一般，睡眠较前好转，二便调。舌红苔薄白，脉沉细。血压：146/90mmHg。肝阳上亢较前减轻，气血较前通畅，故头晕及胸痛减轻，仍感乏力、耳鸣，需巩固疗效，增强益气扶正之效。前方加枸杞12g、黄芪18g增强滋补肝肾、益气扶正之效。继服5剂。

三诊（2017年02月14日）：患者服药后，头晕明显减轻，已无心前区疼痛，双下肢乏力较前减轻。纳食可，睡眠好转。舌红苔薄白，脉沉细，较前有力。血压：130/78mmHg。肝阳平息，气机平和，气血调达，故心脉畅通，心神安宁，继巩固疗效。前方去瓜蒌、香附，黄芪加量至24g增强益气扶正功效。继服5剂。

四诊（2017年02月19日）：患者服药后，无头晕头痛及心前区疼痛，双下肢乏力明显改善，纳眠正常，二便调。舌红苔薄白，脉沉细，较前有力。阴阳调和，气血调畅，嘱患者继服上方5剂，诸症平妥。

按：该患者年逾花甲，肝肾亏虚，水不涵木，劳累后易生肝阳上亢。加之易激动，导致肝气郁结，气郁化火，肝阴更加耗伤，风阳易动，上扰头目，发为眩晕。心前区疼痛与高血压病病史密切相关，肝阳上亢，气机不调，致母病及子，心血瘀阻，不通则痛。治当予平肝潜阳，通络息风之天麻钩藤饮配合行气化瘀、宁心安神之品加减。方中天麻、钩藤、菊花、草决明平肝潜阳，川芎、丹参、桃仁、红花、郁金、牛膝活血化瘀通络，加用虫类药善于搜剔经络之邪，全蝎、僵蚕息风通络，瓜蒌、香附宽胸理气，炒枣仁、远志养血安神宁心，甘草调和诸药；二诊遵滋水涵木法加枸杞、黄芪增强滋补肝肾、益气扶正之效。全方平肝潜阳，兼宽胸活血通络。母病及子，心肝同治，以治肝为主，肝阳平息，气机条达，则血脉通畅，心脉得通。辨证思路分明，临床疗效满意。

案例 6

盛某某，女，64 岁。

主诉：阵发性头晕 10 余天，复发并加重 1 天。

初诊（2017 年 02 月 08 日）：患者 10 余天前无明显诱因出现头晕，伴视物旋转，自测血压 160/95mmHg，于社区医院口服硝苯地平缓释片后症状缓解，此后未系统服药。今日患者复出现头晕，伴视物旋转，伴头痛，胸闷，心烦意乱，恶心欲吐，口苦舌干，舌淡红苔薄黄，脉弦。查体：血压 155/95mmHg，既往高血压病病史 6 年余。脑 CT：腔隙性脑梗死。中医诊断：眩晕（肝阳上亢证）。西医诊断：①高血压病 2 级；②脑梗死。治法：平肝息风，清热活血，补益肝肾，方用天麻钩藤饮加味。

处方：

天麻 24g	钩藤 15g^{（后入）}	益母草 15g	炒栀子 12g
首乌藤 15g	珍珠母 30g^{（先煎）}	桑寄生 30g	生杜仲 15g
黄芩 10g	石决明 30g^{（先煎）}	地龙 15g	代赭石 30g
朱茯神 9g			

5 剂，水煎服，日一剂。

配合针刺：内关（双）、足三里（双）、太冲（双），每日一次。

忌滋腻厚味。

二诊（2017 年 02 月 13 日）：患者服药后，诸症减轻，头晕减轻，时有头痛、胸闷，下午、夜间加重，时有口苦舌干，心烦意乱感明显减轻，述头痛减轻。诊其脉弦，舌淡红苔薄黄，脉弦。综上，可去代赭石之重镇，在平肝息风、清热活血、补益肝肾的基础上佐桃仁 10g、红花 10g 活血化瘀。继服 5 剂。

三诊（2017 年 02 月 18 日）：患者头晕大减，无视物旋转，无头痛胸闷，无口干口苦。舌质淡红，苔薄白，脉沉细。测血压 130/90mmHg。结合上述症状，效不更方，继服 7 剂。

药后舌净，诊之脉和缓，血压 130/80mmHg。诸症消失。

按：本案所患之眩晕，起病于患者肝肾不足，肝阳偏亢，生风化热所致眩晕，治疗当以平肝息风、清热活血、补益肝肾，故取天麻钩藤饮为临床常法。方中天麻、钩藤、石决明平肝息风；头晕目眩，肝风上扰之势强劲，故加代赭石以重镇潜阳；山栀、黄芩清肝泻火；杜仲、桑寄生补益肝肾；首乌藤、朱茯神养心安神；益母草活血利水；牛膝活血通络，引血下行，诸药合用，共成清热平肝，潜阳息风之效，因有瘀血之象，故加桃仁、红花以活血化瘀。针对临床上风火相煽，肝阳亢动化风上扰之势强劲，董教授临证喜加用重镇之品代赭石，配合石决明、珍珠母以潜阳息风、降逆止呕，可较快起效。

案例7

刘某，男，56岁。

主诉：头晕阵发半月，加重1天。

初诊（2017年02月22日）：患者半月前无明显诱因出现头晕，未引起重视，近半月阵发3次。1天前患者复感头晕且加重，头昏沉，无视物旋转，偶有双上肢麻木，无饮水呛咳。纳食可，少寐多梦，二便调。舌质淡红苔薄白，脉沉细。查体：血压135/90mmHg。既往高血压病病史5年，脑梗死病史半年。颅脑CT：无明显异常，心电图：大致正常。中医诊断：眩晕（肝肾阴虚，肝阳上亢证）。治法：滋阴补肾，平肝潜阳，方用天麻钩藤饮加减。

处方：

天麻15g	钩藤15g（后入）	生决明30g	山栀10g
黄芩9g	川牛膝15g	杜仲10g	益母草15g
桑寄生24g	夜交藤15g	朱茯神12g	

7剂，水煎服，日一剂。

饮食忌辛辣生冷。

二诊（2017年03月02日）：服药后翌日，患者顿觉头晕减轻，无恶心，头昏沉感减轻，偶感头部疼痛，呈阵发性。口干口苦，余无不适。纳食可，二便调。故在滋阴补肾，平肝潜阳的基础上佐以羚羊角1g（冲）、龙骨18g、牡蛎18g以增强平肝潜阳之力，加龙胆草9g、夏枯草9g以增强清肝泻火之功。继服7剂。

三诊（2017年03月10日）：患者服药后头晕大减，头痛明显减轻。舌质淡红，苔薄白，脉沉细。测血压133/80mmHg。患者诸症减轻，效不更方，继予上方隔日一剂以巩固疗效。继服7剂。

药后诊之脉和缓有力，血压125/75mmHg，诸症消失。

按：本案所患之眩晕，中老年男性，患者年过五旬，肝肾亏虚，阴不制阳，肝阳上亢发为眩晕，故本案选用滋阴补肾，平肝潜阳之天麻钩藤饮。方中天麻、钩藤平肝息风，为君药。石决明咸寒质重，功能平肝潜阳，并能除热明目，与君药合用，加强平肝息风之力；川牛膝引血下行，并能活血利水，共为臣药。杜仲、寄生补益肝肾以治本；栀子、黄芩清肝降火，以折其亢阳；益母草合川牛膝活血利水，有利于平降肝阳；夜交藤、朱茯神宁心安神，均为佐药。因患者时感头痛且伴有口干口苦等症，遂加羚羊角、龙骨、牡蛎以增强平肝潜阳的作用，加龙胆草、夏枯草以增强清肝泻火之功，故患者服用该方后使诸症得愈。

案例 8

白某某，男，50 岁。

主诉：阵发性头晕 10 天。

初诊（2017 年 03 月 07 日）：患者 10 天前生气后出现头晕伴头胀痛、眼胀，休息后症状减轻，未监测血压，此后时有头晕不适。现患者仍头晕伴头胀痛、眼胀，时有视物旋转，伴眼内血丝，头面潮红。恶心欲吐，口干口苦，烦躁易怒，无肢体麻木，无乏力。舌红苔黄腻，唇紫绀，脉沉弦。查体：血压 166/90mmHg，既往高血压病病史 3 年余。颅脑 CT：腔隙性脑梗死。中医诊断：眩晕（肝阳上亢，兼痰瘀阻络证）。西医诊断：①高血压病 2 级；②脑梗死。治法为平肝潜阳，清火息风，方用天麻钩藤饮加味。患者口唇紫绀合并血瘀情况，故予丹参、元胡行气活血。

处方：

天麻 15g	钩藤 15g (后入)	益母草 15g	炒栀子 12g
首乌藤 15g	珍珠母 30g (先煎)	牛膝 12g	桑寄生 30g
杜仲 15g	黄芩 12g	石决明 30g	桑叶 12g
菊花 12g	丹参 12g	元胡 15g	

7 剂，水煎服，日一剂。

忌滋腻厚味。

二诊（2017 年 03 月 14 日）：患者服药后，头晕较前减轻，时有头晕，眼内血丝减少，头面部潮红减轻。时有夜寐不能安，入睡困难。诊其脉沉细，舌红苔黄腻。此为肝阳风火，上扰心神所致，故继服天麻钩藤饮基础上佐以酸枣仁 30g、柏子仁 15g、茯苓 15g 以养心安神，继观。继服 7 剂。

三诊（2017年03月21日）：患者头晕明显减轻，无目赤，无颜面潮红。舌红苔薄黄，脉沉弦。测血压128/80mmHg。肝失调达、肝气郁结之象已去大半，睡眠明显改善，故继予天麻钩藤饮加味，上方去酸枣仁、柏子仁，每日一剂以巩固疗效，继服7剂。

药后舌净，诊之脉和缓，血压125/80mmHg。诸症消失。

按：本案所患高血压之眩晕，源于患者情绪恼怒太过，导致肝失调达，肝气郁结，气郁化火，风阳易动，上扰头目，治疗当平肝潜阳，清火息风。取天麻钩藤饮以平肝息风，清火息风。治疗期间患者相继出现入睡困难，夜寐不能安等症状，是以因肝郁化火，痰热内扰，心神不安所致，遂用酸枣仁、柏子仁、茯苓以养心安神、健脾化痰，患者服用此方后头晕得解。

案例9

韩某某，女，63岁。

主诉：发作性头晕1周，复发并加重1天。

初诊（2018年03月12日）：患者1周前无明显诱因出现头晕，伴视物旋转、恶心欲吐，测血压165/100mmHg，自服降压药缬沙坦后约1小时症状减轻，此后未再服用降压药物。今日患者起床后复出现头晕，伴视物旋转，恶心呕吐一次，呕吐物为胃内容物。伴颈部僵紧疼痛，时感胸闷，偶有心前区疼痛，短时自行缓解。时有咳嗽，干咳，时有双手活动不利伴麻木。口干口苦，纳可，眠一般，二便调。舌红苔薄黄，脉弦数。查体：血压170/102mmHg。既往高血压病病史20余年，慢性支气管炎病史10余年，慢性胃炎病史3年。心电图：大致正常。颅脑CT：平扫未见异常。中医诊断：眩晕（肝阳上亢，脉络瘀阻证）。西医诊断：①高血压病2级；②慢性支气管炎；③慢性胃炎。治法：平肝潜阳、息风止痛，方用天麻钩藤饮加减。

处方：

天麻24g	钩藤18g^{（后入）}	石决明30g^{（先煎）}	杜仲18g
牛膝15g	桑寄生15g	黄芩9g	栀子9g
益母草12g	夜交藤18g	葛根30g	白芍12g
赤芍12g	鸡血藤18g	桑枝24g	龙胆草9g
川芎9g	当归15g	全蝎6g	代赭石30g^{（先煎）}

3剂，水煎服，日一剂。

忌肥甘厚腻、生冷辛辣。

二诊（2018年03月15日）：服药后，患者诉头晕减轻，颈项疼痛减轻，双手麻木不适减轻，口干口苦减轻。纳眠可，二便调。舌红苔薄黄，脉弦数。血压：156/92mmHg。患者仍有恶心，加陈皮12g、茯苓12g健脾化痰，川芎加量至18g增活血化瘀功效，加夏枯草15g以平肝泻火。继服3剂。

三诊（2018年03月18日）：服药后，患者头晕、颈项疼痛大减，双手麻木明显缓解，口干口苦基本好转，血压波动于130～140/75～90mmHg。纳眠可，二便调。舌红苔薄黄。上方去夜交藤、益母草，加莪术9g活血化瘀兼行气消积护脾胃。继服3剂。

四诊（2018年03月21日）：服药后，诸症减轻，嘱患者继服上方5剂，后诸症平妥，血压控制可。

按：该患者年老肾亏，水不涵木，易生肝阳上亢。患者慢性支气管炎病史10余年，必有肺气不足，且素体脾胃虚，肝气容易来乘，发作恶心呕吐明显。患者脾胃虚弱，气血亏虚，气虚无力推动血行，血行不畅，瘀血阻滞清窍，故见头晕、颈项不适。此乃肝阳上亢、脉络瘀阻所致头晕，治以平肝潜阳、息风止痛之天麻钩藤饮加减。方中天麻甘平入肝，既息肝风，又平肝阳，为止眩之良药，钩藤既清肝热，又平肝阳，主治肝火上攻、肝阳上亢之证，二者配伍，平肝息风；石决明咸寒清热，质重潜阳，专入肝经，为凉肝、镇肝之要药，栀子、黄芩、赤芍清热泻火，使肝经之热得清而不上扰，共奏平肝、息风、清热之功；益母草、川芎、当归活血利水，牛膝引血下行，药性趋下，以利肝阳平降，杜仲、桑寄生补益肝肾，夜交藤安神定志，葛根解肌，白芍养血柔肝，龙胆草、夏枯草清热泻火。患者时有双手活动不利伴麻木，高血压病病史20余年，久病入络，故予全蝎息风通络、莪术活血通络，鸡血藤、桑枝舒筋通络，复诊加陈皮、茯苓以健脾化痰，莪术活血化瘀兼行气消积，防止上药碍胃，顾护后天之本。全方共奏，肝火得泻，瘀血得通，脾气得健眩晕遂止。

案例10

杨某某，女，48岁。

主诉：发作性头晕1天。

初诊（2018年03月27日）：患者昨日晨起突觉头晕，伴有视物旋转、恶心、呕吐，汗出较多，头痛，耳鸣，持续2～3秒症状自行缓解，此后每于卧起时出现上症，就诊于我科，经过测试确诊为良性发作性位置性眩晕，并给予复位，复位后觉头晕减轻，伴头昏沉，枕部连及项背胀痛。周身乏力、口干、口苦，眠欠安，二便调。舌红苔黄，脉弦细。查体：血压160/100mmHg。既往高血压病病史1年余，最高170/116mmHg；糖尿病病史5年，高脂血症病史2年。绝经3个月。颈椎及颅脑CT示无明显异常。中医诊断：眩晕（肝阳上亢）。西医诊断：①高血压病3级；②良性发作性位置性眩晕；③2型糖尿病；④高脂血症。治法：平肝潜阳、滋养肝肾，方用天麻钩藤饮加减。

处方：

天麻20g	钩藤20g^{（后入）}	益母草15g	栀子9g
夜交藤15g	珍珠母30g^{（先煎）}	桑寄生30g	黄芩10g
石决明30g^{（先煎）}	绞股蓝30g	生山楂15g	乌梅30g
僵蚕10g	怀牛膝10g		

7剂，水煎服，日一剂。

忌油腻、辛辣之品，少食海鲜发物。

二诊（2018年04月03日）：患者服药后，头晕、头昏沉症状较前明显减轻，无恶心呕吐，仍觉后枕部胀痛，时有耳鸣。乏力减轻，口干口苦症状减轻，睡眠较前改善。舌红苔黄，脉弦细。血压：132/78mmHg。患者头胀痛明显，加羌活6g、葛根30g祛风止痛。继服7剂。

三诊（2018年04月10日）：患者头晕、头胀痛大减，时有头昏沉。乏力明显缓解，口干、口苦大减，偶有晨起口干，时有耳鸣，纳可，睡眠改善。舌红苔薄黄，脉弦细。血压：126/74mmHg。患者仍耳鸣、乏力，故怀牛膝加量至30g以增补益肝肾之功效。继服7剂。

四诊（2018年04月17日）：患者服药后，诸症平妥，偶有头晕、头胀，偶有耳鸣。晨起稍有口干口苦，无乏力。舌红苔薄白，脉沉。血压：114/72mmHg。嘱患者继服上方10剂，后痊愈。

按：患者48岁，绝经3个月，为围绝经期，肾阴亏虚，水不涵木，肝阴不足，肝阳失潜，致肝阳化风。患者肝阳化风，肝风内动，上扰头目，则发为眩晕，治以滋养肝肾、平肝潜阳之天麻钩藤饮加减。方中天麻祛风潜阳，止头痛、眩晕，钩藤清热息风降火，两药并用平肝潜阳；石决明、珍珠母、僵蚕息风止痉；黄芩、栀子清肝泻火；怀牛膝、桑寄生补益肝肾、滋水涵木；夜交藤养血安神；益母草、生山楂活血通经；绞股蓝益气健脾，羌活、葛根祛风止痛，同时患者后枕部胀痛，羌活又兼为引经药，引起诸药至太阳经。全方共奏平肝潜阳、滋补肝肾之功。本患者眩晕与西医诊断高血压病、良性发作性位置性眩晕相对应，但中医辨证均属肝阳上亢证，辨病也辨证，但只要辨证得当，中医治疗取效即显。

案例11

唐某某，女，81岁。

主诉：阵发性头晕1年。

初诊（2009年11月06日）：患者1年前生气后出现头晕，伴头胀痛，测血压160/70mmHg，未引起重视，此后时有上症发作，多于急躁或劳累后出现。现患者仍时有头晕，伴四肢乏力，汗出过多，心烦急躁易怒，恶心、未呕吐。舌红苔薄黄，脉沉细。既往高血压病病史6年，测血压136/70mmHg。颅脑CT：脑内多发梗死灶。中医诊断：眩晕（肝阳上亢证）。西医诊断：①脑梗死；②高血压病2级。治法：平肝潜阳，清火息风。方用天麻钩藤饮加味。

处方：

天麻20g	钩藤15g^(后入)	益母草15g	炒栀子12g
首乌藤15g	珍珠母30g^(先煎)	桑寄生30g	杜仲15g
黄芩10g	石决明30g^(先煎)	葛根30g	羌活9g
川楝子12g	薤白12g	桂枝12g	元胡20g

3剂，水煎服，日一剂。

忌滋腻厚味。

二诊（2009年11月09日）：患者服药后，翌日头晕顿觉减轻，无恶心呕吐。再服2剂，四肢乏力感减轻，汗出减少。患者又述饮食减少，诊其脉沉细，舌淡苔薄黄。此为脾气虚弱，脾失健运所致，宜在平肝潜阳的基础上少佐健脾益气之炒白术9g、炒麦芽9g，继服5剂。

三诊（2009年11月14日）：患者头晕明显减轻，四肢乏力感减轻，时感汗出，食欲较前好转。舌质淡红，苔薄白，脉沉细。测血压125/80mmHg。肝阳上亢之象已去大半，宜平肝潜阳，健脾益胃，仍以上方继服，改为隔日一剂以巩固疗效。继服5剂。

药后舌净，诊之脉和缓，血压120/85mmHg。诸症消失。

按：本案所患高血压之眩晕，患者老年女性，耄耋之年，肝肾阴虚，肝阳上亢，长期忧郁恼怒，气郁化火，使肝阴暗耗，风阳上动，上扰清窍，故头晕乏力，取天麻钩藤饮为临床常法。诚如清代林佩琴《类证治裁·眩晕》所言"良由肝胆乃风木之脏，相火内寄，其性主动主升。或由身心过动，或由情志郁勃。或由地气上腾，或由冬藏不密……以至目昏耳鸣，震眩不定"，董教授认为但凡老年患者肝风一去，肝肾亏虚，脾虚不运终会显见，临证终不离滋水涵木抑肝风，健脾益气护后天，滋水涵木可取知柏地黄丸服用，健脾益气护后天可服香砂养胃丸，取扶正固本之义，临证可参考。

案例 12

患者李某某，男，54 岁。

主诉：反复头晕、头痛 10 余年，加重 1 月。

初诊（2017 年 05 月 07 日）：患者于 10 余年前因劳累、紧张后出现头晕，头痛，测血压 140/96mmHg，休息后可缓解，未治疗，最高血压可至 160/102mmHg。患者于 2 年前开始服用缬沙坦 80mg/ 日，血压维持在 130 ～ 146/86 ～ 94mmHg，近 1 月来，患者因劳累后出现头晕，头痛，自测血压偏高且不稳定，服药后血压仍维持在 146 ～ 164/96 ～ 104mmHg，伴头昏沉，善忘。纳食佳，眠差，多梦，二便调。舌质红，苔少，脉弦细。查体：血压 164/104 mmHg，双肺呼吸音清，未闻及干湿性啰音，心率 78 次 / 分，律齐，各瓣膜听诊区未闻及病理性杂音，双下肢无浮肿。既往有高脂血症病史 2 年，未系统治疗。无烟酒嗜好，母亲有高血压病病史。辅助检查：心电图、尿微量蛋白示正常。颈动脉彩超：双侧颈动脉硬化。血脂：胆固醇 5.82mmol/L，低密度脂蛋白 3.71mmol/L，余正常。中医诊断：眩晕（肝肾阴虚，肝阳上亢）。西医诊断：高血压病 2 级。治法以平肝潜阳，滋肾宁心，方用天麻钩藤饮加减。

处方：

天麻 10g	钩藤 10g（后入）	石决明 24g（先煎）	牛膝 10g
杜仲 12g	寄生 12g	夜交藤 18g	茯苓 10g
夏枯草 15g	葛根 15g	白芍 15g	丹参 15g
生山楂 15g	制首乌 12g	炒酸枣仁 24g	制远志 10g

7 剂，水煎服，日一剂。

二诊（2017 年 05 月 14 日）：患者头晕，睡眠较前改善，仍时感头痛，余平妥，自测血压在 140 ～ 150/90 ～ 100mmHg。舌质红，苔少，脉弦细。

原方加蔓荆子 12g，僵蚕 10g。继服 7 剂。

三诊（2017 年 05 月 21 日）：患者症状明显改善，睡眠改善，仅偶感头晕，无头痛。纳、眠可，小便调，大便偏干。舌质红，苔薄白，脉细。血压：136/82mmHg。处理：原方去石决明，加草决明 18g，继服 7 剂。

四诊（2017 年 05 月 28 日）：患者无明显不适，自测血压 138/88mmHg，嘱患者继服缬沙坦，中药原方 7 剂，隔日一剂。

后随访患者恢复情况，仅服缬沙坦降压，血压平稳，无明显不适。

按： 患者年过半百，阴气自半，烦劳过甚，导致肾精亏耗，肾阴虚损，既不能上充脑髓，兼济心火，又不能下涵肝木，肝肾阴虚，阴不制阳，以致肝阳上亢，上扰清窍，故见头痛眩晕，脑髓失养故健忘，心失滋养故失眠。舌质红、苔少、脉弦细，为肝肾阴虚之征。以滋水涵木为治则，法以平肝潜阳，滋肾宁心。方中天麻、钩藤、石决明平肝潜阳，牛膝、杜仲、寄生、制首乌滋补肝肾，葛根、白芍养阴生津，夜交藤、炒酸枣仁、制远志宁心安神，久病及络，常兼痰湿，故佐以茯苓养心安神，健脾渗湿，丹参活血兼以宁心，生山楂活血化瘀，祛痰化浊。全方平肝潜阳，滋肾宁心，切合病机，故疗效满意。细审董教授降压方中所用药物，天麻、钩藤、石决明、牛膝、杜仲、寄生、夜交藤、炒酸枣仁、葛根、丹参、生山楂的现代药理均有降压作用；制首乌、生山楂、炒酸枣仁有降血脂的作用。研究证实，在原发性高血压的早期即存在血行瘀滞的病理改变，瘀血证贯穿高血压始终，且影响预后；在常规治疗基础上加用活血化瘀的药物可以改善症状，提高降压疗效，故临床没有明显血瘀表现时，加入活血化瘀药物，可以提高疗效。所以基于此，董教授在方中加用了丹参、白芍、生山楂等活血化瘀的药物。纵观全方既使辨证切合病机，又使降压疗效确切，治疗针对性强，临床疗效方可达到满意。

案例 13

患者叶某某，男，49 岁。

主诉： 发作性头晕 7 年余。

初诊（2016 年 06 月 08 日）：患者 7 年前无明显诱因出现头晕，无明显视物旋转，伴恶心欲吐，自测血压 150/80mmHg，于当地医院就诊，服用硝苯地平缓释片后症状缓解。此后时有头晕发作，自测血压最高达 155/95mmHg，自服硝苯地平、卡托普利，血压控制在 142/95mmHg 左右。

现在患者仍时头晕，多于劳累时出现，无视物旋转，伴头胀痛，以太阳穴、颈枕部不适为主，视物有时模糊，无恶心呕吐，无肢体活动障碍，入夜腿抽筋，足发凉。纳食可，夜寐安，大小便正常。查体：血压 145/95mmHg，心率 70 次 / 分，律尚齐。舌质淡红，苔白根灰，脉沉细。既往体健。中医诊断：眩晕（肝阳上亢）。西医诊断：高血压病 1 级。治法：平肝潜阳，方用天麻钩藤饮加减。

处方：

天麻 20g	钩藤 15g^{（后入）}	石决明 30g^{（先煎）}	川芎 24g
益母草 15g	栀子 12g	首乌藤 15g	怀牛膝 30g
珍珠母 30g^{（先煎）}	桑寄生 30g	炒杜仲 30g	黄芩 10g
知母 12g	炒白术 15g	白芍 24g	乌梅 20g
密蒙花 12g	葛根 30g		

5 剂，水煎服，日一剂。

二诊（2016 年 06 月 13 日）：患者头晕、头胀痛较前减轻，四肢乏力减轻，未述明显心慌、心前区疼痛、胸闷等症。偶有咳嗽，咯白痰，咽干。纳眠可，二便调。舌质暗红，舌苔薄白，脉弦细。查体：血压 140/95mmHg，双肺呼吸音清，未闻及干湿性啰音，心率 82 次 / 分，律齐，双下肢不肿。前方去乌梅，加枸杞 12g、白蒺藜 15g 继服 7 剂。

三诊（2016 年 06 月 20 日）：患者头晕、头胀痛明显缓解，四肢乏力减轻。偶有咳嗽，咯白痰，咽干。纳眠可，二便调。舌质暗红，舌苔薄白，脉弦细。查体：血压 140 /90mmHg，双肺呼吸音清，未闻及干湿性啰音，心率 82 次 / 分，律齐，双下肢不肿。患者症状明显缓解，血压平稳，故原方继服 7 剂巩固疗效。

按：本患者的眩晕为虚实夹杂之证，表现为肝火上炎之上盛，和肝肾亏虚之下虚之证。上盛与下虚同时出现，下虚为本，上盛为标，肝肾阴亏为因，肝阳上亢为标。应注意此患者的肝阳上亢不是虚阳上亢，实证的表现较为明显。因患者素为阳火偏盛体质，加之年龄渐长，肾阴亏于下，不能有效制约偏亢之阳火为患，故表现为上盛下虚之候。治疗应清肝火与滋阴液同用。治疗中平肝潜阳之力可，二诊中加枸杞子滋阴补肾。患者血压偏高，时有头胀痛，故加白蒺藜平肝解郁，疗效颇佳。治疗注重整体辨证，肝之病变可及肾、脾、心、肺。本患者肝阴虚及肾虚，肝旺横逆脾胃，肝火盛扰心。治疗以调肝为主，兼以祛实，以求症状改善，待病症改善后再缓图其本。调肝又有平肝、镇肝、清肝、息肝、柔肝、补肝、疏肝等多种方法，兼以活血宁心，全方配伍合度，故疗效满意。

案例 14

潘某某，女，75 岁。

主诉：头晕、头胀 1 周。

初诊（2015 年 05 月 16 日）：患者近 1 周前无明显诱因出现头晕、头胀，无恶心、呕吐，无视物旋转，无肢体活动障碍。自测血压 175/95mmHg，自服氨氯地平、肠溶阿司匹林效不佳。现患者仍头晕。头胀，无恶心、呕吐，无视物旋转，无肢体活动障碍，无明显胸闷、心慌。纳食可，眠欠宁，二便调。查体：血压 170/100mmHg。双肺呼吸音粗，未闻及干湿性啰音，心率 70 次 / 分，律齐。神经系统查体：四肢肌力、肌张力正常，生理反射存在，病理反射未引出。舌红，苔白厚，脉弦数。既往有高血压病病史 5 年，血压最高达 180/100mmHg，平素口服依那普利降压，血压控制在 140 ～ 150/80 ～ 95mmHg。糖尿病病史 5 年，使用诺和灵 30R 控制血糖。辅助检查：空腹血糖 6.1mmol/L。中医诊断：眩晕（肝阳上亢，风痰上扰）。西医诊断：①高血压 3 级；② 2 型糖尿病。治法：平肝潜阳，祛痰化湿，方用天麻钩藤饮加减。

处方：

天麻 10g	僵蚕 10g	钩藤 12g^{（后入）}	草决明 15g
云苓 12g	杭芍 15g	清半夏 10g	陈皮 12g
炒枣仁 18g	远志 12g	白蔻 10g^{（后入）}	佩兰 10g
薏苡仁 24g	甘草 6g。		

5 剂，水煎服，日一剂。

忌肥甘厚腻、辛辣生冷。

二诊（2015 年 05 月 21 日）：患者头晕改善，无头胀，时感心慌。眠差，纳食可，二便调。舌质红，苔白，脉数。测血压 140/80mmHg。患者眠差，故加夜交藤养心安神，珍珠母 30g^{（先煎）}、龙齿 24g^{（先煎）}平肝潜阳、重镇安神。继服 7 付。

三诊（2015 年 05 月 28 日）：患者仍心慌阵阵，偶头晕，口干，出汗多，舌红，苔白，脉细。测血压 136/80 mmHg。患者汗出较多，故加煅牡蛎 30g^{（先煎）}、煅龙骨 30g^{（先煎）}、麻黄根 15g、浮小麦 30g 养阴平肝，宁心敛汗。

继服 7 付。

四诊（2015 年 06 月 05 日）：患者无头晕、心慌，出汗减少，纳眠可，二便调。舌质红，苔薄白，脉沉细。测血压 136/84mmHg。原方继服 7 付巩固疗效。

按：患者年过半百，阴气自半，肝肾阴虚，肝阳上亢，加之脾失健运，痰浊内生，肝风夹痰上蒙清窍，故头晕，头胀；舌红，脉弦数为肝阳上亢之象，苔白厚，为痰湿之征。方中平肝息风与健脾祛痰并用，急则治其标，以祛实为主。患者病机复杂，既有肝肾阴虚、脾虚健运之本虚，又有肝阳上亢、痰湿内阻之标实，治疗以祛实为主。但祛痰之品多温燥，所以痰湿症状改善后，阴虚加重，致心阴虚之心慌、汗出，继续在治疗平肝息风的基础上养阴宁心敛汗，症状渐向愈。临证病机多复杂多样，治疗须谨守病机，方可获效。

案例 15

林某某，男，66 岁。

主诉：阵发性头胀、头昏沉 1 月余。

初诊（2015 年 01 月 16 日）：患者近 1 月余来无明显诱因出现头胀，头昏沉，右侧面部及舌部麻木不适，伴视物模糊，于社区门诊部测血压 170/94mmHg，服用洛汀新治疗，效果不佳。现患者仍头胀，头昏沉，右侧面部及舌部麻木不适，伴视物模糊。无肢体活动障碍，无饮水呛咳，无胸闷、心慌，无心前区疼痛。纳眠可，二便调。查体：血压 174/92mmHg。双肺呼吸音粗，未闻及干湿性啰音，心率 85 次/分，律齐。神经系统查体：四肢肌力、肌张力正常，生理反射存在，病理反射未引出，右侧面部浅感觉减退。舌质暗红，舌苔薄白，脉弦。既往高血压病病史 10 年，血压最高达 220/100mmHg。近 10 天服贝那普利控制血压。辅助检查：空腹血糖 6.1mmol/L；颅脑 CT：腔隙性脑梗死。中医诊断：头痛（肝阳上亢，脉络瘀阻）。西医诊断：①脑梗死；②高血压病 3 级。治法：平肝潜阳，活血通络，方用天麻钩藤饮加减。

处方：

天麻 12g	钩藤 12g（后入）	石决明 30g（先煎）	杜仲 24g
牛膝 12g	桑寄生 12g	黄芩 12g	栀子 15g
益母草 12g	茯神 12g	夜交藤 12g	甘草 6g
全蝎 6g			

5 剂，水煎服，日一剂。

忌肥甘厚腻、辛辣生冷。

二诊（2015 年 01 月 21 日）：患者头胀、昏沉减轻，时视物模糊，无头晕，右侧面部及舌部麻木不适减轻，无胸闷、心慌。纳眠可，二便调。舌质暗红，舌苔薄黄，脉弦。测血压 150/90 mmHg。患者视物模糊，故中药加白蒺藜 12g 平肝祛风明目，夏枯草 30g、龙胆草 9g 清肝泻火，继服 5 剂。

三诊（2015 年 01 月 26 日）：患者头胀、昏沉明显减轻，视物模糊减轻，无头晕，右侧面部及舌部麻木不适减轻，口黏，无胸闷、心慌。纳眠可，二便调。舌质暗红，舌苔薄黄腻，脉弦。测血压 130/80 mmHg。口黏，舌苔黄腻，故加佩兰 12g、苍术 12g、生薏米 30g 健脾祛湿，继服 7 剂。

四诊（2015 年 02 月 03 日）：患者头胀、昏沉明显缓解，视物模糊减轻，无头晕，右侧面部及舌部麻木不适明显减轻，口黏减轻，无胸闷、心慌。纳眠可，二便调。舌质暗红，舌苔薄黄，脉弦。测血压 130/80 mmHg。患者病情明显缓解，故原方继服 7 剂。

药后患者诸症平妥，嘱患者清淡饮食，调节情绪，避免疾病复发。

按：本例患者病位在脑，与肝肾有关，该患者年四十而阴气自半，肾阴亏虚，肝脉失养，肝肾阴亏，阴不制阳，肝阳上亢，上扰清窍，故见头胀、头昏沉；肝风瘀血阻滞脉络，气机不利，故右侧面部及舌部麻木不适。舌质暗红，舌苔薄白，脉弦均为本证之象。方中天麻钩藤饮平肝息风，与活血通络息风之全蝎并用，疗效显著。治疗过程中出现口黏、舌苔黄腻等痰热症状，佐以清热化痰、健脾祛湿的佩兰、苍术、生薏米，随证治之，脾湿得去，肝风得息，血络得通，故诸症皆愈。患者病情较复杂，治疗时当根据辨证论治的原则，随证治之。临证病机多复杂多样，治疗须谨守病机，方可获效。

案例 16

患者杨某某，女，58 岁。

主诉：阵发性头晕、恶心 1 周。

初诊（2016 年 04 月 08 日）：患者 1 周前无明显诱因出现阵发性头晕，伴恶心欲呕，心慌。四肢乏力酸痛，疲乏困倦，自服硝苯地平缓释片（每次 20mg，每日两次），症状无明显改善。今日就诊，测血压 160/100mmHg，现患者头晕阵作，伴恶心欲呕，欲解大便，四肢乏力酸痛，时感心慌、心前区疼痛、胸闷，头胀头痛，困倦疲乏。偶有咳嗽咯白痰，时呃逆，夜间感双下肢烦乱不适。纳眠可，二便调。查体：血压 160/100mmHg，双肺呼吸音清，未闻及干湿啰音，心率 80 次/分，律齐，心音有力，各瓣膜听诊区未闻及病理性杂音。神经系统查体：四肢肌力、肌张力正常，生理反射存在，病理反射未引出。舌质暗红，舌苔薄黄，脉细弦。既往有高血压病病史 7～8 年，血压最高 230/120mmHg，未坚持服降压药。否认糖尿病、冠心病及脑血管病病史。心电图：大致正常。颅脑 CT：腔隙性脑梗死。中医诊断：眩晕（肝阳上亢）。西医诊断：①脑梗死；②高血压病 3 级。治法：平肝潜阳，滋阴息风，方用天麻钩藤饮加减。

处方：

天麻 12g	钩藤 12g（后下）	石决明 12g（先煎）	杜仲 24g
牛膝 12g	桑寄生 12g	黄芩 12g	栀子 15g
益母草 6g	茯神 12g	夜交藤 12g	甘草 6g
清半夏 12g	生地 12g	山萸肉 10g	

7 剂，水煎服，日一剂。

二诊（2016 年 04 月 15 日）：患者头晕较前减轻，恶心欲呕缓解。四肢乏力酸痛，时感心慌、心前区疼痛、胸闷，头胀头痛，困倦疲乏。偶有咳嗽咯白痰，时呃逆，夜间感双下肢烦乱不适。纳眠可，二便调。查体：血压 152/90mmHg，双肺呼吸音清，未闻及干湿啰音，心率 77 次/分，律齐。舌苔薄黄，舌质暗红，脉弦细。上方加木瓜 12g、鸡血藤 30g，继服 5 剂。

三诊（2016 年 04 月 20 日）：患者述头晕较前减轻，血压较前平稳，无恶心欲呕，四肢乏力酸痛减轻。时感心慌、心前区疼痛、胸闷，偶有头胀头痛，困倦疲乏。偶有咳嗽咯白痰，纳可，二便调。查体：血压 140/90mmHg，双肺呼吸音清，未闻及干湿啰音，心率 70 次/分，律齐。舌苔薄黄，舌质暗红，脉弦细。加黄芪 30g、蔓荆子 12g 继服 7 剂。

四诊（2016 年 04 月 27 日）：患者头晕、头胀、头痛明显缓解，四肢乏力减轻，无明显四肢酸痛感。心慌、心前区疼痛、胸闷等症均减。偶有咳嗽咯白痰，咽干，纳眠可，二便调。舌质暗红，舌苔薄微黄，脉弦细。查体：血压 140/90mmHg，双肺呼吸音清，未闻及干湿性啰音，心率 82 次/分，律齐，双下肢不肿。前方加麦冬 10g、玄参 10g，继服 7 剂。

按：本患者年过半百，肾气渐衰，肾阴不足，肝失所养，肝阴不足，阴不制阳，肝阳上亢，上扰清窍，故见头晕、头胀、头痛；肝火横逆犯胃，胃失和降，故见恶心欲呕、呃气；肝肾不足，经脉肢体失于濡养，故见四肢乏力酸痛；入夜阴气主时，阴血亏乏，肢体失养，故夜间感双下肢烦乱不适；精血不足，心脉失养，故见心慌、胸痛、胸闷。治疗选天麻钩藤饮为基础方剂，平肝潜阳，滋阴降火，肝肾之阴得复，则阳得阴制，眩晕症减。二诊时患者四肢乏力酸痛，故前方加木瓜 12g、鸡血藤 30g 平肝舒筋、活血通络，三诊时患者困倦疲乏，故前方加黄芪 30g 益气健脾；患者仍头晕，四肢酸痛，故加蔓荆子 12g 清利头目、除湿利关节，在原方基础上增强了益气健脾、活血利湿通络的作用，使诸症皆消，取得很好的临床疗效。治疗中平肝潜阳之力可，方药中应再增强滋阴补肾、养血柔肝之品，疗效可望更佳。

案例 17

周某某，女，67 岁。

主诉：头晕，心前区不适 1 周。

初诊（2015 年 09 月 05 日）：患者 1 周前生气后出现发作性头晕，无视物旋转，无恶心呕吐，时感心前区不适，胸闷，无心前区疼痛，偶有咳嗽，咳吐白痰。纳食可，眠可，二便调。查体：测血压 150/70mmHg，精神欠佳，双肺呼吸音粗，未闻及干湿性啰音。心率 71 次 / 分，律齐，心音可，各瓣膜听诊区未及病理性杂音。舌质暗红，苔薄白，脉弦、滑。既往冠心病病史 10 余年，高血压病病史 10 余年，支气管炎病史 6 年。心电图：ST-T 段改变。中医诊断：①眩晕（肝阳上亢、脉络瘀阻）；②胸痹（心血瘀阻）。西医诊断：①高血压病 2 级；②冠状动脉粥样硬化性心脏病。治法：平肝潜阳，祛痰通络，方用天麻钩藤饮加减。

处方：

天麻 12g	钩藤 15g（后下）	云苓 12g	牛膝 24g
石决明 15g（先煎）	橘红 12g	瓜蒌 15g	杭芍 15g
桔梗 12g	清半夏 12g	川贝 12g	连翘 12g
丹参 15g	山萸肉 12g	甘草 6g	

7 剂，水煎服，日一剂。

嘱患者调畅情志。

二诊（2015 年 09 月 12 日）：患者诉头晕较前减轻，仍有心前区不适，胸闷，无心前区疼痛。咳嗽减轻，时汗出。舌质暗红，苔薄白，脉弦滑。上方加平肝敛汗之品，加龙骨 18g^{（先煎）}，牡蛎 18g^{（先煎）}。继服 7 剂

三诊（2015 年 09 月 17 日）：患者诉头晕较前改善，无咳嗽咯痰，仍感憋气，心前区不适，颈部时有疼痛，纳食可。舌质暗红，苔薄白，脉弦滑。患者无咳嗽、咯痰，减桔梗，连翘，川贝。加重活血化瘀的力量，原方加赤芍 12g，桃仁 12g，红花 12g，元胡 15g，继服 7 剂。

四诊（2015 年 09 月 24 日）：患者诉头晕较前明显改善，无咳嗽咯痰，胸闷、憋气、心前区不适改善。舌质暗红，苔薄白，脉弦滑。患者症状明显缓解，继服 7 剂，巩固疗效。

按：患者患者年过半百，阴气自半，肝肾阴虚，肝阳上亢，上扰清窍，故见头晕，加之感受外邪，肺气失宣，胸中气机不利加重，口服发汗解表的药物，耗伤阴津，使肝肾阴虚更甚，故肝阳上亢加重。患者有咳嗽，咳吐白痰，苔白脉滑，为痰湿之征。方中平肝潜阳与健脾祛痰并用，急则治其标，以祛实为主。后期无咳嗽、咯痰，加重活血化瘀的力量，患者胸闷、憋气改善。患者病情较复杂，治疗时当根据辨证论治的原则，随证治之。临证病机多复杂多样，治疗须谨守病机，方可获效。

案例 18

潘某某，女，68 岁。

主诉：头晕、头胀 1 周。

初诊（2015 年 05 月 17 日）：患者近 1 周来无明显诱因自觉头晕、头胀，无恶心、呕吐，无视物旋转，无耳鸣、耳聋，无言语及肢体活动障碍，无心慌、胸闷，自服氨氯地平、肠溶阿司匹林效不佳，遂来诊。现患者仍时感头晕、头胀，无恶心、呕吐，无视物旋转，无肢体活动障碍。纳食可，眠欠宁，二便调。舌红，苔白厚，脉弦数。查体：血压 170/100mmHg，精神差，双肺呼吸音粗，双肺未闻及干湿性啰音。心率 71 次 / 分，律齐，各瓣膜听诊区未闻及病理性杂音。既往有高血压病病史 5 年，最高血压 180/100mmHg，口服依那普利、氨氯地平片降压，平素血压在 140～150/80～95mmHg。糖尿病病史 5 年，使用诺和灵 30R 控制血糖。颅脑 CT：未见明显异常。心电图：大致正常心电图。空腹血糖 6.1mmol/L。中医诊断：眩晕（肝阳上亢，风痰上扰）。西医诊断：①高血压病 3 级；②2 型糖尿病。治法：平肝潜阳，祛痰化湿，处方：天麻钩藤饮加减。

天麻 10g	僵蚕 10g	钩藤 12g^(后下)	草决明 15g
云苓 12g	杭芍 15g	清半夏 10g	陈皮 12g
枣仁 18g	远志 12g	白蔻 10g^(后下)	佩兰 10g
薏苡仁 24g	甘草 6g		

7 剂，水煎服，日一剂。

二诊（2015 年 05 月 24 日）：患者诉头晕减轻，无头胀，时感心慌，眠差，纳食可，二便调。舌质红，苔白，脉弦。原方去白蔻 10g，佩兰 10g，薏苡仁 24g，加珍珠母 18g^{（先煎）}，龙齿 24g^{（先煎）}，枸杞 15g，夜交藤 18g，草决明 24g，平肝镇肝兼以养阴宁心。测血压 140/80mmHg。继服 7 剂。

三诊（2015 年 06 月 01 日）：患者诉仍心慌阵阵，偶头晕，口干，出汗多，舌红，苔白，脉弦细。测血压 136/80 mmHg。上方加麻黄根 15g，浮小麦 30g 五味子 10g，养阴平肝，宁心敛汗。继服 7 剂。

四诊（2015 年 06 月 08 日）：患者诉无头晕、心慌，出汗减少，纳眠可，二便调。舌质红，苔薄白，脉沉细。测血压 136/84mmHg。

按：患者年过半百，阴气自半，肝肾阴虚，肝阳上亢，加之脾失健运，痰浊内生，肝风夹痰上蒙清窍，故头晕、头胀；舌红，脉弦数为肝阳上亢之象，苔白厚为痰湿之征。方中平肝息风与健脾祛痰并用，急则治其标，以祛实为主。患者病机复杂，既有肝肾阴虚、脾虚健运之本虚，又有肝阳上亢、痰湿内阻之标实，治疗以祛实为主。但祛痰之品多温燥，所以痰湿症状改善后，阴虚加重，至心阴虚之心慌、汗出，继续在治疗平肝息风的基础上养阴宁心敛汗，症状渐向愈。临证病机多复杂多样，治疗须谨守病机，方可获效。

案例 19

王某某，男，70 岁。

主诉：头晕 5 个月。

初诊（2016 年 05 月 18 日）：患者 5 个月前突发头晕，左侧上下肢活动不利，在当地医院确诊为脑梗死，住院 2 周。经治疗，患者左上肢、下肢活动较前灵活，左上肢活动尚可，左下肢走路拖地，时头晕，健忘，反应略迟，语言尚可，有时左口角流涎。夜寐差，纳食可，大便困难，4 ~ 5 日 1 次，小便可。舌质红苔薄白，脉沉。查体：血压 150/80mmHg，神志清，精神差。双肺呼吸音粗，双肺未闻及干湿啰音，心率 80 次 / 分，律齐，心音有力，各瓣膜听诊区未及病理性杂音，腹壁软，无压痛，无反跳痛，肝脏未触及，脾脏未触及，左侧肢体肌力4级，肌张力正常，右侧肢体肌力肌张力正常。左侧Babinski征（+-），Oppenheim征（-），Gordon征（-）。既往高血压病病史1年余，最高血压185/145mmHg，现服降压药治疗。心电图：大致正常心电图。中医诊断：眩晕（肝阳上亢）。西医诊断：①脑梗死（恢复期）；②高血压病3级。治法：平肝潜阳，滋阴息风。处方：天麻钩藤饮加减。

石决明15g^{（先煎）}	钩藤12g	天麻30g	益母草15g
炒栀子12g	首乌藤30g	酒大黄9g	怀牛膝30g
珍珠母30g	桑寄生30g	炒杜仲15g	黄芩10g
石菖蒲15g	郁金15g	胆南星9g	竹茹12g

7剂，水煎服，日一剂

二诊（2016年05月18日）：患者头晕较前减轻，左上肢、下肢活动较前灵活，健忘，反应略迟，语言尚可，有时左口角流涎。夜寐差，纳食可，大便困难，小便可。查体：血压152/90mmHg，舌质红苔薄白，脉沉。上方加生大黄6g，继服7剂。

三诊（2016年05月28日）：患者头晕较前明显减轻，左上肢、下肢活动较前灵活，语言尚可，视物模糊，夜寐差，纳食可，大便干，小便可。前方去蔓荆子，加枸杞12g继服7剂。

四诊（2016年06月08日）：患者头晕较前明显减轻，左上肢、下肢活动较前灵活，语言尚可，视物模糊减轻，夜寐差，纳食可，二便可。

按：本患者的眩晕为虚实夹杂之症，表现为肝火上炎之上盛，和肝肾亏虚之下虚之证。上盛与下虚同时出现，下虚为本，上盛为标，肝肾阴亏为因，肝阳上亢为标。应注意此患者的肝阳上亢不是虚阳上亢，实症的表现较为明显，因患者素为阳火偏体质，加之年龄渐长，肾阴亏于下，不能有效制约偏亢之阳火为患，故表现为上盛下虚之候。治疗应该清肝火与滋阴液同用。治疗中平肝潜阳之力可，方药中应再增强滋阴补肾、养血柔肝之品，疗效可望更佳。

第五节　血府逐瘀汤案（《医林改错》）

案例 1

彭某某，女，56 岁。

主诉：突发头晕 10 余年，加重 1 个月。

初诊（2017 年 02 月 14 日）：患者 10 余年前，无明显诱因出现突发头晕，未经系统治疗，近 1 个月症状加重，伴头痛、耳鸣、急躁易怒，时有一过性针刺样胸前疼痛。舌暗红苔薄白，脉涩。既往高血压病病史 10 余年，最高收缩压 170mmHg。脑 CT：未见明显异常。心电图：T 波异常改变，窦性心动过速。中医诊断：①眩晕（瘀血内结、脉络瘀阻证）；②胸痹（气滞血瘀证）。西医诊断：①高血压病 2 级；②冠状动脉粥样硬化性心脏病。治法：活血化瘀，行气止痛，方用血府逐瘀汤加味。

处方：

川芎 30g	桃仁 9g	当归 9g	生地 12g
红花 9g	赤芍 9g	川牛膝 9g	桔梗 6g
炙甘草 6g	枳壳 15g	柴胡 12g	延胡索 24g
川楝子 12g	荜茇 9g	麦冬 15g	砂仁 6g（后入）
木香 6g			

7 剂，水煎服，日一剂。

忌滋腻厚味。

二诊（2017 年 02 月 21 日）：患者服药后，头晕较前稍减轻，偶有心前区及后背胀痛，述乏力。诊其脉细滑，舌暗红，脉涩。患者述乏力，此为气虚之证，故在原方的基础上加黄芪 18g 以益气健脾。继服 10 剂。

三诊（2017 年 03 月 03 日）：患者头晕大减，偶有胸部刺痛，乏力较前减轻。舌质暗红，苔薄白，脉沉细。测血压 120/76mmHg。瘀滞之象未尽，但夜寐稍差，加栀子 9g 清热除烦、酸枣仁 15g 以宁心安神，仍有胸痛加瓜蒌 9g 宽胸散结，巩固疗效，继服 14 剂。

药后舌净，诊之脉和缓，血压 120/80mmHg。诸症消失。

按：本案所患之眩晕，患者中年女性，平素气机运行不畅，瘀血内结，脉络瘀阻，清阳不升，浊阴不降而发，瘀阻心脉故胸痛，治疗当活血化瘀，行气止痛，取血府逐瘀汤为临床常法。因有肝郁气滞、脾胃气虚，故加川楝子、砂仁、木香以清肝解郁、健脾和胃，加瓜蒌加强宽胸散结之力；肝郁化火扰乱心神，加栀子清心除烦。而后患者夜寐不能安，故以酸枣仁宁心安神，遂头晕得解。诚如明代虞抟则发先人之未发，首次提出了"瘀血致眩"，他认为很多因素均可形成瘀血，瘀血闭阻心络可以导致眩晕，其在《医学正传》中说道："外有因呕血而眩冒者，胸中有死血迷闭心窍而然"，开创了瘀血致眩之理论。董教授治疗眩晕、胸痹合并病，常辨证有瘀血阻滞，故用血府逐瘀汤加减而取效。

案例2

陈某某，女，68岁。

主诉：阵发性头晕10天。

初诊（2017年09月25日）：患者10天前因情绪激动出现头晕，并伴有天旋地转感，休息后可缓解，轻度恶心、未呕吐，伴胸闷胀痛，无心慌，无颈部僵紧不适感。时口苦、口不干，纳少，眠可，二便调。舌质暗红，苔薄白，唇暗，脉弦。查体：血压150/90mmHg，既往高血压病病史20余年，脑梗死病史10年。颅脑CT：腔隙性脑梗死。心电图：未见明显异常。中医诊断：眩晕（瘀血内结、脉络瘀阻证）。西医诊断：①脑梗死；②高血压病1级。治法：活血化瘀，疏肝行气，方用血府逐瘀汤加味。

处方：

桃仁9g	当归12g	生地12g	川芎24g
赤芍12g	甘草3g	陈皮12g	砂仁6g
红花9g	枳壳12g	桔梗9g	牛膝9g
柴胡9g			

7剂，水煎服，日一剂。饮食忌辛辣生冷。

二诊（2017年10月02日）：服药后，翌晨患者头晕减轻，无天旋地转感，无头昏沉，食欲好转，胸胁胀痛减轻。诊其脉弦，舌红苔薄白。患者诉时乏力，眠多，此为气虚之证明显，故在原方的基础上加黄芪18g以益气健脾。继服10剂。

三诊（2017年10月12日）：患者头晕明显减轻，食欲较前好转，无头痛，无胸胁胀痛，乏力减轻，口唇淡红，舌质淡红，苔薄白，脉弦。测血压

120/80mmHg。此气滞血瘀之象大减，遂仍以上方继服 14 剂。

药后诊之脉和缓有力，血压 125/75mmHg，诸症消失。

按：本案所患之眩晕，老年女性，平素急躁易怒，情志失常，故致气滞血瘀，阻于胸中，清窍失养，故而引发眩晕。正如明代王绍隆《医灯续焰》曰："眩晕者，多属诸风，又不独一风也，有因于火，有因于痰，有因于死血者……有因于虚者，死血则脉凝泣，而眩晕生焉。"南宋杨士瀛《仁斋直指方》"气有一息之不运，则血有一息之不行"，故气滞则血凝。因此本案选用疏肝理气、活血化瘀之血府逐瘀汤。方中桃仁活血行滞而润燥，为君药。赤芍、川芎、红花助君药活血祛瘀；牛膝活血通经，祛瘀止痛，共为臣药。生地、当归养血益阴，清热活血；甘草调和诸药，亦为使药。合而用之，使诸症痊愈。因患者纳食欠佳，纳少脾胃气虚，加陈皮、砂仁以行气健脾。二诊时患者头晕、胸痛减轻，显乏力之象，故加黄芪以益气健脾，寓补气行血之义。全方行气解郁、补气活血，从而血脉畅通、清窍得养，服用该方后诸症得愈。

案例 3

李某某，女，63 岁。

主诉：阵发性胸闷 1 天。

初诊（2015 年 07 月 03 日）：患者 1 天前餐后出现胸闷，无胸痛，无心慌，持续约 5 分钟后自行缓解。此后时有上症发作，多于活动后出现，自服复方丹参滴丸效不佳。现患者仍时胸闷，多于活动后出现，时汗出，无心慌，无心前区疼痛，周身乏力，气短，时头晕、头痛。纳眠可，二便调。查体：血压 150/90mmHg，双肺呼吸音清，未闻及干湿性啰音，心率 68 次 / 分，率齐。舌质暗红，苔薄黄，脉弦滑。既往糖尿病病史 9 年，平素口服二甲双胍、格列美脲，血糖控制不佳。辅助检查：即时血糖 19.3mmol/L，心电图示 T 波改变。中医诊断：胸痹（气滞血瘀）。西医诊断：①冠状动脉粥样硬化性心脏病；②2 型糖尿病。治法：行气活血。方用血府逐瘀汤加减。

处方：

桃仁 12g	红花 12g	川芎 24g	赤芍 12g
当归 12g	柴胡 12g	牛膝 12g	枳壳 12g
地龙 10g	元胡 25g		

3 剂，水煎服，日一剂。

忌肥甘厚腻、辛辣生冷。

二诊（2015年07月06日）：患者胸闷较前减轻，无胸痛，无心慌，发作次数较前减少。口干，纳眠可，二便调。舌质暗红，苔薄黄，脉弦滑。患者口干，中药加麦冬15g滋阴清热，丹参18g凉血活血，继服5剂。

三诊（2015年07月11日）：患者胸闷明显减轻，无胸痛，无心慌，头晕较前减轻，发作次数较前减少。口干，乏力、气短，纳眠可，二便调。舌质暗红，苔薄黄，脉弦滑。患者乏力、气短，存在气虚表现，故加黄芪30g、云苓12g益气健脾，继服7剂。

四诊（2015年07月18日）：患者无胸闷，无胸痛，无心慌，口干减轻，乏力、气短减轻，无头晕。纳眠可，二便调。舌质暗红，苔薄黄，脉弦滑。患者症状基本缓解，原方7剂继服巩固疗效。

按：此患者从气滞血瘀辨证施治，以实证为主要表现。胸痹治疗中应注重调理气血，标本兼顾，急则治其标，缓则治其本。病初气血瘀滞较重，以宽胸散结、活血通脉为主治其标，辅以扶正固本；待气血疏通，则以固本益气治本。气滞血瘀之胸痹为临床常见证型，只要辨证准确，治疗及时，往往疗效满意。患者气滞血瘀，脉络不通，兼之正气不足，气血不能上荣于清窍，清窍失养，故发头晕。服上方后气血得通，清窍得养，故头晕缓解。胸痹之为病，总属本虚标实之证，辨证当首先掌握虚实，分清标本。对本患者而言，以标实为主，即气滞血瘀、阻滞脉络为主要矛盾，故治疗时应以行气活血为主要治法，但同时也必须兼顾本虚的情况。本患者本虚为气虚，故存在乏力、气短等症状，在胸闷症状明显减轻、气滞血瘀征象明显改善的情况下，要同时益气以推动血行。本病例加减得当，效果颇佳。

案例4

赵某某，女，79岁。

主诉：胸闷、心慌、心前区疼痛5天。

初诊（2016年03月07日）：患者5天前无明显诱因出现胸闷、心慌阵作，多于活动后发生，偶有心前区疼痛，短时可自行缓解。偶感头晕，偶有左侧口角跳动、麻木，查心电图示：T波改变。现患者胸闷、心慌阵作，活动后明显，偶感头晕，无明显头痛，无恶心呕吐，偶有心前区疼痛，短时可自行缓解，夜间睡眠有时憋醒。口干，咽干痒，偶咳无痰，耳鸣，语言流利，四肢活动灵活。纳食可，眠差，二便调。查体：血压130/70mmHg，双肺呼吸音略粗，双肺未闻及干湿性啰音，心率 64 次 / 分，律齐，心音有力，各瓣膜听诊区未及病理性杂音，双下肢无浮肿。神经系统：四肢肌力、肌张力正常，生理反射存在，病理反射未引出。舌质暗，舌尖部有瘀点，舌苔黄燥，脉象弦涩。既往有高血压病病史 3 年，收缩压最高 180mmHg，现服左旋氨氯地平；冠心病病史 10 余年，"早搏"病史 8 月，现服山苏、丹参滴丸；脑梗死病史 8 月。心电图：T 波异常改变；颅脑 CT：腔隙性脑梗死。中医诊断：①胸痹（心血瘀阻）；②眩晕（瘀血内结、脉络瘀阻证）。西医诊断：①冠状动脉粥样硬化性心脏病 不稳定型心绞痛；②高血压病 3 级；③脑梗死。治法：活血化瘀，通脉止痛。方用血府逐瘀汤加减。

处方：

桃仁 12g	红花 12g	赤芍 12g	生地 24g
川芎 6g	当归 15g	柴胡 12g	枳壳 12g
牛膝 12g	郁金 12g	玉竹 12g	炙甘草 6g
丹参 15g	炒枣仁 18g	栀子 9g	

5 剂，水煎服，日一剂。

忌肥甘厚腻、辛辣生冷。

二诊（2016 年 03 月 12 日）：患者心前区疼痛程度减轻，仍感胸闷、心慌阵作，活动后明显。偶感头晕，无头痛，恶心呕吐，口干减轻，咽干痒，偶咳无痰，耳鸣，纳食可，眠差，二便调。查体：血压 135 /70mmHg，舌质暗，舌苔白燥，脉弦细。患者口干，咽干痒，故中药前方去栀子、川芎，加菊花 12g、麦冬 12g、枸杞 15g、桔梗 9g 以滋阴、清热、利咽，继服 4 剂。

三诊（2016 年 03 月 16 日）：患者未述胸痛，胸闷、心慌阵作较前好转，偶感头昏头晕，无头痛，无恶心，未述夜间睡眠有憋醒情况。无明显口干咽痒，耳鸣，纳食可，睡眠多梦，二便调。舌质暗红，舌苔白，脉弦。患者病情好转，前方去玉竹，加天麻 12g、蔓荆子 12g 平肝息风，继服 3 剂。

四诊（2016 年 03 月 19 日）：患者未述胸痛，胸闷、心慌阵作较前减轻，仅在活动或情绪波动后偶有发生，头昏头晕已不明显，无头痛，无口干，咽痒，耳鸣减轻，纳食可，睡眠质量较前改善，二便调。查体：血压 125 /70mmHg，双肺呼吸音略粗，双肺未闻及干湿性啰音，心率 68 次 / 分，双下肢无浮肿，舌质暗红，舌苔薄白，脉弦。患者病情明显好转，继服上方 7 剂隔日一剂巩固疗效。

按：本例患者有冠心病史多年，加之近几年血压升高更加重了冠心病的进程，久病入络，瘀血内生，瘀血结于胸中，故见胸痛、胸闷、心慌，气滞血瘀，阻于胸中，清窍失养，故而引发眩晕，即王清任所称"胸中血府血瘀"之证。瘀血阻滞经脉，气机运行不畅，气不行血，反过来加重瘀血病变，形成恶性循环，使病情益重。选自王清任《医林改错》之血府逐瘀汤，活血祛瘀，行气止痛。既行血分瘀滞，又解气分郁结，活血而不耗血，祛瘀又能生新，可瘀去气行，血脉通畅。患者因血瘀日久，郁热内生，伤气耗阴，出现苔黄燥、口干、咽干痒、干咳、耳鸣、头晕等肺肾阴虚之证，及心神失养的失眠多梦等症，则随证加减滋阴清热、清利头目、养心安神之药，诸症可愈。本例患者同时患有多种疾病，病情较为复杂，然多种病患归根到底都可责之于瘀血为患。瘀血不除，百病由生，瘀血不去，新血不生。血府逐瘀汤原治胸中血瘀诸证。现今心内科临床常用于治疗冠心病心绞痛属血瘀气滞者，只要辨证准确，每每效果颇佳，本病例在此方基础上加减运用颇为得当。

案例 5

樊某某，女，68 岁。

主诉：胸痛、胸闷反复发作 2 年余，加重 1 周。

初诊（2016 年 12 月 08 日）：患者 2 年前因劳累时作胸痛、胸闷，就诊于附近医院，诊断为"冠心病"，口服硝酸酯类药物、阿司匹林等好转。后症状反复发作。1 周前患者因劳累，又感时有胸痛、胸闷，每次发作持续 5 分钟左右，含服速效救心丸后可缓解。今来诊，患者时有发作性胸痛、胸闷，全身乏力，偶心慌，纳食一般，眠欠安，大小便正常。舌质暗红，舌苔薄白，脉细弦。查体：血压 160/80mmHg。患者老年女性，神志清，精神差。双肺呼吸音粗，双肺未闻及干湿啰音，心率 90 次/分，律齐，心音有力，各瓣膜听诊区未及病理性杂音。既往高血压病病史 7 年，血压最高180/120mmHg，平素服用拜新同控制血压。心电图：ST-T 异常改变，偶发室性早搏。中医诊断：胸痹（气滞血瘀）。西医诊断：①冠状动脉粥样硬化性心脏病 心绞痛；②高血压病 3 级。治法：活血化瘀，通络止痛。处方：血府逐瘀汤加减。

处方：

红花 9g	当归 9g	生地 12g	川芎 24g
赤芍 10g	川牛膝 9g	桔梗 6g	炙甘草 6g

枳壳 9g	柴胡 12g	桃仁 9g	醋延胡索 15g
桂枝 12g	荜茇 15g		

7剂，水煎服，日一剂。

二诊（2016年12月15日）：患者胸痛、胸闷程度减轻，发作次数减少。仍乏力，轻度口干，心慌减轻。纳食一般，睡眠较前好转，大小便正常。舌红，苔薄白，脉沉细。脉络瘀滞较前减轻，仍有气虚，日久致津液不足，需加强益气养阴之效。前方中加黄芪15g、麦冬15g以增益气养阴扶正之效，继服7剂。

三诊（2016年12月22日）：患者近1周无胸痛发作，胸闷程度减轻，无口干，无心慌。纳食可，仍有时难以入眠，大小便正常。舌红，苔薄白，脉沉细，较前有力。气虚血瘀较前缓解，需继续巩固疗效。患者有时难以入睡，增安神之剂，故前方中加夜交藤18g，龙齿24g，增安神宁心之效。继服7剂。

按：患者年过半百，肝肾渐亏，正气渐虚，气虚血行不畅，心脉瘀阻，不通则痛，发为胸痹。治当益气活血，通络止痛。胸痹之为病，总属本虚标实之证，辨证当首先掌握虚实，分清标本。对本例患者而言，以标实为主，即气滞血瘀，阻滞脉络为主要矛盾，故治疗时应以行气活血为主要治法，但同时也必须兼顾本虚的情况。本虚为气虚，故患者存在乏力、气短等症状，在胸闷症状明显减轻、气滞血瘀征象明显改善的情况下，要同时益气以推动血行。本病例加减得当，效果颇佳。

第六节 镇肝息风汤案 （《医学衷中参西录》）

案例1

靳某某，女，65岁。

主诉：反复头晕10天。

初诊（2018年03月10日）：患者10天前无明显诱因出现头晕，伴听力下降，时有头胀痛、心前区疼痛不适及右手麻木，周身乏力，偶有心慌、胸闷。纳眠尚可，大便不成形，小便黄。舌质暗红，苔少，脉弦滑。查体：血压118/58mmHg。既往颈椎病病史8年，血脂偏高1年。心电图：正常心电图。中医诊断：眩晕（阴虚阳亢，脉络瘀阻证）。西医诊断：①颈椎病；②高脂血症。治法：滋阴潜阳，活血化瘀，方用镇肝息风汤合桃红四物汤加减。

处方：

怀牛膝 30g	代赭石 30g^{（先煎）}	龟板 18g^{（先煎）}	生牡蛎 12g^{（先煎）}

怀牛膝 30g　　代赭石 30g^{（先煎）}　　龟板 18g^{（先煎）}　　生牡蛎 12g^{（先煎）}

玄参 12g　　天冬 9g　　生龙骨 12g^{（先煎）}　　白芍 12g

茵陈 12g　　麦芽 12g　　川楝子 12g　　川芎 18g

桃仁 12g　　红花 12g　　赤芍 12g　　当归 12g

生地 12g　　炙甘草 6g　　全蝎 6g　　天麻 24g

三七粉 6g^{（冲）}

3 剂，水煎服，日一剂。

忌生冷油腻、海鲜辛辣。

二诊（2018 年 03 月 13 日）：服药后，患者头晕较前减轻，仍有听力下降，头胀痛缓解，偶有心前区疼痛不适，右手麻木减轻，乏力减轻。纳眠尚可，大便不成形，小便黄。舌质暗红，苔少，脉弦滑。上方去桃仁之润下，加磁石 15g 平肝潜阳、聪耳明目。继服 3 剂。

三诊（2018 年 03 月 16 日）：服药后，患者头晕、头胀痛大减，听力稍有好转，患者 1 天前因情志不畅，出现心前区刺痛，头昏沉。舌暗红，苔薄白，脉弦。中药前方去川楝子之苦寒，川芎加量至 30g，加香附 12g 活血行气。继服 3 剂。

四诊（2018 年 03 月 19 日）：服药后，患者诉诸症平妥，时有头晕，听力较前明显好转，嘱患者继服上方，10 剂而愈。

按：该患者年过花甲，平素肝肾阴虚，肾水无以滋养肝阳，致肝阳上亢，阴虚不足以载血，血行涩滞形成血瘀。清代李用粹《证治汇补·上窍门·眩晕》："以肝上连目系而应于风，故眩为肝风，然亦有因火，因痰，因虚，因暑，因湿者。"此证因肝肾阴虚而成肝风，治以滋阴潜阳、活血化瘀之镇肝息风汤合桃红四物汤加减。方中重用牛膝、代赭石，牛膝善引血下行，可降随风上逆的血因而下行，令血不至瘀于上，代赭石重镇，平上逆之肝风，龟板滋阴潜阳，白芍养血柔肝缓肝风之急，玄参、天冬善养阴而清热，生龙骨、生牡蛎滋阴潜阳，川楝子、茵陈、麦芽条达肝气之郁滞，清泄肝阳有余之热，川芎、香附活血行气，桃仁、红花、赤芍、三七粉散瘀止痛，当归养血活血，生地清热凉血，天麻平肝息风，全蝎通络止痛，甘草调和诸药。全方滋阴潜阳、活血化瘀、息风通络，使肝阳得降，瘀血得行，清窍得养，故眩晕、头胀、胸痛得解。

第七节　滋生青阳汤案（《医醇賸义》）

案例 1

黄某某，女，46 岁。

主诉：阵发性头晕 1 周。

初诊（2017 年 05 月 23 日）：患者 1 周前因情绪激动出现阵发性头晕，伴头胀痛，耳鸣，睡眠多梦，无恶心呕吐。舌尖红苔薄黄，脉弦数。查体：血压 165/95mmHg，既往高血压病病史 6 年。脑 CT：未见明显异常。中医诊断：眩晕（肝阳上亢证）。西医诊断：高血压病 2 级。治法：滋阴潜阳、平肝息风，方用滋生青阳汤加减。

处方：

白芍 15g	生地 24g	丹皮 24g	青黛 3g^{（冲）}
石斛 24g	天麻 20g	柴胡 12g	桑叶 9g
菊花 12g	生石决明 30g^{（先煎）}		

3 剂，水煎服，日一剂。

忌滋腻厚味。

二诊（2017 年 05 月 26 日）：服药后，患者诸症减轻，翌日头晕稍减轻，头胀痛减轻，无恶心呕吐，睡眠较前改善，述近几日觉口干口苦。诊其脉弦数，舌红苔薄黄。综上，可在滋阴潜阳，平肝息风的基础上少佐麦冬 15g、乌梅 12g 滋阴润燥。继服 15 剂。

三诊（2017 年 06 月 12 日）：患者头晕明显减轻，稍感头胀痛，睡眠明显改善，口干口苦减轻。舌质红，苔薄白，脉弦微数。测血压 145/90mmHg。结合上述症状，可仍以滋生青阳汤，剂量减半以巩固疗效。继服 15 剂。

药后舌净，诊之脉和缓，血压 133/80mmHg。诸症消失。

按：滋生青阳汤出自清代费伯雄《医醇賸义》有云"壮水制火究竟苦寒太过，徒伤胃气，水亦无以滋生，不如用介类潜阳生精益髓为妥"。本案所患之眩晕，患者长期情志失常，恼怒过度，而致肝阳亢盛，风阳上扰清空，故头晕。方中重用养肝血、补肾阴之白芍、生地、当归共为君，诚如南宋陈自明《妇人良方》中"治风先治血，血行风自灭"。石斛、麦冬滋水涵木；天麻、石决明定眩息风为臣药，丹皮、青黛清热凉血，野菊花、桑叶清利头目，柴胡疏肝解郁共为佐药，全方共奏凉血清肝、养血柔肝、平肝疏肝之功效。

案例 2

李某某，男，37 岁。

主诉：发作性头晕 3 个月。

初诊（2018 年 03 月 20 日）：患者于 3 个月前无明显诱因出现发作性头晕，伴头沉，时有头胀痛，耳鸣，口苦，口干欲饮，颈项僵紧不适，心烦易怒，时有气短，偶有心慌胸闷。纳可，眠欠安，大便干，每日一行，小便可。舌红苔薄白，脉弦细。查体：血压 148/100mmHg，既往高血压病病史 1 年余。颅脑 CT：腔隙性脑梗死。中医诊断：眩晕（肝阳上亢证）。西医诊断：①脑梗死；②高血压病 2 级。治法：滋阴潜阳、平肝息风，方用滋生青阳汤加减。

处方：

丹皮 24g	麦冬 12g	水牛角 30g	桃仁 10g
红花 10g	川芎 20g	石斛 24g	石决明 30g（先煎）
天麻 18g	柴胡 12g	珍珠母 30g（先煎）	生地 12g
决明子 15g	炒山楂 15g	葛根 30g	钩藤 12g（后入）
白芍 15g	牛膝 15g		

3 剂，水煎服，日一剂。

忌恼怒急躁，忌肥甘醇酒。

二诊（2018 年 03 月 23 日）：服药后，患者诉头晕明显减轻，偶有头胀痛、头沉、耳鸣、口苦、口干，颈项不适缓解。纳眠尚可，大便干改善，小便可。舌红苔薄白，脉弦细。测血压：140/96mmHg。因耳鸣口苦口干为肝火旺，上方加夏枯草 12g、栀子 12g 清热泻火。继服 7 剂。

三诊（2018 年 03 月 30 日）：服药后，患者头晕、头胀痛大减，耳鸣、口苦、颈项不适明显减轻，纳眠尚可，大便干好转，小便可。舌红苔薄白，脉弦细。测血压：130/90mmHg。患者诉近 3 天因饮食不节出现胃脘胀满不适，加木香 6g、白蔻 6g、陈皮 12g 燥湿行气。继服 7 剂。

服药后诸症平妥，血压控制稳定，头晕、头胀痛症状基本好转，无其他不适。

按：该患者忧郁恼怒太过，肝失条达，肝气郁结，气郁化火，肝阴耗伤，风阳易动，上扰头目，发为眩晕。《素问·至真要大论篇》："诸风掉眩，皆属于肝。"《临证指南医案》华岫云按："头为六阳之首，耳目口鼻，皆系清空之窍，所患眩晕者，非外来之邪，乃肝胆之风阳上冒耳，甚则有昏厥跌仆之虞。其症有夹痰、夹火、中虚、下虚、治胆、治胃、治肝之分。"本案乃肝阳风火上扰清窍所致头晕，当给予滋阴潜阳、平肝息风之资生青阳汤加减。方中丹皮、桃仁、红花、川芎、炒山楂活血化瘀，生地、水牛角滋阴清热，麦冬、石斛滋阴，石决明、天麻、珍珠母、钩藤平肝潜阳，柴胡疏肝解郁，决明子清热通便，葛根舒筋通脉，白芍柔肝止痛，牛膝滋补肝肾。二诊见肝火旺盛，加夏枯草、栀子清热泻火。三诊脾胃不和，加木香、白蔻、陈皮健脾行气。综合全方，肝阳得以平和，肝之阴阳调和，故疾病可愈。

第八节　滋水清肝饮案（《医宗己任编》）

案例 1

王某某，女，54 岁。

主诉：阵发性头晕 2 个月。

初诊（2016 年 11 月 29 日）：患者于 2 个月前无明显诱因出现阵发性头晕，伴头痛，活动后加重，双下肢沉重无力，夜眠梦多，早醒，善太息，胁满胀，月经不规律，舌红苔白脉沉细。查体：血压 125/90mmHg，既往颈椎病病史 3 年。脑 CT：未见明显异常。中医诊断：眩晕（肾虚肝郁证）。西医诊断：高血压病 1 级。治法：滋阴养血、清热疏肝，宁心安神。方用滋水清肝饮加减，并兼以针药并施。

选穴：针刺取穴以局部取穴与辨证取穴相结合，取太溪、太冲、三阴交、神门等穴，每日一次，针用补法。针刺 7 天。

处方：

山萸肉 9g	牡丹皮 15g	茯苓 15g	泽泻 24g

柴胡 12g	白芍 12g	炒栀子 12g	当归 12g
山药 12g	首乌藤 30g	白薇 30g	酸枣仁 30g
生大黄 6g^(后入)	熟地黄 12g	生地黄 12g	

15 剂，水煎服，日一剂。忌滋腻厚味。

二诊（2016 年 12 月 15 日）：服药后，患者自觉头痛减轻，头晕亦觉减轻。时感心烦、烘热、汗出，双下肢沉重乏力，夜眠梦多。诊其脉沉细，舌红苔白。此为阳气躁动，心火炽盛，肝郁化火，遂宜在滋阴养血、清热疏肝的基础上少佐生龙骨 30g、生牡蛎 30g 以平肝潜阳、重镇安神。继服 15 剂。

选穴：针刺在原有穴位基础上加曲池、大椎、合谷等穴。针刺 7 天。

三诊（2017 年 01 月 02 日）：头晕大减，稍感头痛，仍觉五心烦热、胸胁胀痛。舌质红，苔白，脉沉细。测血压 124/80mmHg。此为痰火扰心，遂仍以滋水清肝饮，另佐以黄连 6g、丹参 15g、炙远志 9g 以清心除烦，剂量减半以巩固疗效。继服 15 剂。

药后舌净，诊之脉和缓，血压 115/85mmHg。诸症消失。

按：滋水清肝饮源自清代高鼓峰《医宗己任编》卷六，功效滋阴养血，清热疏肝，方用六味地黄丸以滋补肝肾，栀子配丹参以泄热除烦，柴胡、当归、白芍以补肝血疏肝气，酸枣仁养心安神。本案患者值围绝经期，肝肾亏虚明显，加之患者情绪不畅，导致肝失疏泄，气机失调，气逆而上，故头晕头痛，治疗当以滋阴养血，清热疏肝，而宁心安神为法。因阳气躁动，肝郁化火，故以平肝潜阳、养心安神、平肝疏肝之生龙牡从之。针灸取穴：太溪、三阴交、太冲、神门，针用补法以补肾填精，结合滋水清肝饮为临床常法。因患者有痰火扰心、面烘热心烦之象，故加清心除烦之黄连、丹参、炙远志。服后头晕减，头痛止。

案例 2

董某某，女，53 岁。

主诉：阵发性头晕 7 天。

初诊（2017 年 12 月 14 日）：患者 7 天前因情志不畅出现阵发性头晕，伴头胀痛，两颞侧较重，脑鸣，耳鸣，夜间加重。胃胀痛，饭后加重，恶心欲呕，颈项僵紧不适，口干，口苦，全身乏力。夜间心慌胸闷，时有心前区刺痛。纳呆，眠差，入睡困难，大便干，1 ～ 2 次 / 日，小便调。舌红苔薄白，脉弦细。查体：血压 144/90mmHg。颅脑 CT：腔隙性脑梗死。中医诊断：眩晕（心肾阴虚兼肝郁脾虚证）。西医诊断：脑梗死。治法：滋阴养血、清热疏肝，佐行气健脾，方用滋水清肝饮加减。

处方：

山药 12g	山萸肉 15g	丹皮 15g	茯苓 15g
泽泻 15g	柴胡 15g	白芍 12g	栀子 12g
炒酸枣仁 30g	当归 12g	生地 12g	厚朴 15g
干姜 6g	木香 9g，	元胡 15g，	蔓荆子 12g
川芎 24g	荆芥 12g		

5 剂，水煎服，日一剂。

忌恼怒急躁、肥甘厚腻。

二诊（2017 年 12 月 19 日）：服药后，患者诉头晕、头胀痛较前明显减轻，脑鸣、耳鸣仍有反复发作。纳少，胃胀减轻，夜眠稍安，大便仍干，小便可。舌红苔薄白，脉弦细。血压：134/86mmHg。肝火乃相火，相火扰动心神，症状明显，暂去蔓荆子、荆芥，干姜，加知母 12g、黄柏 12g 滋阴清热去相火，加陈皮 15g 行气消胀、炒山楂 15g、炒神曲 15g、炒麦芽 15g 健脾开胃。继服 5 剂。

三诊（2017 年 12 月 24 日）：服药后，患者诉脑鸣、耳鸣减轻，头晕、头痛基本好转，纳食可，二便调。血压：128/80mmHg。上方改厚朴 12g，患者仍有口干，加麦冬 15g、石斛 12g 滋阴养血。继服 5 剂。

服药后，血压控制稳定，波动在 120～135/75～90mmHg 之间，头晕、头痛好转，诸症平妥。

按： 该患者值绝经期，肾阴亏虚，水不涵木，故易肝风内扰；情志不畅易肝气郁结，肝气犯胃，肝胃不和；肝火上扰清窍，故而发为眩晕。眩晕的治疗原则是补虚泻实，调整阴阳，该患者虚实夹杂，迁延反复，时作时止，当标本兼治。《灵枢·口问》曰："上气不足，脑为之不满，耳为之苦鸣，头为之苦倾，目为之眩。"此乃肾阴不足，水不涵木，肝风上扰清窍所致头晕，治以滋阴养血，清热疏肝之滋水清肝饮加减。因肝气乘脾，脾运不及，故加厚朴、木香行气健脾，加元胡、川芎行气活血止痛；蔓荆子、荆芥善行头面，引诸药上行；少佐干姜温补脾阳助运化。二诊加知母、黄柏制相火，加陈皮、炒山楂、炒神曲、炒麦芽健脾开胃；加麦冬、石斛滋阴养血。该方使肝火得以清降，肾阴得以滋补，以达滋水涵木，脾虚得以健运，以达扶土抑木，心神得以安宁，全方配合，主谓分明，故疾病可愈。

第九节　补阳还五汤案（《医林改错》）

案例 1

张某某，女，55 岁。

主诉：阵发性头晕 28 天。

初诊（2017 年 01 月 17 日）：患者 28 天前无明显诱因出现头晕，伴有恶心、呕吐，全身乏力，视物模糊，颈项僵紧不适。口干，口渴，大便干，3～4 日一行，夜尿频，每晚 3 次。舌暗红苔薄白，脉沉细。血压 130/60mmHg。既往糖尿病病史 10 余年，予皮下注射胰岛素治疗，血糖平素控制在 6～7mmol/L。颅脑 CT：脑干梗塞（2016 年 12 月 01 日）。心电图大致正常。中医诊断：①眩晕（气虚血瘀证）；②消渴（下消）。西医诊断：①脑梗死；②2 型糖尿病。治法：益气活血、化瘀通络。方用补阳还五汤加减。并配合针刺加电针，选穴为百会、肝俞、肾俞、足三里、内关、尺泽、委中等穴，每日一次，针用平补平泻法。

处方：

黄芪 40g	当归 12g	赤芍 12g	川芎 12g
地龙 15g	桃仁 9g	菟丝子 10g	补骨脂 10g
淫羊藿 10g	枸杞 15g	玄参 20g	生地 30g
火麻仁 30g	天花粉 30g	葛根 30g	大黄 9g（后入）

水煎服，7 剂，日一剂。

饮食忌辛辣生冷，忌肥甘厚腻。

二诊（2017 年 01 月 24 日）：服药后，患者头晕明显减轻，恶心、呕吐好转，乏力减轻，颈项不适缓解，口干减轻，仍有视物模糊，大便不成形，每日一行，夜尿频改善，每晚 1～2 次。舌暗红苔薄白，脉沉细。测血压 130/62mmHg。患者大便不成形，大黄减量至 6g，继服 7 剂。

三诊（2017 年 01 月 31 日）：服药后，患者头晕大减，无恶心、呕吐，乏力明显改善，颈项不适好转，口干改善，时有口渴欲饮，视物模糊减轻，大便偏干，夜尿 1～2 次 / 晚。舌质暗红减轻，苔薄白，脉沉细较前有力。测血压 126/64mmHg。患者气虚血瘀之象明显缓解，应继以上方继服以巩固疗效。

　　三诊后患者诉诸症减轻，为加强疗效，避免中风复发，嘱患者继服上方14剂，后诸症逐渐缓解。

　　按： 本案所患之眩晕，患者为中年女性，糖尿病病史多年，气阴两伤，肾气不固，肾阴不足，阴虚阴津无以滋养脉络，血液运行滞涩，脉络不畅而成气虚血瘀之证。瘀阻脑脉，则见头晕、视物模糊；血行不畅，经脉失养，故见颈项不适；气虚则全身乏力。清代王清任《医林改错》曰："能使周身之气通而不滞，血活而不瘀，气通血活，何患疾病不除。"故本案选用益气活血、化瘀通络之补阳还五汤加减。方中重用黄芪补气，桃仁、川芎、当归、赤芍、地龙等养血活血化瘀；菟丝子、补骨脂、淫羊藿可补肾固精，改善夜尿频多之症；枸杞、玄参、生地、天花粉滋阴润燥，缓解口干症状；葛根为治疗颈项僵紧不适之要药；火麻仁润肠通便，大黄逐瘀通便，两者相辅相成，共同改善大便秘结之苦楚。同时可以配合中医特色疗法之针灸治疗，治以疏通经脉，调和气血。选穴以心包经、督脉俞穴为主，以膀胱、肝经、胆经俞穴为辅。常取主穴位：百会升提气血，清头目，止眩晕；肝俞、肾俞滋补肝肾，益精填髓，培元固本；足三里补益气血，充髓止晕；内关调理心气，疏通气血；极泉、尺泽、委中疏通肢体经络。常取配穴：气海、血海、太溪、悬钟、三阴交等等。服用该方后，患者脾气得健，血液得以运行，故该病可愈。

　　案例 2

　　王某某，女，58 岁。

　　主诉： 阵发性头晕半年。

　　初诊（2018 年 01 月 31 日）： 患者半年前无明显诱因出现阵发性头晕，伴有头痛，枕部较重。左侧肢体活动不利，左手无力，行走似踏棉感，全身乏力，后颈部僵紧不适，双下肢发沉，眼干，眠差，不易入睡，纳尚可，大便干，2～3 天一行，小便夜尿频，每晚 2～3 次。舌红苔薄白，脉沉细。查体：血压 150/60mmHg，既往脑梗死病史 3 年，遗留左侧肢体欠灵活后遗症，高血压病病史 2 年。颅脑 CT：腔隙性脑梗死。中医诊断：①眩晕（气虚血瘀、脉络瘀阻证）；②中风后遗症（气虚血瘀证）。西医诊断：①脑梗死；②高血压病 1 级。治法：益气养血，化瘀通络，方用补阳还五汤加减。

处方：

黄芪 60g	红花 9g	炒地龙 9g	当归 12g
赤芍 12g	桃仁 9g	川芎 15g	寄生 12g
仙灵脾 12g	炒杜仲 12g	炒枣仁 30g	炙远志 9g
丹参 12g	瓜蒌 15g	生龙骨 15g^{（先煎）}	生牡蛎 15g^{（先煎）}

7 剂，水煎服，日一剂。

宜清淡饮食，避免情绪刺激，戒烟酒。

二诊（2018 年 02 月 06 日）：服药后，患者诉头晕、头痛明显减轻，睡眠改善，夜尿频减轻，仍有乏力，下肢水肿发沉，大便干。舌红苔薄白，脉沉。患者仍气血不足，上方加枸杞、首乌藤以滋阴补血益肝肾，桂枝温经通脉，助阳助力活血化瘀，火麻仁润肠通便。继服 7 剂。

三诊（2018 年 02 月 13 日）：服药后，患者诉头晕、头痛症状大减，乏力减轻，自诉肢体较前灵活舒适，大便偏干，每日一行，小便可。舌红苔薄白，脉沉。此乃气血得以充养，瘀血得以运行，上方去龙骨、牡蛎，继服 7 剂。

服药后，患者诉偶有头晕，无乏力，余症状皆缓解。

按： 该患者所发之头晕，与中风后遗症密不可分，为虚实兼夹，治当扶正祛邪，标本兼顾，平肝息风、化痰祛瘀与滋养肝肾、益气养血并用。《证治汇补·中风》："平人手指麻木，不时眩晕，乃中风先兆，须预防之，宜慎起居，节饮食，远房帏，调情志。"该患者为气虚血滞、脉络瘀阻所致头晕，当给予益气养血、化瘀通络之补阳还五汤加减。方中重用黄芪以补气鼓舞血脉运行，配合红花、桃仁、赤芍、丹参、当归、川芎活血化瘀，地龙息风通络，桑寄生、仙灵脾、杜仲滋补肝肾，炒枣仁、远志安神益智，瓜蒌润肠通便，生龙骨、生牡蛎收敛固摄，加枸杞、首乌藤以滋阴补血，桂枝温经通脉，火麻仁润肠通便。全方配合，补益气血，滋补肝肾，潜阳息风，豁痰祛瘀，标本兼治，诸症可愈。

案例 3

刘某某，男，70 岁。

主诉：发作性头晕 1 月，加重 1 周。

初诊（2015 年 01 月 21 日）：患者 1 月前无明显诱因出现头晕不适，无视物旋转，时头痛，自测血压 160/100 mmHg，于当地医院就诊，服用拜新同、缬沙坦等药物症状较前减轻。此后时有上证发作，多于活动或劳累后出现。1周前患者劳累后复出现头晕、头痛，且较前加重。无视物旋转，时头痛，无恶心呕吐，乏力、无肢体活动障碍，无口眼歪斜。纳差，眠差，大便稀，小便调。查体：血压155/85mmHg，双肺呼吸音清，未闻及干湿啰音，心率70次/分，律齐，心音有力，各瓣膜听诊区未闻及病理性杂音，神经系统查体：四肢肌力、肌张力正常，生理反射存在，病理反射未引出。舌红，苔中部腻，脉细弱。既往有高血压病病史10年，血压最高达180/100mmHg，服用拜新同30mg/日，缬沙坦80mg/日。5年前及3年前腔隙性脑梗死病史，未遗留四肢活动障碍等后遗症状。颅脑CT：腔隙性脑梗死。中医诊断：眩晕（气虚血瘀）。西医诊断：①脑梗死；②高血压病3级。治法：益气活血通络，方用补阳还五汤加减。

处方：

黄芪 24g	赤芍 15g	川芎 10g	当归 15g
桃仁 12g	红花 10g	地龙 10g	牛膝 10g
甘草 6g	炒枣仁 18g	首乌藤 18g	僵蚕 10g
橘红 12g	制首乌 12g		

5剂，水煎服，日一剂。

忌肥甘厚腻、辛辣生冷。

二诊（2015年01月26日）：服上药后患者头晕较前减轻，乏力、眠差好转，晚上血压高，时心慌，纳差，大便稀，小便调。舌红，苔中部腻，脉细弱。上方加远志10g养心安神，天麻10g平肝潜阳，继服7剂。

三诊（2015年02月02日）：药后患者头晕缓解，乏力、眠差好转，心慌好转，口渴牙疼，舌红，苔中部腻，脉细弱。患者口渴牙疼，为胃火上炎，故上方黄芪减量为18g，加天花粉15g、知母15g、菊花12g滋阴清热。继服7级巩固疗效。

按：补阳还五汤为治疗脑梗死的常用方，方中黄芪益气以助血行，赤芍、川芎、当归、桃仁、红花、地龙活血通络，炒枣仁、首乌藤养阴安神，僵蚕、橘红化痰息风，对治疗气虚血瘀型脑梗死效果理想。在该患者的治疗过程中，气虚血瘀为主要病机，同时兼有阴虚阳亢之病机，故患者二诊时血压较高，心慌不适，加用天麻潜阳息风，远志宁心；患者三诊时牙疼不适，减黄芪的量，并加用天花粉、知母、菊花以清热养阴，取得很好的疗效。

第十节　归脾汤（《济生方》）合失笑散案（《太平惠民和剂局方》）

案例 1

孟某某，女，61 岁。

主诉：发作性头晕 1 月。

初诊（2018 年 03 月 19 日）：患者 1 月前无明显诱因出现发作性头晕，转头时加重，伴有头昏沉，右肩背针扎样痛，时有心慌，乏力，小指无力。纳少，食欲不振，夜寐差，大便溏，解下困难，尿痛。舌暗红苔黄腻，脉沉。查体：血压 110/62mmHg，既往冠心病病史 10 余年，颈椎病病史 10 余年。心电图：ST-T 改变。颅脑 CT 平扫：未见明显异常。中医诊断：①眩晕（气血亏虚、瘀血阻滞证）；②心悸（心脾两虚证）。西医诊断：①颈椎病；②冠状动脉粥样硬化性心脏病。治法：益气健脾、活血化瘀，方用归脾汤合失笑散加减。

处方：

黄芪 30g	党参 15g	炒白术 12g	茯苓 18g
远志 9g	炒酸枣仁 30g	木香 6g	炒枳壳 12g
当归 15g	白芍 12g	五灵脂 12g	蒲黄 10g
柴胡 12g	蒲公英 30g	竹叶 10g	炙甘草 6g

5 剂，水煎服，日一剂。

忌过度劳累、恼怒急躁。

二诊（2018 年 03 月 24 日）：服药后，患者头晕、头昏沉减轻，乏力减轻，纳食较前好转，睡眠改善，尿痛减轻，大便可，仍有心慌，时有心前区疼痛，右肩背针扎样疼痛。舌暗红苔黄，脉沉。上方加桃仁 9g、红花 9g、川芎 24g 活血化瘀，加泽泻 12g 利尿通淋。继服 5 剂。

三诊（2018 年 03 月 29 日）：服药后，患者头晕明显减轻，心前区及肩背刺痛好转，纳食好转，小便通利，睡眠改善。舌红苔黄减轻，脉沉。上方去竹叶、蒲公英、泽泻，加白扁豆 12g 补中健脾。继服 5 剂。

四诊（2018 年 04 月 03 日）：服药后，患者诸症平妥，头晕症状好转，仍稍有乏力，偶有心前区疼痛，嘱患者继服上方 7 剂，后诸症消失。

按： 该患者脾胃虚弱，又忧思劳倦，导致气血两虚，气虚无力推动血液运行，瘀血阻于脑络，出现头晕。宋代严用和《重订严氏济生方·眩晕门》中指出："所谓眩晕者，眼花屋转，起则眩倒是也。由此观之，六淫外感，七情内伤，皆能所致"。明代张景岳《景岳全书·眩晕》有："虚者居其八九，而兼火兼痰者不过十中一二耳。"当给予益气健脾、活血化瘀之归脾汤合失笑散加减。方中黄芪、党参、炒白术、茯苓益气健脾，远志、炒枣仁养心安神，木香、枳壳理气健脾，当归、白芍、五灵脂、蒲黄活血化瘀，柴胡疏肝理气，蒲公英清热解毒，竹叶清热利水，甘草调和诸药。二诊加桃仁、红花、川芎加强活血化瘀之力，药证相符，扶正祛邪兼顾，头痛、心悸、胸痛诸症渐缓解。

案例 2

患者刘某某，男 60 岁。

主诉：头晕、乏力 1 年余。

初诊（2018 年 01 月 16 日）：患者 1 年余前无明显诱因出现头晕，伴乏力较重，查血常规示：红细胞计数 3.71×10^{12}/L，血红蛋白 74g/L。未系统治疗。现患者仍头晕，乏力，无视物旋转，时有心慌，面色苍白，纳差，眠差，大便稀，眠差，小便调。查体：双肺呼吸音清，双肺未闻及干湿性啰音，心率 70 次 / 分，律齐，心音有力，各瓣膜听诊区未闻及病理性杂音。舌质淡，苔薄白，脉细弱。既往体健。中医诊断：眩晕（气血不足）；西医诊断：贫血。治法：补益气血，方用归脾汤加减。

处方：

太子参 18g	黄芪 24g	白术 10g	当归 15g
木香 6g	龙眼肉 10g	炒枣仁 24g	远志 10g
五味子 10g	珍珠母 18g[先煎]	首乌藤 18g	丹参 15g
甘草 10g			

5 剂，水煎服，日一剂。

二诊（2018 年 01 月 21 日）：药后患者仍乏力，但头晕较前减轻，时有心慌。纳差，眠差，大便稀，眠差，小便调。上方加阿胶 12g，鹿角胶 10g 烊化，继服 7 剂。

三诊（2018 年 01 月 28 日）：药后患者头晕及乏力均明显减轻，时有耳鸣，查：红细胞计数 $4.52 \times 10^{12}/L$，血红蛋白 90g/L。上方加菟丝子 12g，金樱子 10g，磁石 10g^{（先煎）}，石菖蒲 10g，继服 7 剂。

按：本方治证是因心脾两虚、气血不足所致。脾胃为气血生化之源，脾虚则气衰血少，心无所养，可见体倦、乏力、食少、健忘失眠，舌质淡红，苔薄白，脉细弱。该方心脾同治，重点在脾，使脾旺则气血生化有源。气血并补，但重用补气，意在生血。方中黄芪配当归，寓当归补血汤之意，使气旺则血自生，血足则心有所养，为补益血液之良剂。患者因年老体衰，气血不足，治当健脾益气养血。二诊加用阿胶、鹿角胶等血肉有情之品以补益阴阳气血，药后患者乏力等症明显改善，治疗不仅局限于后天脾胃所化生之气血，更加温补肾中阴阳之阿胶、鹿角胶，效果显著。三诊时患者耳鸣较重，治疗加用菟丝子、金樱子、磁石、石菖蒲以补肾开窍，重镇潜阳以治耳鸣。

案例3

王某某，女，49 岁。

主诉：心慌、头晕伴失眠半年

初诊（2018 年 11 月 14 日）：患者半年前因肝部转移肿瘤于国外行腹腔镜手术，并做 12 次化疗，经复查治疗效果较好，但此后出现心慌、头晕不适，失眠，入睡困难，时有后背疼痛，伴耳鸣，时烦躁，疲乏无力，无胸痛、胸闷。纳食欠佳，二便调。现求中药调理来诊。舌质暗，舌苔黄黑，脉细弱。患者既往于 2011 年行胆囊切除术，2011 年因结肠肿瘤行腹腔镜手术切除。查体：血压 110/60mmHg，患者中年女性，发育正常，营养欠佳，形体偏瘦，神志清，精神差。双肺呼吸音略粗，双肺未闻及干湿性啰音，心率78 次 / 分，律不齐，偶有早搏，心音低，各瓣膜听诊区未闻及病理性杂音，腹壁软，无压痛，无反跳痛，肝脾脏未触及，双下肢无浮肿，四肢肌力、肌张力正常，生理反射存在，病理反射未引出。心电图：房性早搏。中医诊断：心悸（心脾血虚）。西医诊断：①心律失常；②神经衰弱；③结肠癌术后；④结肠癌肝转移术后；⑤胆囊切除术后。治法：益气健脾，养血安神定悸。方用归脾汤加减。

处方：

太子参 18g	黄芪 24g	白术 10g	当归 15g
木香 6g	龙眼肉 10g	酸枣仁 24g	远志 10g
五味子 10g	珍珠母 18g^{（先煎）}	夜交藤 18g	龙齿 24g^{（先煎）}

丹参 15g	炙甘草 10g	百合 10g	柴胡 10g
枸杞 12g	砂仁 10g	云苓 10g	生姜 3 片
大枣 3 枚			

7 剂，水煎服，日一剂。

二诊（2018 年 11 月 22 日）：患者心慌明显减轻，头晕减轻，仍后背疼痛，失眠，夜间不能入睡，时感头痛，伴耳鸣，烦躁不安。纳食改善，二便调。舌质暗红，舌苔黄燥，脉细弱。前方加合欢皮 12g 继服 7 剂。

三诊（2018 年 12 月 02 日）：患者无明显心慌，无头晕，睡眠改善，夜间可小睡 4 小时左右，背痛及烦躁、耳鸣减轻。纳食可，二便调。舌质暗红，舌苔薄黄燥，脉细弱。患者自觉服药后效果好，因要前往国外定居，前方带药 20 剂。

按：本患者因肿瘤行手术及化疗，对身体正气损伤较大，患者素体脾胃虚弱，生血不足，导致心血亏虚、心失所养则心悸；血虚不能上荣清窍，则头晕；心神不安则失眠、烦躁；脾气虚弱，运化失健，故纳食不佳。从益气健脾、养心安神入手，患者脾气健旺，气血生化有源，则心有所养，诸症自除。脾为气血生化之源，又具统血功能。脾气虚弱，生血不足，可导致心血亏虚。心主血，血充则气足，血虚则所弱。心血不足，无以化气，则脾气变虚。所以两者在病理上常可相互影响，成为心脾两虚证。肿瘤本身为慢性消耗性疾病，暗耗人体气血，虽经国外微创手术及副作用较小的化疗，但再小手术、再好的化疗药物，都会对人体的正气（包括脾胃）造成损伤，如果后天之本的脾胃在人体遭损伤后不能健运化生气血充养脏腑，则会变生他病。

案例 4

周某某，女，52 岁。

主诉：心慌、胸痛阵作伴头晕 1 个月余

初诊（2018 年 06 月 11 日）：患者 1 个月余前无明显诱因出现心慌、胸痛阵作，活动后心慌明显，有时伴憋气，胸痛呈闷痛，持续时间多为几分钟至数小时，右胁下疼痛不适，时有头晕头痛，善太息，无明显乏力。近期上述症状反复发作，遂来诊，现患者仍心慌、胸痛阵作，活动后心慌明显，有时伴胸闷、憋气，右胁下疼痛不适，时有头晕头痛，善太息，纳眠尚可，二便调。舌质暗，苔薄白，脉细弦。既往体健。查体：血压 120/70mmHg，患

者中年女性，发育正常，营养良好，神志清，精神欠佳。双肺呼吸音粗，未闻及干湿性啰音，心率82次/分，律齐，心音有力，各瓣膜听诊区未闻及病理性杂音。心电图：大致正常心电图。中医诊断：心悸（心脾血虚）。西医诊断：心脏神经官能症。治法：益气健脾，养血定悸。方用归脾汤加减。

处方：

太子参 18g	黄芪 24g	白术 10g	当归 15g
木香 6g	龙眼肉 10g	酸枣仁 24g	远志 10g
五味子 10g	珍珠母 18g	夜交藤 18g	丹参 15g
炙甘草 10g	瓜蒌 15g	柴胡 10g	三七粉 3g
元胡 15g			

7剂，水煎服，日一剂

二诊（2018年06月18日）：患者心慌明显减轻，多于活动后发作，仍胸痛胸闷，右胁下疼痛缓解，头晕较前减轻，纳眠尚可，二便调。舌质暗红，苔薄白，脉细。前方加川芎10g，白芍10g继服7剂。

三诊（2018年06月25日）：患者无明显心慌，仍胸闷，心前区隐痛，气短，活动后明显，头晕明显减轻，纳食可，二便调。舌质淡红，舌苔薄白，脉弦细。前方加郁金10g、香附10g继服10剂，诸症基本消除。

按：本患者素体脾胃虚弱，气血化生不足，导致心血亏虚、心失所养则心悸，血虚不能上荣清窍则头晕。精血亏少，脉道不充，血行缓慢，血流郁滞，气机不畅，郁阻心胸、胁下，故见胸闷、胸痛、胁痛。以益气健脾，养心定悸为治则，使患者脾气健旺，气血生化有源，气血充胜，心脉通畅，气机舒展，则心有所养，诸症自除。脾为气血生化之源，脾气虚弱，生血不足，可导致心血亏虚。心主血，血充则气足，血虚则所弱；心血不足，无以化气，则脾气变虚。所以两者在病理上常可相互影响，成为心脾两虚证。此患者素体脾胃较弱，加之行胃部手术后损伤人体的正气，术后脾胃功能受损，气血化生乏源，脾胃不能健运化生气血充养脏腑，则心脉不充，而变生心悸、胸痛之病。本患者病情尚轻，处于气血亏虚、气滞血瘀的功能性改变阶段，治以益气健脾养心定悸之法，辅以活血行气，则气旺血行，诸症可愈。

案例 5

李某某，女，59岁。

主诉：失眠伴头晕2个月。

初诊（2017年02月26日）：患者2个月前劳累后出现睡眠不安，不能入睡，夜眠易醒，醒后伴汗出，不能再睡。日间困倦乏力，心悸易惊，无明显胸痛及背痛，时头晕，无头痛。纳可，小便调，有时大便干。舌淡红，苔薄白，脉细弱。查体：血压150/90mmHg，患者精神稍差。双肺呼吸音粗，未闻及干湿性啰音，心率66次/分，律齐，各瓣膜听诊区未闻及病理性杂音。既往有高血压病、糖尿病、高脂血症病史12年余，"面瘫"史1年，现遗留右侧鼻唇沟变浅。心电图：大致正常。中医诊断：不寐（气血亏虚）。西医诊断：①神经衰弱；②高血压病2级；③2型糖尿病；④面神经麻痹；⑤高脂血症。治法：补气养血安神。方用归脾汤加减。

处方：

太子参15g	黄芪15g	白术10g	当归15g
木香6g	龙眼肉10g	酸枣仁24g	远志10g
五味子10g	珍珠母18g^{（先煎）}	夜交藤24g	龙齿18g^{（先煎）}
丹参15g	炙甘草10g	合欢皮15g	天麻10g
茯苓15g	火麻仁15g	肉苁蓉15g	

7剂，水煎服，日一剂

二诊（2017年03月04日）：患者入睡困难好转，自觉睡眠轻浅、易醒，醒后无明显汗出，无明显头晕，纳可，二便调。舌淡红，苔白，脉细。前方继服7剂。

三诊（2017年03月11日）：患者自觉睡眠质量欠佳，睡眠多梦，仍易醒，有时感心烦，无明显汗出，纳食尚可，小便调，大便不干。舌淡红，苔薄白，脉细弱。前方夜交藤增至30g，合欢皮增至18g，加百合10g、莲子心6g继服7剂。

四诊（2017年03月18日）：患者睡眠时间较前延长、睡眠深度较前好转，无明显头晕，无心烦。偶感胃脘部不适，轻度反酸，无恶心呕吐，纳食尚可，二便调。舌淡红，苔薄白，脉沉细。前方去百合，加海螵蛸15g、仙灵脾12g继服7剂。

五诊（2017年03月25日）：患者睡眠时间较前延长、睡眠深度较前好转，夜眠5小时，不易惊醒，多梦好转，无头晕心烦，无反酸，纳可，二便调。舌淡红，苔薄白，脉弦。患者治疗满意，改服中成药还少胶囊扶正固本，温肾补脾，养血益精。

按：患者年老体弱，脏腑功能衰退，劳伤脾气，脾失健运，气血化生乏源，气血亏虚，不能荣养心神，故夜不成寐，夜眠易醒，醒后伴汗出，不能再睡；日间困倦乏力，心悸易惊，气血亏虚，不能荣养脑窍故头晕。治疗以补气活血健脾为主法，则血生气旺；心神、脑窍得气血充养，则失眠、头晕、惊悸、汗出诸症可消除。中医讲人体昼醒夜寐，为阴阳二气交接循环、出入平衡的结果，日间阳出于阴则神清而醒，夜间阳入于阴则入睡而寐。阴阳升降出入的平衡有赖于人体气血的正常濡养调节。本患者劳伤心脾，气血不足，阴阳二气不能按昼夜节律正常出入，阳气夜不入阴，故不寐多梦且易醒。当调整患者气血后，阴阳二气得气血供养，则出入交接平衡，故可昼醒夜寐，恢复正常睡眠觉醒节律。

案例 6

陈某某，女，79 岁。

主诉：心慌、伴头晕乏力 1 个月。

初诊（2017 年 04 月 26 日）：患者 1 个月前劳累后出现心慌时作，乏力懒动，头晕不适，时有汗出，无明显胸闷胸痛，气短，饭后感恶心，未呕吐，时有泛酸。自测血压升高，血压 160/95mmHg。近 1 月来心慌发作频繁，遂来诊，纳呆食少，睡眠多梦，小便调，大便量少，3～4 日一行。舌质淡，苔白，脉细弱。查体：血压 150/90mmHg，神志清，精神稍差。双肺呼吸音粗，未闻及干湿性啰音，心率 71 次 / 分，律不齐，可闻及早搏，心音可，各瓣膜听诊区未闻及病理性杂音。既往有冠心病病史 13 年，"胃炎"病史 30 余年。心电图：完全性右束支传导阻滞，多发性房性早搏，多发性室性早搏。中医诊断：心悸（心脾两虚）。西医诊断：①心律失常（多发房性早搏 多发室性早搏）；②冠状动脉粥样硬化性心脏病；③高血压病 2 级。治法：健脾养血，安神定悸。方用归脾汤加减。

处方：

太子参 18g	黄芪 24g	白术 10g	当归 15g
木香 6g	龙眼肉 10g	酸枣仁 24g	远志 10g
五味子 10g	珍珠母 18g^{（先煎）}	夜交藤 18g	龙齿 18g^{（先煎）}
丹参 15g	炙甘草 10g	苦参 12g	炒谷芽 15g
火麻仁 15g	肉苁蓉 12g	海螵蛸 15g	

7 剂，水煎服，日一剂

二诊（2017 年 05 月 03 日）：患者心慌减轻，头晕减轻，仍感乏力，无胸背疼痛，泛酸好转，但甜食后仍有泛酸。纳食可，睡眠多梦，小便调，大便2日一行。舌质淡红，苔白，脉细。前方加煅瓦楞子15g^{（先煎）}、夜交藤增至24g继服。

三诊（2017年05月10日）：患者心慌、头晕、乏力明显减轻，无胸背疼痛，泛酸好转，无虚汗出。纳可，睡眠多梦减轻，小便调，大便2日一行，排便不畅。舌质淡红，苔薄白，脉细。前方继服7剂。

四诊（2017年05月10日）：患者未述明显心慌、乏力，无反酸，下午感腹胀，小腹下坠感。有时睡眠质量差，大便量少偏干，小便调。舌质淡红，苔薄白，脉弦细。前方去煅瓦楞子，黄芪减量15g，加鸡内金12g、莱菔子15g、酒军6g继服7剂，诸症基本痊愈。

按： 本患者年高体弱，脏腑功能衰退，脾失健运，气血生化乏源，气血亏虚，血脉空虚，心失所养而发为心悸，气血亏虚，不能荣养清窍发为头晕，乏力、多梦、纳呆、汗出均为脾虚失运之证的表现。治疗以归脾汤为主方，益气健脾、补血养心。脾营旺则心血自充，心神得营血充养，则悸动可止，脾虚血少诸症亦可愈。在五行关系中，脾属土，心为火，心为脾之母，脾为心之子，心与脾母子相生，相互为用。心脾之间以脾胃之支脉、大络、经筋紧密联系，心主血，脾统血，所以治悸注重调理脾胃之气，不失为有效及治本之法。归脾汤中人参、白术、黄芪、当归补气健脾，滋养阴血，为治脾虚血少之本的主药，且茯神、龙眼肉、酸枣仁、远志等都是养心安神之品，故本方用于脾虚营血亏少所致之心悸尤为相宜。

第十一节 补肾和脉方案

案例1

边某某，女，73岁。

主诉：阵发性头晕6天。

初诊（2017年03月20日）：患者6天前无明显诱因出现阵发性头晕，平卧时加重，伴有心慌、胸闷，时有头痛，腰膝酸软，颈项不适，口干，反酸，双下肢麻乱感。纳可，眠差，入睡困难，二便调。舌暗红苔黄腻，脉沉细。查体：血压170/86mmHg，既往冠心病病史5年，糖尿病病史3年，心电图：大致正常心电图。中医诊断：①眩晕（肾精不足证）；②心悸（心肾阴虚）。西医诊断：①高血压病2级；②冠状动脉粥样硬化性心脏病。治法：补肾益精、兼活血降浊、调补阴阳。方用补肾和脉方加减。

处方：

寄生24g	淫羊藿12g	炒杜仲12g	女贞子18g
牛膝18g	泽泻12g	川芎30g	当归18g
地龙12g	黄芪18g	黄精12g	炒白术12g
白芍24g	甘草6g	酸枣仁30g	夜交藤18g
鸡血藤30g	天麻18g	葛根30g	海螵蛸30g

3剂，水煎服，日一剂。

忌肥甘厚腻、生冷辛辣。

二诊（2017年03月23日）：服药后，患者头晕、头痛较前减轻，颈项不适缓解，口干、反酸减轻，双下肢麻乱感缓解，睡眠明显改善，二便调。舌红苔黄，脉沉细。血压：162/80mmHg。上方去泽泻，加钩藤12g平肝潜阳。继服7剂。

三诊（2017年03月30日）：服药后，患者头晕、头痛明显减轻，颈项不适好转，无口干、反酸，双下肢麻乱感明显减轻。患者诉2日前偶感风寒，出现鼻塞、流清涕，咳嗽，咳白痰，舌红苔薄白，脉沉细。去上方之海螵蛸、黄精、淫羊藿、炒杜仲，加荆芥9g、防风9g、苍耳子9g、辛夷6g、紫菀15g、款冬花15g祛风通窍、化痰止咳。继服7剂。

患者服药后，头晕、头痛基本好转，感冒症状基本消失，偶有咳嗽，血压控制在130～150/80～90mmHg。嘱患者避风寒，畅情志，调饮食，适劳逸，预防疾病复发。

按：该患者年高肾精亏虚，无以充盈于脑，导致髓海不足，发为眩晕。正如《灵枢·口问》："故上气不足，脑为之不满，耳为之苦鸣，头为之苦倾，目为之眩。""髓海不足，则脑转耳鸣。"明代张景岳《景岳全书》中说："头眩虽属上虚，然不能无涉于下。盖上虚者，阳中之阳虚也；下虚者，阴中之阳虚也。"该患者即属肾精不足之虚象，舌暗苔黄腻，又是痰瘀阻窍之实象，此乃肾精不足，阴阳失调，痰瘀互结，致清窍失养，当给予补肾益精、调补阴阳兼活血降浊之补肾和脉方加减。方中桑寄生、炒杜仲、牛膝、女贞子滋补肝肾，淫羊藿调补肾阳，泽泻在《日华子本草》记载"治五劳七伤，主头旋、耳虚明"，川芎、葛根舒筋通脉，当归、鸡血藤活血补血，白芍柔肝止痛，地龙活血通络，黄芪、炒白术健脾益气，酸枣仁、夜交藤养血安神，天麻平肝潜阳，海螵蛸制酸止痛，甘草调和诸药，加钩藤平肝潜阳，加荆芥、防风、苍耳子、辛夷、紫菀、款冬花祛风通窍、化痰止咳。眩晕病在脑窍，但与肝、脾、肾三脏功能失调密切相关，标本兼治，故而疾病可愈。

第十二节　地黄饮子案（《圣济总录》）

案例 1

艾某某，女，62 岁。

主诉：头晕 2 天，加重伴右侧肢体活动失灵 6 小时。

初诊（2011 年 06 月 08 日）：患者 2 天前始头晕，时头沉重心烦，耳鸣，未予重视。6 小时前突发右侧肢体活动失灵，头晕、恶心，心慌气短，神疲乏力。查体：血压 170/90mmHg，神志清，精神不振，右上肢肌力 3 级，右下肢肌力 2 级，右巴氏征阳性。舌淡胖质暗，苔白，脉沉细。颅脑 CT：左侧基底节区、放射冠区梗死灶。中医诊断：①眩晕（下元虚衰、痰浊上泛证）；②中风（气虚血瘀证）。西医诊断：①脑梗死；②高血压病 2 级。治法：滋肾阴、补肾阳、息风通络，开窍化痰，方用地黄饮子加减。

处方：

熟地黄 12g	山茱萸 12g	肉苁蓉 12g	麦冬 10g
石斛 12g	五味子 6g	菖蒲 15g	茯苓 12g
龟板 12g	桃仁 12g	当归 12g	牛膝 15g
白蒺藜 12g	巴戟天 9g	肉桂 6g	远志 6g

7 剂，水煎服，日一剂。

其他治疗：拜阿司匹林 100mg，口服，每日 1 次；胞磷胆碱 0.75g，入液中静脉滴注，每日 1 次；红花注射液 20ml，入液中静脉滴注，每日 1 次。

二诊（2011 年 06 月 16 日）：患者右侧肢体活动较前有力，头晕减轻，精神好转，大便稀，查：右上肢肌力Ⅳ级，右下肢肌力Ⅲ级。舌质淡胖，苔白，脉沉细。经络不利有所通利，精气不足之本仍显不足。故继予上方日一剂，续服 7 剂，停用静脉用药。嘱患者加强功能锻炼。

三诊（2011 年 06 月 24 日）：患者头晕缓解，右侧肢体活动仍感乏力。

查：右上肢肌力Ⅳ级，右下肢肌力Ⅳ级。舌质淡，苔薄白，脉沉细。精气得以补养，正盛邪退。续服上方12剂，患者肢体活动如常，未再头晕，临床痊愈。思其年老体弱，以六味地黄丸以固本。

按：《素问·阴阳应象大论篇》曰"年过四十而阴气自半也"本案患者年过花甲，年老体衰，精气不足。根基不牢，大厦岂能不倾？诚如明代张景岳《景岳全书·论气虚》云："凡非风卒倒等证，无非气脱而然……必于中年之后，乃有此证。"本患者中风发于头晕、精气不足之后，气虚清阳不升，气虚无力鼓动血液在脉中正常运行；阴精不足，无以制阳，则肝风内动，风阳上扰元神之府，故发中风。所以本病精气不足为本，肝风内动风窜经络为标。精气不足责之肝肾，治疗上必须固本强体、补益精气、补肾填精。方中熟地黄、山茱萸补肾阴，肉苁蓉、巴戟天补肾阳，四味共为君药；配伍牛膝、肉桂之辛热以助温阳下元，引火归元，石斛、麦冬、五味子、龟板滋养肺肾，壮水济火，均为臣药，石菖蒲、远志、茯苓开窍化痰，桃仁、当归、白蒺藜活血共为佐药，以上下兼治，补肾阴阳。方用地黄饮子乃补肾填精，滋肝柔肝，息风通络，是标本兼治、治本为重。抓住补气填精固本这个关键点施治，遂能效显。

第十三节　升阳益胃汤案（《内外伤辨惑论》）

案例1

李某某，男，81岁。

主诉：发作性头晕8年余。

初诊（2017年03月13日）：患者反复发作性头晕8年余，伴头昏沉，头重脚轻，脚底踩棉感，无头痛，无恶心呕吐，时有腹胀腹痛，下腹部紧张感，口苦舌干。舌淡红苔薄黄，脉弦。查体：血压126/60mmHg，既往脑萎缩、慢性萎缩性胃炎病史10余年，胃息肉病史2年余。颅脑CT示：腔隙性脑梗死。中医诊断：眩晕（脾胃气虚、清阳不升证）。西医诊断：①脑梗死；②脑萎缩；③慢性萎缩性胃炎；④胃息肉。治法：升举清阳，助阳益胃，方用升阳益胃汤加味。

处方：

黄芪30g	清半夏9g	党参15g	炙甘草6g

防风 6g	白芍 12g	羌活 6g	陈皮 20g
茯苓 30g	柴胡 12g	泽泻 12g	炒白术 30g
黄连 6g			

3 剂，水煎服，日一剂。

忌滋腻厚味。

二诊（2017 年 03 月 16 日）：服药后，患者诸症减轻，头晕减轻，时有头重脚轻感，下午、夜间加重，时有口苦舌干，再服 2 剂，无头部昏沉感。患者又述大便稀薄，诊其脉弦细，舌淡红苔薄黄。综上可在助阳益胃的基础上少佐葛根 15g、石斛疏清虚热。继服 7 剂。

三诊（2017 年 03 月 23 日）：患者头晕大减，无昏沉感、头重脚轻感，腹胀腹痛得减，大便成形，小便调，舌质淡红，苔薄白，脉沉细。测血压 120/90mmHg。结合上述症状，可仍以升阳益胃汤，剂量减半以巩固疗效。继服 7 剂。

药后舌净，诊之脉和缓，血压 120/80mmHg。诸症消失。

按：本案所患之眩晕，患者平素饮食不规律，食欲不振，以致脾胃气虚，清阳不升，治疗当以助阳益胃，故取升阳益胃汤为临床常法。方中重用黄芪，并配伍人参、白术、甘草补气养胃；柴胡、防风、羌活、独活升举清阳，祛风除湿；半夏、陈皮、茯苓、泽泻、黄连除湿清热；白芍养血和营，因有清阳不升，虚热之象，故加葛根、石斛以升举清阳，疏清虚热。李东垣创内伤脾胃学说，认为"脾胃为气血生化之源""内伤脾胃，百病由生"。脾胃居于中焦，为滋养元气之源泉，为精气升降之枢纽。若脾胃气虚失于健运，脾不升清导致"上气不足"，头目失于气血充养而出现一系列的病证。正如《脾胃论·三焦元气衰旺》中说："上气不足，脑为之不满，耳为之苦鸣，头为之倾，目为之瞑……皆由脾胃先虚，而气不上行之所致也。"可谓对本案证治的高度概括。

第十四节　益气聪明汤案（《东垣试效方》）

案例 1

孙某某，男，52 岁。

主诉：头晕、头昏沉 2 年，加重 2 个月。

初诊（2009 年 04 月 21 日）：患者 2 年前无明显诱因出现头晕、头昏沉，未行系统诊疗，此前多次服用杞菊地黄汤、八珍汤、天麻钩藤饮等方，疗效均未持久，反复发作。近 2 个月患者头晕、头昏沉感症状加重，伴健忘、腰酸乏力，面色不华，心悸，疲劳思睡，神志清，精神不振，纳谷不馨，二便调。舌质淡，苔薄白，脉沉细。查体：血压 100/65mmHg。心电图：大致正常心电图。经颅多普勒：双侧大脑前动脉、右椎动脉供血不足。中医诊断：眩晕（脾胃不足、清阳不升证）。西医诊断：慢性脑供血不足。治法：健脾和胃，升阳举陷，治以益气聪明汤加味。

处方：

黄芪 30g	党参 20g	葛根 12g	蔓荆子 12g
白芍 12g	黄柏 6g	桑寄生 18g	丹参 15g
炙甘草 6g			

6 剂，水煎服，日一剂。

二诊（2009 年 04 月 27 日）：患者自述服完 4 剂，头昏头晕大减，服完 6 剂，竟有头目清爽之感，但仍易疲劳倦怠。舌质淡红，苔白，脉沉细。此药证相符，清阳之气微升，因久病气虚非一时可补，效不更方。继服上方 10 剂。

三诊（2009 年 05 月 12 日）：患者服药后，头晕消失，偶有头昏，腰酸疲劳减轻，无心悸。舌质淡红，苔薄白，脉沉。测血压：110/70mmHg。此乃气虚得补，清阳得升，唯病久肾精不足，可加仙灵脾 15g 增强补肾强腰之力。继服 10 剂。

药后，患者诉头目清爽，腰酸疲劳不再，上班精力充沛。要求改成丸剂，以巩固疗效。服药半年未再发作。

按：本案所系气虚头晕，起病缓，持时久。治气虚眩晕，常法以补气养血较多，但是补益取效较难，前治有验。董教授独辟蹊径，针对眩晕经久，面色不华，疲劳，脉沉细，辨证属气不运血、清阳不展，借李东垣之"益气聪明汤"施治。原治"内障目昏，耳鸣耳聋"，重在补益脾气，重用参芪甘温补脾气，脾主升清，葛根、蔓荆子辛散升阳，鼓舞阳气上行头目，白芍敛阴和血柔肝，黄柏补肾生水，加桑寄生、仙灵脾滋补肝肾。气为血帅，心主血脉，气虚则心脉不荣故心悸，加丹参以活血养血安神。服后药证相符，效显守方，抓住了气虚清阳不升病机关键，终获全功。

案例 2

万某某，女，46 岁。

主诉：发作性头晕 3 年，加重 3 个月。

初诊（2010 年 05 月 08 日）：患者 3 年前无明显诱因出现头晕反复发作，休息后可缓解。近 3 个月头晕加重，神疲乏力，气短懒言，有时心悸，情绪低落，颈背酸沉，纳食少，二便调，夜寐易醒。舌质淡红，苔薄白，脉沉细。查体：血压 110/60mmHg，既往颈椎病病史 5 年。经颅多普勒超声：左侧椎动脉、双侧大脑前动脉供血不足。中医诊断：眩晕（气血亏虚，清阳不升证）。西医诊断：慢性脑供血不足。治以补气养血，升举清阳，方用益气聪明汤合当归补血汤加减治疗。

处方：

党参 18g	黄芪 40g	白芍 12g	葛根 12g
黄柏 12g	蔓荆子 12g	升麻 6g	羌活 9g
天麻 20g	川芎 12g	当归 12g	炙甘草 6g
合欢皮 18g	玫瑰花 6g		

10 剂，水煎服，日一剂。

二诊（2010 年 05 月 19 日）：患者诉服上方后，头晕、颈背酸沉减轻，仍头沉，情绪不振，夜寐易醒。舌质淡红，苔薄白，脉沉细。上方加石菖蒲 9g 以醒神益智，续服 10 剂。

三诊（2010 年 05 月 30 日）：患者头晕大减，偶有颈背酸沉，活动即可缓解，心悸消失，心情开朗，食欲改善。舌质淡红，苔薄白，脉沉细。效不更方，续服 10 剂。

服药后诸证消失，后隔日服用 1 剂，续服一月而愈。至今逾半年未发。

按：眩晕一证，多责之风、火、痰、虚，而张介宾强调"无虚不作眩"，本案长期慢性脑供血不足，气血亏虚，清阳不升，故头晕；浊阴不降故头重。气虚不达故气短懒言，血虚不养心故心悸、消沉，脾气不足则纳食少，一派气血不足之象。治疗当固本求源，补气养血，升举清阳，醒神益智，本案用益气聪明汤和当归补血汤治疗，缓缓收功。

案例 3

岳某某，女，40 岁。

主诉：阵发性头晕 1 天。

初诊（2015年11月29日）：患者1天前无明显诱因出现阵发性头晕，伴视物旋转，恶心，未呕吐，项背发凉。平素月经量少，血压偏低，就诊时仍头晕，伴恶心，舌红苔薄白，脉沉细。查体：血压100/70mmHg，既往颈椎病病史10余年。颈椎X片：生理曲度变直。中医诊断：眩晕（气血亏虚、清阳不升证）。治法：补气养血，升举清阳，方选益气聪明汤加味。

处方：

黄芪40g	党参15g	柴胡9g	葛根18g
白芍15g	蔓荆子15g	升麻9g	当归15g
羌活12g	细辛3g	通草6g	桂枝12g
炙甘草9g	干姜9g		

7剂，水煎服，日一剂。忌滋腻厚味。

二诊（2015年12月07日）：服药后，患者自觉视物旋转基本消失，头晕伴恶心较前改善，又述近期腹部胀满，食欲不振，诊其脉沉细，舌淡苔薄白。此为脾胃气虚之象，遂宜在补益心脾的基础上少佐枳实12g行气消积。继服14剂。

三诊（2016年01月01日）：患者头晕及恶心、视物旋转症状基本消失，项背发凉明显减轻，食欲较前明显改善，睡眠可，二便调，舌质淡红，苔薄白，脉沉细。测血压115/80mmHg。后开10剂中药以巩固病情，随访半年未复发。

药后舌净，诊之脉和缓，血压115/80mmHg。诸症消失。

按：本案所患之眩晕，源于患者平素日久劳累，心脾不足，气血两虚，气虚不能上荣于脑所致眩晕，治疗当以补益心脾，养血通脉。取益气聪明汤为临床常法。方中参、芪甘温以补脾胃，甘草甘缓以和脾胃，葛根、升麻、蔓荆子清阳升发，能入阳明，鼓舞胃气，上行头目，中气既足，清阳上升，则九窍通利，耳聪而目明。白芍敛阴和血，患者项背发凉，故加桂枝、细辛、通草与白芍、当归、炙甘草合成通脉四逆汤以温经通络。二诊因有腹部胀满之象，故加行气消积之枳实，遂服后头晕减。现代药理学研究，枳实煎剂有升压作用。

案例4

王某某，女，37岁。

主诉：阵发性头晕、恶心3天。

初诊（2017年01月18日）：患者近3天因工作加班后出现晨起头晕伴恶心，时左耳耳鸣，走路不稳，上午重，下午轻，颈项不适，周身乏力，胸闷气短，左前胸时有刺痛感，听力正常。纳食欠佳，眠差，大便便秘，小便可，月经正常。舌质淡红苔薄白，脉沉细。查体：血压110/70mmHg，既往梅尼埃病病史5年。颈椎CT：无明显异常，心电图：Ⅱ、Ⅲ、aVF导联T波低平。中医诊断：眩晕（气血亏虚、清阳不升证）。西医诊断：①慢性脑供血不足；②梅尼埃病。治法：补气养血，升举清阳，益气聪明汤加味。

处方：

黄芪 24g	党参 15g	柴胡 12g	葛根 30g
炒白术 15g	丹参 30g	蔓荆子 15g	升麻 9g
制远志 12g	柏子仁 18g	元胡 12g	炒枣仁 18g
炙甘草 6g			

3剂，水煎服，日一剂。

饮食忌辛辣生冷。

二诊（2017年01月22日）：患者服药后，翌晨头晕顿觉减轻，无恶心，耳鸣减轻，胸闷气短较前减轻，乏力略减，诊其脉沉细，舌淡红苔薄白。患者仍气虚之证明显，故黄芪加量至40g以增益气健脾之力；患者仍纳食欠佳，加砂仁6g行气健脾。继服10剂。

三诊（2017年02月03日）：患者头晕大减，食欲较前好转，舌质淡红，苔薄白，脉沉细较前有力。测血压120/80mmHg。患者脾胃虚弱、气虚不足之象明显减轻，宜益气健脾调补后天之本为主，升麻减量为6g、柴胡减量为6g、葛根减量为9g，仍以益气聪明汤加减。继服14剂。

药后诊之脉和缓有力，血压125/75mmHg，诸症消失。

按：本案所患之眩晕，患者青年女性，平素工作繁忙，饮食不节，致脾胃受伤，脾胃为后天之本，气血生化之源。脾胃虚弱，或饮食不节，忧思劳倦，均可导致气血两虚。气虚则清阳不升，血虚则清窍失养，故而发为眩晕。李东垣曰："医不理脾胃及养血安神，治标不治本，是不明理也"，故本案选用补中气、升清阳之益气聪明汤。方中参、芪甘温以补脾胃；甘草甘缓以和脾胃；葛根、柴胡、升麻、蔓荆子轻扬升发，能入阳明，鼓舞胃气，上行头目。中气既足，清阳上升，则九窍通利，耳聪而目明矣。因患者纳食欠佳，脾胃功能较差，故去原方之黄柏、白芍，加炒白术健脾；气虚不能推动血行，脉络不畅，出现左前胸时有刺痛感，故加丹参、元胡活血止痛；患者睡眠较差，故加炒枣仁、制远志心安神，柏子仁兼有润肠通便之效。服用该方后使脾胃得健，清阳得升，故诸症得愈。

案例5

王某某，女，53岁。

主诉：阵发性头晕5天。

初诊（2017年05月03日）：患者5天前无明显诱因出现阵发性头晕，无恶心呕吐，时感后枕部及颈项部发胀不适，时左耳耳鸣，四肢乏力，无心前区不适，纳食欠佳，夜寐差，梦多，二便调，月经正常。舌质淡红苔薄白，脉沉细。查体：血压110/60mmHg，既往素有"低血压"史，慢性胃炎病史10余年。颈椎CT无明显异常，心电图未见明显异常。中医诊断：眩晕（气血亏虚、清阳不升证）。西医诊断：慢性脑供血不足。治法：补气养血，升举清阳，方用益气聪明汤加减。患者因夜寐差，梦多，入睡困难，故在原方的基础上去黄柏、白芍，加茯苓、远志以安神助眠。

处方：

黄芪 24g	党参 15g	柴胡 12g	葛根 30g
炒白术 15g	蔓荆子 15g	升麻 9g	丹参 15g
制远志 9g	茯苓 18g	炙甘草 6g	

10剂，水煎服，日一剂。

饮食忌辛辣生冷。

二诊（2017年05月13日）：服药后，患者头晕明显减轻，睡眠较前改善，耳鸣减轻，诊其脉沉细，舌淡红苔薄白。患者仍周身乏力，气短懒言，气虚之证明显，故黄芪加量至60g，以增益气健脾之功，余不变，继服10剂。

三诊（2017年05月23日）：患者头晕大减，乏力较前明显减轻，舌质淡红，苔薄白，脉沉细较前有力。测血压110/70mmHg。脾胃虚弱、气虚不足之象明显减轻，宜益气健脾调补后天之本为主，柴胡减量为6g、葛根减量为9g取其轻清生发之力，仍以益气聪明汤加减。继服14剂。

药后诊之脉和缓有力，血压115/75mmHg，诸症消失。

按：本案所患之眩晕，中年女性，素有慢性胃病，脾胃虚弱，气血生化不足，致脾胃受伤，正气亏虚，气虚则清阳不升，血虚则风自内生，故而发为眩晕。正如《灵枢·五乱》："清气在阴，浊气在阳，营气顺脉，卫气逆行，清浊相干……乱于头，则为厥逆，头重眩仆。"故本案选用益气健脾之益气聪明汤。董教授认为本方以升为主，以降为辅，充分体现了李东垣补益脾土为要的学术思想。方中黄芪、党参、白术、茯苓、甘草以补脾胃，益中气；蔓荆子、升麻、柴胡、葛根鼓舞胃气，升发阳气为主。中气既足，清阳得升，则耳目诸窍皆得通利，是即"益气聪明"之义。因患者夜寐差，梦多，心神不安，故酌情加制远志、茯苓以安神助眠，丹参养血安神；气虚之象明显，加大黄芪用量以增强益气健脾之功。服用该方后使脾胃得健，清阳得升，故诸症得愈。

案例 6

葛某某，女，17 岁。

主诉：反复发作性头晕 3 年。

初诊（2017 年 06 月 28 日）：患者自述 3 年前，中考时因学业劳累致发作性头晕，未经特殊治疗，症状反复发作，伴视物旋转，晨起时甚，夜间缓解，面色苍白伴虚汗，月经量少、痛经。纳食少，易心烦，大便 2 日 1 次，小便可。舌淡红苔薄白，脉细微弱。查体：测血压 105/70mmHg，既往体健，脑 CT 未见明显异常。中医诊断：眩晕（气血两虚、清阳不升证）。西医诊断：慢性脑供血不足。治法：补气养血健脾，方用益气聪明汤加味。

处方：

黄芪 30g	党参 12g	葛根 18g	炒白术 30g
蔓荆子 9g	升麻 9g	栀子 9g	熟地 12g
山药 12g	茯苓 15g	黄精 12g	酒萸肉 12g
泽泻 9g	芡实 15g	麦芽 15g	

3 剂，水煎服，日一剂。

忌滋腻厚味。

二诊（2017 年 07 月 01 日）：患者服药后，诸症减轻，头晕减轻，时有视物旋转，面色较前改善，述仍痛经，诊其脉细微弱，舌红苔少舌根白。综上可在益气健脾的基础上少佐当归 12g、丹皮 9g 活血化瘀、补血养血。继服 7 剂。

三诊（2017 年 07 月 09 日）：患者头晕大减，痛经得减，面色红润，无视物旋转，无恶心呕吐，无耳鸣，舌质红，苔薄白，脉细。测血压 115/90mmHg。结合上述症状，可仍以益气聪明汤，继服 7 剂。

药后舌净，诊之脉和缓，血压 115/80mmHg。诸症消失。

按：本案所患之眩晕，患者起病于少时学业劳累，思虑伤脾，气血生化不足，加之劳心而心血不足，平素饮食不佳，心脾不足，气血两虚，气血不能上荣于脑所致，故头晕。治疗当以益气健脾，养血补血，故取益气聪明汤为临床常法。患者痛经，不通则痛，内有瘀血之象，故加当归、丹皮以活血化瘀。同时，精气不得上输于肺而下流，导致胃气下溜。胃气下溜，五脏之气皆乱，说明了脾气虚损，升清之力不足，无力将水谷之精微充分上输于头目；同时脾气虚陷，运化失职，导致清浊升降失调，脾胃升降功能失调，发为眩晕。治疗以益气健脾、升举清阳，方证对应。

第十五节　瓜蒌薤白半夏汤案（《伤寒论》）

案例 1

李某某，女，49 岁。

主诉：发作性头晕 1 天。

初诊（2010 年 11 月 04 日）：患者 1 天前无明显诱因出现头晕，伴头沉，站立不稳，恶心未呕吐，胸闷不适，口苦，大便干，小便黄。体型丰腴，平素应酬劳累，喜恣食厚味，舌红苔白脉弦滑。查体：血压160/100mmHg，既往高血压病病史 3 年。颅脑 CT 未见明显异常。血清胆固醇 6.2mmol/L，甘油三酯 1.96mmol/L。中医诊断：眩晕（痰热阻滞证）。西医诊断：①高血压病 2 级；②高脂血症。治法：清热化痰，通阳散结，方用瓜蒌薤白半夏汤合泽泻汤加减。

处方：

瓜蒌 24g	薤白 12g	清半夏 9g	茯苓 30g
陈皮 12g	白术 12g	泽泻 24g	天麻 12g
黄连 6g	黄芩 12g	炙甘草 6g	白芷 12g
生姜 15g			

5 剂，水煎服，日一剂。

忌滋腻厚味。

二诊（2010 年 11 月 09 日）：患者服药后，当晚睡下，半夜吐痰 2 次，翌晨头晕顿觉减轻，无恶心，少量进食，头沉减轻，胸闷减轻，仍述乏力，诊其脉弦滑，舌淡苔白。此湿痰已动，需气推动，宜在清热化痰基础上少佐益气升阳之党参 9g、葛根 12g。继服 5 剂。

三诊（2010 年 11 月 14 日）：患者头晕大减，稍感头沉，食欲较前好转，大便通下，口苦减轻，舌质淡红，苔薄白，脉弦微滑。测血压 140/85mmHg。痰热之象已去大半，热象不显，宜健脾益胃，燥湿化痰，遂以半夏白术天麻汤加减以巩固疗效。

处方：

清半夏 9g	云茯苓 15g	陈皮 6g	白术 12g
天麻 9g	炙甘草 6g	葛根 9g	黄芩 9g
生姜 9g	党参 12g		

7 剂，水煎服，日一剂。

药后舌净，诊之脉和缓，血压 128/85mmHg。诸症消失。

按：本案所患高血压之眩晕，起病于劳累或平时恣食膏粱厚味，痰热内生，痰因火动，阻隔中焦，清阳不升，浊阴不降，故头晕头沉，阻隔胸阳，胸阳不展故胸闷。治疗当从痰从热而治，痰湿起于中焦运化失常，故健脾和胃从之。先取瓜蒌薤白半夏汤和泽泻汤加减，宜清热燥湿化痰，宽胸理气健脾取效，后继以半夏白术天麻汤为巩固治疗。因有热象，故加清热燥湿之黄芩、黄连。服后头晕减，呕吐痰涎，湿痰已动，气虚象微显，故加党参以补气，气可推动湿痰运化；另加葛根升举清阳，所谓痰热邪去，无痰再生。脾升胃降，湿有出路，清阳得升，浊阴得降，故头晕得解。

第十六节　小柴胡汤案（《伤寒论》）

案例 1

满某某，女，75 岁。

主诉：头晕反复发作半年。

初诊（2018 年 01 月 12 日）：患者半年前无明显诱因出现头晕，伴有脑鸣，头痛，咽中有痰，咳之不出，咽之不下，口干口苦，时有颈项僵紧不适，时有心慌胸闷，平素急躁易怒，全身乏力，双下肢沉重感。纳少，眠差，大便不成形，每日 1 行，小便有泡沫。舌红苔薄黄，脉弦。查体：血压 142/78mmHg。既往高血压病病史 5 年，血压最高 160/105mmHg，冠心病病史 3 年，糖尿病病史 2 年。心电图：T 波改变。中医诊断：眩晕（少阳证兼脾虚痰湿）。西医诊断：①高血压病 2 级；②冠状动脉粥样硬化性心脏病；③2 型糖尿病。治法：和解少阳、健脾化湿，方用小柴胡汤合半夏厚朴汤加减。

处方：

柴胡 30g	清半夏 9g	党参 9g	炙甘草 6g
黄芩 9g	厚朴 20g	苏梗 15g	葛根 30g
天花粉 15g	茯苓 15g	乌梅 9g	生姜 15g
莲子 15g	芡实 15g		

5 剂，水煎服，日一剂。

忌肥甘厚腻、生冷辛辣。

二诊（2018 年 01 月 17 日）：服药后，患者头晕较前减轻，咽中有痰减轻，口干口苦减轻，颈项不适减轻，仍有脑鸣，小便泡沫减轻。舌红苔薄黄，脉弦。血压：136/72mmHg。上方去党参，加石决明 30g、钩藤 12g、天麻 15g 平肝息风。继服 5 剂。

三诊（2018 年 01 月 22 日）：服药后，患者头晕、颈项不适明显减轻，咽中有痰好转，口干口苦好转，仍有眠差，大便可，小便泡沫缓解。舌红苔薄黄，脉弦。血压：126/70mmHg。去厚朴、苏梗、乌梅、加炒枣仁、夜交藤养心安神。继服 14 剂。

服药后，患者诸症平妥，血压控制平稳，头晕好转，颈项不适减轻，睡眠改善，测血压 120/70mmHg。

按：肝主疏泄，调节脾胃气机，肝气条达，则脾升胃降气机顺畅。该患者平素急躁易怒，肝郁化火，火性炎上，上冲头面，从而出现头晕。肝气犯脾，脾失健运，湿浊内生，兼脾胃升降失常，湿阻气郁，阻于咽喉，故咽中有痰，咳之不出，咽之不下。明代徐春甫《古今医统·眩晕宜审三虚》认为："肥人眩运，气虚有痰；瘦人眩运，血虚有火；伤寒吐下后，必是阳虚。"该患者老年女性，长期肝郁犯脾，主症头晕，伴口苦、咽干，符合少阳证提纲，胸闷、咳痰、纳食少又符合太阴证，本证属于少阳证兼太阴证，亦属于肝郁脾虚痰湿证，治疗当给予和解少阳、疏肝解郁、和胃消痞之小柴胡汤合半夏厚朴汤加减。方中柴胡、黄芩和解少阳，半夏、厚朴、苏梗降气化痰，葛根舒经活络，乌梅味酸能敛浮热，天花粉清热泻火、生津止渴，党参、莲子、芡实健脾固肾止溏泄，生姜健胃化湿，药证相符，疾病向愈。

案例 2

王某某，男，27 岁。

主诉：头晕伴左侧头部疼痛、肢体感觉敏感半年余。

初诊（2017 年 08 月 12 日）：患者半年前因工作紧张、疲劳、精神压力大，情志刺激后出现头晕，伴左侧头部间歇性疼痛，头痛无明显诱因，并头后、颈部的左半侧牵扯性疼痛。左上肢亦感觉异常，打篮球时以手触球即有触电样感觉，并伴上肢外侧部的传导。曾于当地社区医院治疗无明显效果，现患者仍头晕、左侧头部疼痛、肢体感觉敏感如上，不喜与人交流，不能正常工作，时嗳气，夜眠较差，纳食一般，二便可，查体：血压 120/80mmHg，双肺呼吸音清，未闻及干湿性啰音，心率 75 次 / 分，率齐。神经系统查体：四肢肌力、肌张力正常，生理反射存在，病理反射未引出，舌淡红苔薄白，脉弦。既往体健，辅助检查：颅脑 CT 正常。中医诊断：①眩晕（肝气郁结）；②郁病（气郁证）。西医诊断：神经官能症。治法：疏肝柔肝，安眠除烦，并行气化痰。方用小柴胡汤加减。

处方：

柴胡 12g	半夏 12g	黄芩 10g	丹皮 10g
云苓 12g	香附 10g	炒枣仁 24g	当归 12g
葛根 15g	炒栀子 10g	赤芍 10g	薄荷 6g
川芎 10g	菊花 12g	夜交藤 18g	龙齿 12g^{（先煎）}
远志 10g	枳壳 10g	甘草 6g	

7 剂，水煎服，日一剂。

鼓励患者积极与人交流，参与力所能及的社会活动；配合口服中药治疗。

二诊（2017 年 08 月 19 日）：患者服药后自觉好转，头晕较前减轻，仍时有右侧胁下不适。睡眠改善，但入睡较慢，舌红苔白厚，脉弦。继续原治则为主，龙齿加量为 24g，增强重镇安神的作用，加石菖蒲 12g、郁金 12g 化痰开窍，继服 14 付。

三诊（2017 年 08 月 26 日）：患者服药后睡眠较前改善，头晕较前明显减轻，嗳气减轻，嘱患者上方继服 14 剂巩固疗效。

按语：患者青年男性，情志刺激后出现上述症状，考虑肝气不舒、少阳枢机不利导致。疼痛等不适部位属少阳经，此可从少阳胆经不利处方。患者无明显器质性病变，且发病与紧张劳累等有关，尤其要注意精神调适：客观地向患者解释病情，减轻其对于疾病的精神压力；鼓励患者积极参与社会交流。配合汤药，以小柴胡汤合丹栀逍遥散为主，疏利少阳胆经之气，并清肝解郁安神。

胆主决断、肝主谋略、肝胆喜疏泄的特点除了对于消化系统的影响外，还有调畅情志的作用。肝司疏泄，胆气不虚，这对人的情绪、心情和思维有着重要的作用。患者身体不适也发生于足少阳胆经循行部位，提示了从少阳论治。肝胆喜条达，且足少阳胆经多气少血，故病变多在气分，治当以疏利少阳胆经之气为主。肝体阴而用阳，治当疏肝气，柔肝体。肝胆与脾胃同居中焦，"见肝之病，知肝传脾，当先实脾"，治当兼顾健运脾胃，且脾为生痰之源，而胆郁痰扰，亦当健脾化痰。

首诊方剂以小柴胡汤和解少阳，合丹栀逍遥散理肝解郁。柴胡疏肝解郁，为君；香附、枳壳疏肝解郁，黄芩、丹皮、栀子、薄荷清透降泄，当归、赤芍、川芎、菊花理血柔肝，炒枣仁、夜交藤、龙齿、远志安神益智，为臣；半夏和胃降逆，茯苓健脾化痰，葛根升举清阳，为佐；甘草调和诸药为使。二诊诸症减轻，而舌象提示痰湿，予石菖蒲、天竺黄、橘红等祛痰开窍安神之品。正如叶天士所说："用药乃片时之效，欲得久安，以怡悦心志为要旨耳。"移情易性对于患者有着重要的治疗作用。患者自觉身体不适而赋闲在家，拒绝与同龄人交流，生活空间愈加狭小，更加重抑郁情绪，嘱其力所能及地参与到社会活动中，家人也应积极劝导以增强患者的自信心。

案例3

王某某，女，74岁。

主诉：眩晕反复发作2年，加重2天。

初诊（2015年11月05日）：患者2年前无明显诱因出现头晕，伴视物旋转，恶心欲吐，休息约半小时症状减轻，此后头晕反复发作，多次服药治疗，效果不满意，感觉外界物体旋转动摇不定。患者2天前因为工作劳累，复加与同事生气，晚上突然眩晕发作，视物旋转，发时伴有恶心欲吐，走路不稳，无饮水呛咳，无明显胸闷、心慌，无心前区疼痛，口干，偶有口苦，平时大便偏干，纳眠尚可。查体：血压136/84mmhg，双肺呼吸音清，未闻及干湿啰音，心音可，心率68次/分，律齐，杂音不著，双下肢不肿。神经系统查体：四肢肌力、肌张力正常，生理反射存在，病理反射未引出，共济运动协调。舌边红，苔白干，脉左弦细，右弦滑。既往有高血压病病史20余年，血压最高达180/84mmhg，自服氨氯地平控制血压。冠心病病史10余年，慢性胃炎病史6年。辅助检查：头颅经颅多普勒TCD检查未见异常。中医诊断：眩晕（肝郁脾虚）。西医诊断：①梅尼埃病；②高血压病3级；③冠状动脉粥样硬化性心脏病；④慢性胃炎。治法：和解少阳，调达肝脾，方用小柴胡汤加减。

处方：

柴胡 15g	黄芩 15g	法半夏 10g	泽泻 15g
白术 10g	白芍 20g	茯苓 12g	炙甘草 6g
枳实 10g	竹茹 10g	陈皮 10g	生姜 3 片

大枣 6 枚

7 剂，水煎服，日一剂。

二诊（2015 年 11 月 12 日）：患者服上药头晕明显减轻，视物旋转，无恶心呕吐，偶有走路不稳，仍有口苦，大便偏干，纳眠尚可。加龙胆9g泻肝胆火，继服 7 剂。

三诊（2015 年 11 月 19 日）：患者服药后，未再晕，诸症明显好转，继服 7 剂，病愈。

按：此案除了痰饮致眩以外，尚有肝气郁结化热，横逆犯脾之病机。仲景有言"但见一证便是，不必悉具"，此案患者眩晕、口苦、口干、脉弦，少阳病提纲证俱现，据此诊为少阳证无疑，故投以小柴胡汤疏达少阳枢机，恢复气机升降。又因患者呕吐，苔白，脉象左弦细、右弦滑，当为少阳气郁，肝郁乘脾，脾虚失运，痰饮内生，《金匮要略》之泽泻汤中白术健脾运水，燥脾化饮；泽泻渗利水湿，两药相合，眩晕当止。同时加入温胆汤以清化少阳胆腑以及中焦之痰饮，增强祛痰化饮之力，加入白芍，合柴胡、枳实、炙甘草，又有四逆散之意，调达肝脾，而使肝脾气机条畅，痰饮消去，眩晕当止。全方切中病机，经方与时方合用，治标与治本兼顾，故而取效甚捷。病案记录详实，可借鉴运用。

案例 4

高某某，女，63 岁。

主诉：眩晕反复发作 2 个月，加重 3 天初诊（2015 年 11 月 05 日）：患者自述近 2 个月来头晕反复发作，多次服药治疗，效果不满意，感觉外界物体旋转动摇不定。患者 3 天前因为工作劳累，复加与同事生气，晚上突然眩晕发作，发时伴有恶心、欲吐、耳鸣、口干。遂来就诊。现患者仍时感发作性头晕，眩晕发作时伴有恶心、欲吐、耳鸣、口干，无视物旋转，无言语及肢体活动障碍，平时大便偏干，偶有口苦，纳眠尚可。舌边红，苔白干，脉左弦细，右弦滑。查体：血压 150/94mmHg，神志清，精神差。双肺呼吸音粗，未闻及干湿性啰音，心率 71 次 / 分，律齐，心音可，各瓣膜听诊区未闻及病理性杂音，双下肢无浮肿，四肢肌力、肌张力正常，生理反射存在，病理反射未引出。既往有高血压病病史 6 年，最高血压 180/105mmHg，口服氨氯地平片降压，平素血压在 140/95mmHg 左右。冠心病病史 6 年，平时服用阿司匹林。颅脑 CT：未见明显异常。心电图：大致正常心电图。头颅经颅多普勒检查未见异常。中医诊断：眩晕（肝郁脾虚）。西医诊断：①梅尼埃病；②高血压病 3 级；③冠状动脉粥样硬化性心脏病。治法：和解少阳，调达肝脾。处方：小柴胡汤加减。

柴胡 15g	黄芩 15g	法半夏 10g	泽泻 15g
白术 10g	白芍 20g	茯苓 12g	炙甘草 6g
枳实 10g	竹茹 10g	陈皮 10g	生姜 3 片
大枣 6 枚			

7 剂，水煎服，日一剂。

二诊（2015 年 11 月 12 日）：患者头晕明显减轻，再服 5 剂，病愈。

按：眩晕一证临床比较常见，可由风、火、痰、虚、瘀等多种原因引起，其中因痰饮而致眩晕临床最为常见。盖因嗜食肥甘厚味太过，损伤脾胃或者劳倦伤脾，以致脾阳不振，健运失职，水湿内停，积饮聚痰；或者肝气郁结，气郁湿滞而生痰饮；或者肾虚不能化气行水，水泛而成痰饮。痰饮既成，积阻中州，清阳不升，脑窍失濡；浊阴弗降，上蒸清窍，故致眩晕。治疗痰饮所致眩晕，有五苓散、苓桂术甘汤、泽泻汤等化饮止眩之剂，后世亦有温胆汤、半夏白术天麻汤等祛痰定眩之方。此案除了痰饮致眩以外，尚有肝气郁结化热，横逆犯脾之病机。仲景有言小柴胡汤应用"但见一证便是，不必悉具"，此案患者眩晕、口苦、口干、脉弦，少阳病提纲证俱现，据此诊为少阳证无疑，故投以小柴胡汤疏达少阳枢机，恢复气机升降。又因患者呕吐，苔白，脉象左弦细、右弦滑，当为少阳气郁，肝郁乘脾，脾虚失运，痰饮内生，合入泽泻汤。方中白术健脾运水，燥脾化饮；泽泻渗利水湿，两药相合，眩晕当止。同时加入温胆汤以清化少阳胆腑以及中焦之痰饮，增强祛痰化饮之力，加入白芍，合柴胡、枳实、炙甘草，又有四逆散之意，调达肝脾，而使肝脾气机条畅，痰饮消去，眩晕当止。全方切中病机，经方与时方合用，治标与治本兼顾，故而取效甚捷。

第十七节　小陷胸汤案（《伤寒论》）

案例 1

高某某，男，49 岁。

主诉：反复发作头晕头胀 6 年，复发加重 1 周。

初诊（2010 年 09 月 10 日）：患者 6 年前无明显诱因出现头晕头胀，伴血压升高，未予重视。近 6 年头晕头胀反复发作，1 周前上症加重，血压在 140～180/70～110mmHg 波动，伴恶心欲呕，口干口苦，大便秘结，颈项酸胀，有时耳鸣。舌质红苔黄腻，脉弦滑。查体：血压 170/100mmHg，既往高血压病病史 6 年，中医诊断：眩晕（湿热证）。西医诊断：高血压病 3 级。治法：清热利湿，通腑开结，息风止眩，方用小陷胸汤合半夏白术天麻汤加减。

处方：

黄连 12g	法半夏 9g	全瓜蒌 15g	生大黄 9g
枳实 9g	生白术 15g	天麻 15g	陈皮 12g
茯苓 30g	黄芩 12g	泽泻 12g	甘草 3g

7 剂，水煎服，日一剂。

二诊（2010 年 09 月 18 日）：服上方 7 剂，患者大便通畅，血压渐下降。今晨血压 155/90mmHg，口苦亦减。舌质红苔薄黄腻，脉弦滑，大便变软，遂停服生大黄，再服 10 剂。

三诊（2010 年 09 月 30 日）：患者头晕减轻，血压 140～160/80～95mmHg，大便 3 日未下，自述不如有生大黄的方见效快。遂在上方中加生大黄 5g，仍后下，余药同前。继服 10 剂。

四诊（2010 年 10 月 12 日）：患者头晕头胀缓解，大便通畅，血压平稳，近 5 日自测血压在 130～145/80～95mmHg，遂将上方生大黄减为 3g，继服 10 剂。嘱患者多食芹菜、菠菜、萝卜等含纤维素多的食物。

后来患者专门致谢，诉血压已平稳。

按：本案患者素患高血压，服用降压药维持，生意人应酬多，难免膏粱厚味，日久湿热内生，蕴积肝胆，化火生风，肝火肝风上扰故眩晕，湿热蕴结肠道，腑气不通，更加邪无出路，反逆而上扰，致头晕头胀反复发作，血压忽高忽低。治疗上除清利湿热，清肝息风之外，通腑开结，亦为关键。釜底抽薪，则下通上达，湿热除去，肝火肝风得降。此乃上病下治之一见也。

第十八节　桂枝汤案（《伤寒论》）

案例 1

耿某某，男，62 岁。

主诉：自汗、盗汗伴头晕 2 年余。

初诊（2016 年 12 月 06 日）：患者 2 年余前无明显诱因出现自汗明显，怕冷，周身乏力，汗出不畅则肌肉酸痛，夜间盗汗，无黄汗染衣，曾于当地医院服用中药治疗，效不佳，近 2 年汗出症状无明显减轻。现患者仍自汗明显，汗出较多，怕冷，周身乏力，稍活动则汗出明显，甚则汗出如洗，汗出不畅则肌肉酸痛，夜间盗汗，无黄汗染衣，时有头晕，无视物旋转，无恶心呕吐，无肢体活动障碍，偶胸闷、心慌，无心前区疼痛。纳差、眠差，大便稀，每日 2 次，小便调。查体：血压 140/75mmHg，双肺呼吸音清，未闻及干湿性啰音，心率 85 次 / 分，律齐。舌淡红，苔薄白，脉沉细。既往有支气管炎病史，甲状腺功能减退病史 12 年，曾短暂服优甲乐治疗。辅助检查：即时血糖 7.1mmol/L。中医诊断：汗症（营卫不和）。西医诊断：甲状腺功能减退。治法：调和营卫，方用桂枝汤加减。

处方：

桂枝 20g	白芍 24g	制附子 9g（先煎）	麻黄根 30g
煅牡蛎 30g（先煎）	山萸肉 60g	乌梅 15g	炙甘草 6g

3 剂，水煎服，日一剂。

忌肥甘厚腻、辛辣生冷。

二诊（2016 年 12 月 09 日）：服药后，患者自汗较前减轻，汗出较前减少，仍周身乏力，盗汗略减轻，头晕症状也较前略减，怕冷减轻。纳差，眠差，小便调，大便稀较前减轻，每日 2 次。舌淡红，苔薄白，脉沉细。测血压：128/86mmHg。考虑患者周身乏力明显，伴汗出，动则加重，存在气虚卫表不固，加黄芪 40g 益气固表，继服 7 剂。

三诊（2016 年 12 月 16 日）：服上药 7 剂后，患者自汗较前明显减轻，活动后汗出明显减少，周身乏力减轻，盗汗减轻，怕冷减轻。纳差，眠差，小便调，大便仍偏稀，每日 2 次。舌淡红，苔薄白，脉沉细。患者仍大便稀，考虑存在脾虚湿盛的情况，故加用健脾利湿之炒白术 10g，炒山药 30g，患者仍怕冷，考虑患者卫阳不足，故桂枝加量为 24g 以温卫阳，改善营卫不和，继服 7 剂。

四诊（2016 年 12 月 23 日）：患者自汗、盗汗均明显缓解，周身乏力明显减轻，怕冷减轻，纳可，眠差，二便调。舌淡红，苔薄白，脉沉细。原方继服 7 剂。

药后患者诸症平妥，嘱患者禁食生冷，调节情绪，避免疾病复发。

按：患者老年男性，体质较弱，阴阳失调，营卫失和，同时存在脾肾阳虚所致怕冷、乏力、自汗等症状，又存在阴虚盗汗的情况，病机复杂，但治疗仍要以调和营卫为主，在此基础上配合温肾助阳及酸敛滋阴之品方可奏效。《伤寒论》中有"太阳病，发汗，遂漏不止，其人恶风，小便难，四肢微急，难以屈伸者，桂枝加附子汤主之。"取桂枝加附子汤扶阳固表方义，方中调和营卫为主，滋阴与温阳并用，又兼以酸敛滋阴之品，阴阳并调，疗效颇佳。患者周身乏力明显，同时存在气虚卫表不固的情况，故加黄芪益气固表；大便稀、大便次数较多为脾肾阳虚合并脾虚湿盛，故加用健脾利湿的炒山药、炒白术后疗效立现，伴发的头晕症状随之缓解。

第十九节　麻黄连翘赤小豆汤案（《伤寒论》）

案例 1

李某某，女，63 岁。

主诉：阵发性胸闷心慌伴头晕、畏寒乏力 10 余天。

初诊（2015 年 06 月 11 日）：患者 10 余天前受凉后出现胸闷、心慌，伴畏寒，周身乏力，背部胀痛，有灼热感，偶有心前区疼痛，持续 10 余秒，可自行缓解，现患者仍时有胸闷、心慌，周身乏力，背部胀痛，时头晕，畏寒肢冷，周身关节疼痛麻木，汗出较少。时咳嗽，无痰，无发热，时头晕，纳差，眠差，多梦，二便调。查体：血压 160/110mmHg，双肺呼吸音粗，未闻及干湿性啰音，心率 67 次 / 分，律齐。舌质淡红，舌苔薄白，脉沉细。既往有高血压病病史 9 年，血压最高达 170/110mmHg，冠心病病史 1 年余，脑梗死病史半年，"胃炎"病史 30 余年，有颈椎病病史，具体时间不详。辅助检查：即时血糖 6.1mmol/L。心电图：ST–T 段异常。中医诊断：①胸痹（阳气虚衰）；②感冒（风寒夹湿）。西医诊断：①冠状动脉粥样硬化性心脏病；②上呼吸道感染；③高血压病 3 级；④慢性胃炎；⑤颈椎病。治法：温肾健脾，散寒解表。方用麻黄连翘赤小豆汤加减。

处方：

炙麻黄 6g	连翘 12g	赤小豆 30g	桂枝 15g
附子 6g（先煎）	细辛 3g	生白术 30g	生薏米 30g
威灵仙 15g	秦艽 18g	白芍 9g	炙甘草 6g

3 剂，水煎服，日一剂。

忌肥甘厚腻、生冷。

二诊（2015 年 06 月 14 日）：患者胸闷、心慌减轻，畏寒肢冷明显改善，头晕较前减轻，汗出较多，自觉手足发热，偶头晕，纳差，眠差，多梦，二便调。舌质淡红，舌苔薄白，脉沉细。测血压：148/85mmHg。患者汗出较多，故去麻黄，继服 5 剂。

三诊（2015 年 06 月 19 日）：患者服上方后汗出明显减少，胸闷、心慌减轻，头晕明显改善，畏寒肢冷明显改善，时腰痛，无手足发热，纳差，眠差，多梦，二便调。舌质淡红，舌苔薄白，脉沉细。患者时有腰痛，故上方加杜仲 15g、续断 12g 滋补肝肾。继服 7 剂。

四诊（2015 年 06 月 26 日）：患者胸闷、心慌明显减轻，睡眠改善，畏寒肢冷明显改善，二便调。舌质淡红，舌苔薄白，脉沉细。患者病情明显缓解，原方继服 7 付巩固疗效。

按：患者年过半百，脏器衰微，禀赋虚弱，阳气衰微，胸阳不运，故见胸闷；心阳不振，故见心慌；肾阳衰微，故见畏寒肢冷、乏力；阳气不足，清窍失养，故头晕；舌质淡红，舌苔薄白，脉沉细均为阳气衰微之象。此次伴外感风寒，方中温阳健脾与散寒解表并用，急则治其标，以解表为主。方中炙麻黄散寒发汗，连翘清热解毒，赤小豆解毒利水，桂枝、附子温肾阳，细辛温肺化饮，生白术、生薏米健脾利湿，威灵仙、秦艽祛风除湿，白芍柔肝止痛，炙甘草调和诸药，共奏温肾健脾，散寒解表之效。患者病机复杂，既有心肾阳虚之本虚，又有风寒夹湿之标实，治疗以祛实为主。服一诊方剂发汗解表兼温肾健脾后，患者汗出较多，表证缓解，所以去除发汗解表的药物，以温心肾之阳、健脾利湿为主，伴发的头晕症状渐向愈。临证病机多复杂多样，治疗须谨守病机，方可获效。

第二十节　生脉散案（《医学启源》）

案例1

刘某某，女，90岁。

主诉：反复入睡困难2年，加重伴头晕1周。

初诊（2017年01月28日）：患者睡眠障碍2年，入眠难，做梦多，需配合服用安定方能入睡。近1周无明显诱因患者失眠加重，时头晕，并伴心慌，疲乏困倦，就诊时测血压160/80mmHg。现患者失眠，入睡困难，时心慌，时头晕，疲乏困倦，纳差，大便稀，每日2次，小便调。查体：血压160/80mmHg。双肺呼吸音清，双肺未闻及干湿性啰音，心率80次/分，律齐，心音有力，各瓣膜听诊区未闻及病理性杂音，双下肢无浮肿，舌质暗红，舌苔薄黄，脉细弦。既往有高血压病病史7～8年，血压最高达160/80mmHg，未坚持服降压药。心电图：大致正常心电图。中医诊断：①心悸（气阴两虚）；②眩晕（气阴两虚）。西医诊断：①失眠；②高血压病2级。治法：补气养血、养心安神。方用生脉散加减。

处方：

党参18g	麦冬12g	黄芪24g	白术10g
木香6g	龙眼肉10g	酸枣仁24g	远志10g
五味子10g	夜交藤18g	龙齿18g^{（先煎）}	丹参15g
甘草10g	当归15g		

方中党参、黄芪健脾益气，麦冬滋阴补肾，白术健脾利湿，木香行气健

脾，龙眼肉健脾补血，酸枣仁、远志、夜交藤养心安神，龙齿重镇安神，丹参、当归活血通络补血，五味子收敛固涩、益气生津，甘草调和诸药。

3剂，水煎服，日一剂。

二诊（2017年02月01日）：患者失眠好转，心慌减轻、疲乏减轻，偶有胃痛反酸，纳好转，眠可，睡眠时间4小时，二便调。查：血压140/80mmHg，双肺呼吸音清，双肺未闻及干湿性啰音，心率77次/分，律齐。舌苔薄黄，舌质暗红，脉弦细。患者胃痛反酸，故前方加白芍15g滋阴疏肝，海螵蛸15g制酸止痛，元胡15g行气止痛，陈皮12g、砂仁10g行气健脾。继服，7剂。

三诊（2017年02月08日）：患者失眠好转，心慌、疲乏、胃痛泛酸等症均明显减轻，上方继服，7剂。

按语： 本患者年过八旬，气血不足不能养心，可见失眠、心慌、疲乏等症，气虚不能上荣清窍，清窍失养，故头晕。虚阳扰动、可见热象，但只有从脾胃论治，补气养血，使心神得养，方为治本之法。方中党参、黄芪健脾益气，麦冬滋阴补肾，白术健脾利湿，木香行气健脾，龙眼肉健脾补血，酸枣仁、远志、夜交藤养心安神，龙齿重镇安神，丹参、当归活血通络补血，五味子收敛固涩、益气生津，甘草调和诸药，共奏补气养血、养心安神之效。不能一见眩晕、烦躁即使用清热之法，若损伤后天脾胃，气血生化乏源，终将导致疾病缠绵难愈。本患者年老体弱，从脾胃论治效果理想，但补养之药难免滞碍难化，故而可见患者胃痛反酸等症，因此不仅用白芍、海螵蛸制酸治其标，更加用元胡、陈皮理气活血导滞之品以治本，收到满意效果。

案例2

胡某某，女，82岁。

主诉： 心前区及后背疼痛伴头晕反复发作1年余。

初诊（2018年02月11日）： 患者1年余前出现心前区疼痛阵作，诊为"房颤"，曾多次住院治疗（具体用药不详）。1年来心前区疼痛反复发作，有时伴后背疼痛，活动后感胸闷憋气，现患者时感心前区及后背疼痛，多于活动或劳累后发作，遇冷后加重，休息及服速效救心丸后疼痛可缓解，活动后感胸闷憋气、气短，时头晕，无头痛，无咳嗽，晨起偶有少量咯痰。无恶心呕吐，纳少，失眠，夜尿频多，4～5次/夜，大便有时偏干。查体：血压

130/60mmHg，双肺呼吸音粗，未闻及干湿性啰音，心率 60 次 / 分，律齐，二尖瓣、三尖瓣听诊区可闻及 2/6 级收缩期杂音，双下肢浮肿。舌质淡，舌苔薄黄，有裂纹，脉象细缓。既往有高血压病病史 30 余年，收缩压最高 200mmHg，现服厄贝沙坦、酒石酸美托洛尔缓释片降血压，冠心病病史 40 余年，心肌梗死、胆囊炎史多年，否认糖尿病病史。2009 年于省立医院安装心脏起搏器。中医诊断：胸痹（气阴两虚）。西医诊断：①冠状动脉粥样硬化性心脏病；②高血压病 3 级；③心力衰竭（心功能Ⅲ级）；④陈旧性心肌梗死；⑤阵发性房颤；⑥心脏起搏器术后；⑦胆囊炎。治法：益气养阴，活血通脉。方用生脉散加减。

党参 24g	黄芪 18g	麦冬 24g	五味子 12g
玉竹 12g	丹参 12g	当归 15g	知母 12g
川芎 6g	郁金 12g	茯苓 12g	炙甘草 6g
夜交藤 18g			

5 剂，水煎服，日一剂。

忌肥甘厚腻、辛辣生冷。

二诊（2018 年 02 月 16 日）：患者时感心前区及后背疼痛略减，多于活动后发作，遇冷后加重，活动后感胸闷。无咳嗽、气短，晨起偶有少量咯痰，无恶心呕吐，纳少，失眠，夜尿频多，4～5 次 / 夜，大便有时偏干。查：血压 140/60mmHg，双下肢浮肿减轻。舌质淡，舌苔薄白，有裂纹，脉象细缓。患者时症状遇冷加重，故前方去知母，加姜黄 10g、桂枝 9g 温通心阳，舌有裂纹，故加枸杞 12g 滋阴补肾，继服 4 剂。

三诊（2018 年 02 月 20 日）：患者心前区及后背疼痛减轻，多于活动后诱发，休息时无疼痛，遇冷后加重，时腰凉伴腰痛，活动后感胸闷憋气、气短，无明显头晕头痛，无恶心呕吐，纳少，失眠，夜尿频，大便时干。查：血压 150/70mmHg，双下肢浮肿消退。舌质淡，舌苔薄白，脉象细缓。患者时有腰凉伴腰痛，故加熟地 12g、菟丝子 12g、山萸肉 12g、鹿角胶 9g^{烊化}温补肾阳，继服 7 剂。

四诊（2018 年 02 月 27 日）：患者述心慌不适，无明显心前区及后背疼痛，无胸闷。患者仍纳少，失眠，夜尿频减轻，大便不干。患者失眠，故中药前方加炒枣仁 18g、远志 12g 养心安神，继服 7 剂。

五诊（2018 年 03 月 06 日）：患者心慌、心前区不适症状均明显减轻，无明显心前区及后背疼痛，活动后感胸闷憋气、气短，无明显头晕头痛，无咳嗽，晨起偶有少量咯痰，无恶心呕吐，纳少，睡眠有所改善，夜尿频，3次/夜，大便有时干。查：血压140/70mmHg，双肺呼吸音粗，未闻及干湿性啰音，心率60次/分，律齐，腹软，双下肢不肿。患者服药后症状均明显改善，故继服上方7剂巩固疗效。

按： 此患者患冠心病多年，且有心肌梗死病史，因窦房结功能不良已安装心脏起搏器，病程较长，加之患者年老又合并高血压病，心脏病变已经进展至心衰，并有间断的房颤发作，总体预后不良。患者患病时日已久，除瘀血内生阻塞心脉引起胸痛胸闷外，还表现为耗气伤阴，刚入院时即表现为阴伤症状。然久病必然伤作为先天之本的肾，肾阴虚则阴水不能制约心火，故见失眠；气虚不能上荣清窍，清窍失养，故头晕；肠道失润则大便时干；肾阳虚心脉失于温养，故心前区及后背疼痛遇冷后加重；肾阳虚气化不利、肾失摄纳故见夜尿频多。治疗上除了给予活血补气养阴之药外，老年且患病多年者应给予滋补肾阴、温补肾阳之品，可以有效缓解症状，扶助患者正气，改善其生活质量。本病例患者年老体弱，同时患多病，病机复杂，患病日久，久病多瘀多虚，在此患者身上有很好的体现。因此治疗在活血化瘀的同时，要兼顾患者久病多虚的体质，同时注意养阴、温阳，治疗较全面。然患者病深日久，病情已不能完全治愈，医者只能使用现有的治疗方法改善患者症状，提高患者生存质量。

第二十一节　真武汤案（《伤寒论》）

案例1

患者王某某，男，83岁。

主诉：发作性胸闷憋喘1年，加重伴头晕4天。

初诊（2016年03月12日）：患者近1年反复发作胸闷憋喘，在外院诊断为心衰，曾住院治疗好转出院。4天前患者起床时突然出现胸闷、憋喘，伴气短、心慌、头晕，自服地高辛、复方丹参滴丸效不佳，活动后即出现上症。现患者仍胸闷、憋喘，伴气短、心慌、头晕，无心前区疼痛，腰背部怕冷，无恶心呕吐，头痛，咳嗽，有痰不易咳出，双下肢水肿，纳差，眠欠佳，小便略频，大便4～5日一行。查体：血压140/60mmHg，双肺呼吸音粗，未闻及干湿性啰音，心率 92 次 / 分，律齐，双下肢浮肿。舌质淡暗，苔薄白，脉沉细。既往有高血压病病史 10 余年，血压最高达 180/110mmHg，冠心病病史 10 余年。糖尿病病史 1 月。心电图：①显著 ST 段压低；②T 波异常。中医诊断：①胸痹（阳气虚衰，脉络瘀阻）；②水肿（脾肾阳虚）。西医诊断：①冠状动脉粥样硬化性心脏病；②心力衰竭（心功能Ⅲ级）；③高血压病 3 级；④2 型糖尿病。治法：温肾健脾，益气活血，方用真武汤加减。

处方：

制附子 9g	茯苓 24g	干姜 3g	白芍 15g
桑白皮 24g	生白术 30g	葶苈子 15g	淫羊藿 30g
黄芪 60g	丹参 30g	远志 9g	麦冬 15g

7 剂，水煎服，日一剂

二诊（2016 年 03 月 19 日）：患者胸闷、憋喘减轻，咳嗽减轻，腰背部怕冷减轻，口苦，纳差，眠欠佳，小便略频，大便 4 ～ 5 日一行。舌质淡暗，苔薄黄，脉沉细。加用温通心阳的桂枝 12g，并患者口苦，苔薄黄，故加黄连 9g 以寒热并用。

三诊（2016 年 03 月 26 日）：患者胸闷、憋喘明显减轻，咳嗽减轻，咯痰减少，腰背部怕冷减轻，大便干，4 ～ 5 日一行。舌质淡暗，苔薄黄，脉沉细。患者大便干明显，故加肉苁蓉 30g、火麻仁 30g 润肠通便。

四诊（2016 年 04 月 02 日）：患者胸闷、憋喘明显减轻，睡眠改善，大便干减轻。舌质淡暗，苔薄白，脉沉细。原方继服 7 剂巩固疗效。

按：患者老年男性，脏器受损，禀赋虚弱，阳气衰微，胸阳不运，气机痹阻，血行瘀滞，故见胸闷、憋喘；心阳不振，故见心慌；肾阳衰微，故见腰背部怕冷，双下肢水肿；舌质淡暗，苔薄白，脉沉细均为阳气虚衰，脉络瘀阻之征象。治疗以温肾健脾，益气活血为主。本患者胸闷、憋喘，心肾阳虚，治疗在强心复脉的基础上加大温通心阳及利水活血的力量，不仅胸闷、憋喘显著减轻，心功能也有大幅度提升，起到了西医强心、利尿、扩血管的功效，活血祛瘀疗法在辨证为阳气虚的大前提下，作为正确配合应用，在此病例治疗中发挥重要作用。

第二十二节　参苓白术散案（《太平惠民和剂局方》）

案例 1

患者王某某，男，64 岁。

主诉：大便不成形、头晕 2 年。

初诊（2016 年 09 月 03 日）：患者因工作原因长期昼夜颠倒，饮食不规律，2 年前出现大便次数增多，每日 3～4 次，大便不成形，饮食稍有不适，则大便增至 5～6 次 / 日，时有头晕，自服固肠止泻丸等药物效不佳。现患者仍大便次数增多，每日 3～4 次，大便不成形，时有腹胀、反酸，时头晕乏力，无脘腹疼痛，无恶心呕吐，无里急后重，无脓血黑便，无心慌，无胸闷憋气，无乏力，纳食可，睡眠尚可，小便频。查体：血压 160/90mmHg，双肺呼吸音略粗，未闻及干湿性啰音，心率 75/ 分，律齐，心音可，各瓣膜听诊区未闻及病理性杂音，腹壁软，无压痛，无反跳痛，肝脾脏未触及，腹部包块未触及，肝肾区无叩击痛，腹部叩诊正常，舌质淡，边有齿痕，苔白厚，脉沉细。既往有高血压病病史 3 年，现口服左旋氨氯地平控制血压。中医诊断：①泄泻（脾肾亏虚）；②眩晕（脾肾阳虚）。西医诊断：①肠易激综合征；②高血压病 2 级。治法：益气健脾，涩肠止泻，升举阳气。

处方：

台参 15g	生白术 10g	云苓 10g	白扁豆 10g
陈皮 10g	山药 12g	莲子 15g	砂仁 12g^(后入)
薏苡仁 24g	桔梗 12g	谷芽 10g	炒麦芽 12g
白芍 15g	木香 6g	甘草 6g	海螵蛸 15g
夜交藤 18g	莱菔子 15g	升麻 6g	柴胡 3g

5 剂，水煎服，日一剂

二诊（2016 年 10 月 03 日）：患者大便不成形，2～3 次 / 日，腹胀、反酸减轻，无胸闷憋气，口唇色暗，时感头晕、颈项发紧，纳食可，睡眠可。舌质淡，边有齿痕，苔黄厚燥，脉沉细。前方去夜交藤，加天麻 12g、钩藤 12g^(后入)、葛根 15g，继服 5 剂。

三诊（2016年10月08日）：患者腹胀、反酸减轻，无头晕心慌，上楼梯后感气短，无腹痛恶心，纳眠可，夜尿多，大便不成形，2～3次/日。舌质嫩红，边有齿痕，苔白，脉沉细微弦。前方改柴胡10g继服4剂。

四诊（2016年10月12日）：患者大便已成形，1～2次/日，无明显腹胀，无头晕、心慌，无胸闷，舌质嫩红，边有齿痕，苔白，脉沉细微弦。继服7剂后诸症皆消。

按：本患者因劳倦伤脾，脾阳虚损，脾失健运，不能受纳水谷、运化精微，水湿不化，积谷为滞，湿滞内生，清浊不分，混杂而下，而成泄泻。脾气不运，故见腹胀；脾胃不和，故见返酸、矢气；脾虚不能升清，清窍不得濡养，故头晕。治疗以益气健脾，涩肠止泻之法，则脾气健运，湿浊可化，清阳得升，泄泻、头晕等症状可改善。湿为泄泻的主要病理基础，脾虚湿盛是其发病关键，故治疗应以运脾化湿为原则。暴泻以湿盛为主，重用化湿，佐以分利。久泻以脾虚为主，当予健脾。本患者泄泻日久，为久泻脾虚之证，所以治疗以益气健脾为主。患者泄泻已久，中气下陷，脾虚日久，脾虚及肾，已引起脾肾阳虚的五更泻症状，所以加用涩肠止泻的四神丸以防泄泻太过的滑脱之弊，用参苓白术散合四神丸健脾止泻，温肾涩肠，药与证符，故可使久泻好转。

第二十三节　杞菊地黄汤案（《医级宝鉴》）

案例1

患者沈某某，女，48岁。

主诉：头晕伴心烦1个月余。

初诊（2018年03月09日）：患者近1个月余无明显诱因出现头晕伴心烦，无胸闷、胸痛，体力一般，伴双目干涩，无视力下降，自服天麻丸等药物效不佳。现症见：时头晕，心烦，伴双目干涩，无胸闷、胸痛及放射痛，无视力下降，睡眠一般，二便可。体型略瘦，舌暗红，苔少，脉细弦。查体：血压125/85mmHg，双肺呼吸音粗，未闻及干湿性啰音。心率80次/分，律齐，各瓣膜听诊区未闻及病理性杂音，双下肢无浮肿。既往体健。中医诊断：眩晕（肝肾阴虚证）。治法：补益肝肾，养精明目，方用杞菊地黄汤加减。

处方：

枸杞 15g	菊花 12g	生地 15g	泽泻 10g
云苓 10g	山药 12g	山茱萸 15g	丹皮 10g
枣仁 24g	远志 10g	当归 12g	制首乌 12g
甘草 6g	柴胡 10g	香附 10g	薄荷 6g
川芎 12g	益母草 15g		

5 剂，水煎服，日一剂。

二诊（2018 年 03 月 14 日）：患者头晕及心烦均较前好转，双目干涩减轻，无胸闷、胸痛及放射痛，无视力下降，睡眠一般，二便可。舌暗红，苔少，脉细弦。前方加黄芪 18g，合欢皮 15g，继服 5 剂。

三诊（2018 年 03 月 19 日）：患者头晕缓解，无明显心烦，双目干涩明显减轻，夜间八九点钟即困倦。前方减合欢皮，加石菖蒲 10g，炒栀子 6g，继服 7 剂后诸症皆消。

按：患者年近七七，先天肾气由盛渐衰，冲任二脉气血也随之衰少，肝肾同源而俱衰。肝藏血，肾藏精，肝肾不足而气血耗伤，无以上荣心神，心神失养而动摇不安，清窍失养则头晕；肝开窍于目，肝阴亏虚而见双目干涩。但若一味滋补，患者体虚不易接受，且心神清灵须气血上荣，亦当行气活血以安神。

杞菊地黄丸以补益肝肾为底，合枣仁益肝血、安心神，远志安神定志，制首乌补益精气，并当归、川芎活血，柴胡、香附、薄荷疏肝理气，益母草活血调经。整方攻补兼施，扶正祛邪，而攻邪不伤正，扶正不碍邪，以安神止烦。二诊加用黄芪补脾益气，合欢皮解郁和血宁心。三诊，考虑补益之品滋腻，加石菖蒲开窍醒神益智，炒栀子泻火除烦。同时需调畅情志，心神清明，节律有度，则安神止烦。

案例 2

孙某某，女，51 岁。

主诉：失眠伴头晕、耳鸣半年余。

初诊（2016 年 03 月 02 日）：患者半年余前无明显诱因出现失眠，入睡困难，伴时头晕，无视物旋转，双耳耳鸣，于当地医院服用中药效不佳，服用阿普唑仑方能入睡。现患者仍失眠，入睡困难，入睡后多梦，睡眠质量差，伴时头晕，无视物旋转，双耳耳鸣，入夜尤甚。听力无下降，腰痛，自觉精神短少，双眼作胀，口干，无心慌胸闷，胸痛，偶感头晕，无明显头痛，无恶心呕吐。口干，咽干痒，纳食可，夜尿频多，大便调。查体：血压130/70mmHg，双肺呼吸音略粗，未闻及干湿性啰音，心率76次/分，律齐，心音有力，各瓣膜听诊区未闻及病理性杂音。神经系统查体：四肢肌力、肌张力正常，生理反射存在，病理反射未引出。舌质暗红，舌苔薄白，脉沉细。既往体健，无重大病史可查。中医诊断：不寐（肾阴亏虚）。治法：滋阴补肾，养心安神。方用杞菊地黄丸加减。

处方：

枸杞 15g	菊花 12g	熟地 15g	泽泻 10g
云苓 10g	山药 12g	山萸肉 15g	丹皮 10g
菟丝子 15g	炒枣仁 24g	远志 10g	当归 12g
制首乌 12g	鹿角胶 10g^{（烊化）}	甘草 6g	朱砂 0.5g^{（冲）}
龙齿 18g	牛膝 10g		

5剂，水煎服，日一剂。

忌肥甘厚腻、辛辣生冷。

二诊（2016年03月07日）：患者述失眠、耳鸣、双目作胀症状无明显改善，但入睡后做梦稍有减少。仍头晕，腰痛减轻，仍觉口干较重。近日感双上肢疼痛，舌质暗红，舌苔薄白，脉沉细。患者双上肢疼痛，故前方加秦艽12g、桑枝12g通络止痛；口干，故加玉竹15g滋补胃阴，继服5剂。

三诊（2016年03月12日）：患者失眠、耳鸣、双目作胀、头晕、腰痛、口干诸症较前减轻，入睡后做梦减少，无明显双臂疼痛，右胁肋作胀，时感疼痛不适，纳呆。舌质暗红，舌苔薄黄，脉弦细。前方去秦艽，患者右胁肋作胀，时感疼痛不适，故加柴胡10g、白芍12g、莱菔子15g行气疏肝止痛，继服7剂。

四诊（2016年03月12日）：患者睡眠改善，仍有耳鸣，头晕减轻，无双目作胀，腰痛、口干已不明显，双肩作胀，右胁肋胀痛，腹胀、呃气，有时心慌，纳呆。舌质暗红，舌苔薄白，脉弦细。前方去朱砂，加葛根12g解肌生津，继服7剂而愈。

按：本患者表现为肾阴虚的证候。肾阴不足，髓减骨弱，骨骼失养，故腰痛；脑海失充，则头晕耳鸣。心肾为水火既济之脏，肾水亏虚、水火失济则心火偏亢，致心神不宁，而见失眠多梦；肾失所养，开阖失司，故夜尿频多。本病患者正处在七七四十九岁，即女子肾气衰退的时期，女子在此年龄自然衰老，肾阴肾阳皆虚。因个人体质差异，本患者主要表现为肾阴亏虚的症状，治疗以滋肾阴、清虚火为主。然阴阳互根互用，肾阴的不足必会影响肾阳，患者夜尿频多，即为肾阳不足失于温煦的一种表现，故方中加少量鹿角胶温补肾阳，也寓阳中求阴之意。治疗以滋阴益髓为主，兼清上扰心神之虚火，疗效尚佳。肾水不足，肝失所养，加之情志变动，易致肝失疏泄，该患者在肾阴虚损的基础上，又出现了肝气郁结、肝胃不和的症状，故在基础方上调整添加疏肝和胃、养血柔肝之品，可使肝气条达，诸症消除。

案例 3

鞠某某，男，50 岁。

主诉：头晕 1 个月。

初诊（2016 年 01 月 06 日）：患者近 1 个月来因劳累出现头晕不适，呈持续性，无头痛，无恶心呕吐。走路不稳，腰痛，无心慌、胸闷、胸痛，无耳鸣，无乏力，纳食可，睡眠多梦，二便调。舌暗红，苔黄厚，脉沉。查体：血压：160/95mmHg，精神差。双眼睑无浮肿，口唇无发绀，双肺呼吸音粗，未闻及干湿性啰音，心率 76 次 / 分，律齐，心音可，各瓣膜听诊区未闻及病理性杂音。既往曾有血压偏高史，具体情况不详。腰椎间盘突出症病史 6 年。颅脑 + 腰椎 CT：颅脑平扫未见明显异常，腰椎间盘膨出。心电图：大致正常心电图。中医诊断：眩晕（肾阴亏虚，虚火上扰）。西医诊断：①高血压病 2 级；②腰椎间盘突出症。治法：滋阴补肾，清火安神。

处方：

枸杞 15g	菊花 12g	熟地 15g	泽泻 10g
云苓 10g	山药 12g	山萸肉 15g	丹皮 10g
菟丝子 15g	炒枣仁 24g	远志 10g	当归 12g
制首乌 12g	杜仲 10g	甘草 6g	葛根 15g
红花 12g	香附 10g	生山楂 15g	柴胡 10g
白芍 15g	丹参 15g		

7 剂，水煎服，日一剂。

二诊（2016 年 04 月 15 日）：患者仍感头晕不适，呈持续性，无头痛，走路不稳，腰痛，纳食可，睡眠多梦，二便调。舌暗红，苔黄厚，脉沉。前方加僵蚕 12g 继服 7 剂。

三诊（2016年04月22日）：患者感头晕减轻，无头痛，仍走路不稳，腰痛，纳食可，睡眠多梦，二便调。舌暗红，苔黄厚，脉沉。前方加菟丝子12g继服7剂。

四诊（2016年04月30日）：患者感头晕明显减轻，无头痛，偶有走路不稳，腰痛，纳食可，睡眠可，二便调。舌暗红，苔黄，脉沉。前方加地龙10g继服7剂。

按：本患者表现为肾阴虚的证候，肾阴不足，髓减骨弱，骨骼失养，故腰痛、走路不稳；肾虚髓海失充，则头晕。心肾为水火既济之脏，肾水亏虚，水火失济则心火偏亢，致心神不宁，而见睡眠多梦。治疗以滋阴益髓为主，兼以活血养血柔肝，后期酌加补肾温阳之品，阴阳双补，使肾水得充，肾阳得温，诸症可减。本病例的眩晕为虚证眩晕，治疗以补虚为主，以杞菊地黄丸为基础方滋肾阴、益精髓为主，随证加入养血活血之药、平肝柔肝之品，则头晕、多梦、腰痛诸症可减。肾阴虚日久必然病及肾阳，所以后期加入少量温肾阳之品以期兼顾阴阳，不致顾此失彼。从此病例可以看到临证要辨清疾病本质的虚实，实证和虚证的治疗截然不同，不然易患"虚虚实实"之敝反使病情加重。

第二十四节　心脉1号案

案例1

赵某某，女，50岁。

主诉：心前区不适伴头晕2个月

初诊（2017年01月08日）：患者2个月前无明显诱因自觉心前区不适，无心慌，伴头晕、头部胀痛，自测血压150/90mmHg，自服缬沙坦、心可舒等药物效不佳。现患者仍心前区不适，无心慌，伴头晕，头部胀痛，无视物旋转，无肢体活动障碍，体力下降，纳可，眠一般，夜间自觉忽冷忽热。二便可。查体：血压150/90mmHg。双肺呼吸音粗，未闻及干湿性啰音，心率70次/分，律齐，心音可，各瓣膜听诊区未闻及病理性杂音，四肢肌力、肌张力正常，生理反射存在，病理反射未引出。舌红苔薄白，脉沉弦细。既往体健。辅助检查：心电图示Ⅱ、Ⅲ、avF导联T波低平。中医诊断：①胸痹（气滞血瘀，兼阴血亏虚）；②眩晕（瘀血阻窍）。西医诊断：①冠状动脉粥样硬化性心脏病；②高血压病1级。治法：补益心肾，行气活血。方用心脉1号加减。

处方：

瓜蒌 15g	赤芍 12g	白芍 12g	川芎 10g
郁金 10g	桃仁 12g	香附 10g	丹参 15g
醋元胡 15g	三七 3g^{（冲）}	茯苓 10g	炒枣仁 18g
远志 10g	枸杞 15g	葛根 15g	甘草 6g

7剂，水煎服，日一剂。以水煎约400ml，早晚两次温服。

忌肥甘厚腻、辛辣生冷

二诊（2017年01月15日）：患者自觉胸前区疼痛缓解，头晕、头胀痛仍明显。舌红苔薄白，脉沉细。患者服药可，上方去三七，加益母草15g、全蝎6g、天麻10g息风止痉，通络止痛。益母草不仅有活血调经，利尿消肿的功效，现代研究证明其还有改善心肌供血，抗血小板聚集等作用。继服5剂。

三诊（2017年01月20日）：患者自觉胸前区疼痛缓解，头晕、头胀痛明显减轻。舌红苔薄白，脉沉细。继服7剂巩固疗效。

按：患者为女性，年已50岁，已至七七，诊断治疗应从整体观念考虑。除药物治疗外，应嘱患者保证正常的生活作息规律，保持心情舒畅，劳逸适度，清淡饮食，并向患者解释病情，减轻恐惧和焦虑情绪。治疗上与香附、元胡理气疏肝，瓜蒌、茯苓祛痰宽胸，芍药、川芎、桃仁、红花、丹参、三七养血活血化瘀，枣仁、远志、茯苓、枸杞养心安神。天麻平肝息风，葛根生津解肌，共奏补益心肾、行气活血之效。患者肝肾阴虚，肝阳上亢，上扰清窍，气滞血瘀，瘀血阻窍，清窍不利，故头晕、头胀痛，服药后头晕、头痛无缓解，故加益母草、全蝎、天麻息风止痉，通络止痛。益母草不仅有活血调经、利尿消肿的功效，现代研究证明其还有改善心肌供血，抗血小板聚集等作用。继服5剂后诸症皆消。

案例2

患者赵某某，女，50岁。

主诉：心前区不适伴头晕1个月余。

初诊（2017年04月03日）：近1个月余无明显诱因自觉心前区不适，无心慌，头部胀痛，体力下降，并未服用药物治疗。现症见：时有心前区不适，时头晕，头部胀痛，无心慌，无明显胸痛，无一过性黑蒙，体力较前下降。纳食一般，夜眠一般，夜间自觉忽冷忽热，二便可。舌红苔薄白，脉沉弦细。查体：血压 150/90mmHg，双肺呼吸音清，未闻及干湿性啰音。心率 75 次 / 分，律齐，各瓣膜听诊区未闻及病理性杂音，双下肢无浮肿。既往体健。近 1 年月经不规律，易提前。辅助检查：心电图示 II、III、avF 导联 T 波低平。中医诊断：胸痹（气滞血瘀证）。西医诊断：①冠状动脉粥样硬化性心脏病；②高血压病 1 级。治法：行气活血，滋阴补肾。方用心脉 1 号加减。

处方：

瓜蒌 15g	赤芍 12g	白芍 12g	川芎 10g
郁金 10g	桃仁 12g	香附 10g	丹参 15g
醋元胡 15g	三七 3g(冲)	茯苓 10g	炒枣仁 18g
远志 10g	枸杞 15g	葛根 15g	天麻 10g
甘草 6g			

3 剂，水煎服，日一剂。

忌肥甘厚腻、辛辣生冷。

二诊（2017 年 04 月 06 日）：患者自觉心前区疼痛缓解，头胀痛仍明显。舌红苔薄白，脉沉细。患者服药可，上方去三七，加益母草 15g，继服 7 剂。

按语：患者为女性，年已 50 岁，《素问·上古天真论篇》言："女子七岁，肾气盛，齿更发长……七七，任脉虚，太冲脉衰少，天癸竭，地道不通，故形坏而无子也。"此年龄段女性，肾气渐衰，精血不足，月经不规律而渐至停经，在此生理衰退阶段，患者因体质及生活工作等因素而致明显的脏腑气血失调。现患者心血管症状明显，对症予行气活血的同时，应兼顾阴血亏虚的体质特点，并补益心肾，宁心安神。妇女年逾七七，肾气由盛渐衰，天癸渐至衰竭，冲任二脉气血也随之衰少，在此生理转折时期受内外环境的影响，易导致肾之阴阳失调，肾阳虚衰则不能鼓动五脏之阳，导致心阳不振，血脉失于温煦鼓动；肾阴亏虚则不能滋养五脏之阴，肝木失荣而亢逆生风，故头晕，或灼津为痰而上犯于心故心前区不适。现代医学认为，随着围绝经期妇女的内分泌水平等变化，心血管病的发生率随之急剧升高。本案中，患者以胸痹为主症，主要责之于气滞血瘀，而虚象已显，祛邪当兼扶正。方以瓜蒌宽胸，丹参活血养心，为君；赤芍、川芎、桃仁、三七活血祛瘀，郁金、香附、元胡行气解郁，为臣；茯苓健脾渗湿祛痰，白芍敛阴柔肝止痛，炒枣仁、远志安神，枸杞补益精气，葛根升清，天麻息风，为佐；甘草调和为使。二诊以益母草代替三七，益母草不仅有活血调经、利尿消肿的功效，现代研究证明其还有改善心肌供血、抗血小板聚集等作用。患者服药后疗效可，但也应注意生活调摄，尤其情志舒畅，以平稳度过这一生理转折期；同时注意心脑血管病的防治，定期监测血压、复查心电图等。

案例 3

吕某某，男，69 岁。

主诉：胸闷、心慌伴头晕 3 个月

初诊（2016 年 03 月 04 日）：患者 3 个月前无明显诱因出现胸闷、心慌，活动后气喘，时有胸痛，休息或含服硝酸甘油后 3～5 分钟疼痛可缓解，未引起重视。3 天前患者又出现胸闷、心慌，时有头晕，无恶心呕吐，纳可，失眠，二便调。舌紫暗，苔白，脉细涩。既往冠心病病史 10 余年，1 年余前行 PCI 术，放置支架 1 枚。高血压病病史 10 年，血压最高 160/100mmHg，未规律服药控制，查体：血压 145/80mmHg，口唇色暗，双肺呼吸音粗，未闻及干湿性啰音，心率 71 次/分，律齐，心音可，各瓣膜听诊区未闻及病理性杂音。心电图：ST-T 段异常改变。中医诊断：①胸痹（心血瘀阻）；②眩晕（瘀血阻络）。西医诊断：①冠状动脉粥样硬化性心脏病 PCI 术后；②高血压病 2 级。治法：活血宽胸，化瘀安神，方用心脉 1 号加减。

处方：

瓜蒌 15g	赤芍 12g	白芍 12g	川芎 10g
郁金 10g	桃仁 12g	红花 12g	香附 10g
丹参 15g	元胡 15g	三七粉 3g^{（冲）}	云苓 10g
酸枣仁 18g	远志 10g	枸杞 15g	甘草 6g
桂枝 10g	地龙 10g	首乌藤 24g	龙齿 24g^{（先煎）}
合欢皮 15g			

7 剂，水煎服，日一剂。

二诊（2016 年 03 月 11 日）：患者仍述心慌、时胸闷，胸痛无明显改善，头晕减轻，纳食一般，睡眠差，二便调。舌紫暗，苔白，脉细涩。前方加水蛭 6g，首乌藤、龙齿各减量为 18g，继服 7 剂。

三诊（2016 年 03 月 18 日）：患者心慌、胸闷减轻，仍有活动后气喘，偶有心前区疼痛，无头晕恶心，纳可，眠差，二便调。舌暗红，苔白，脉细涩。前方加僵蚕 10g，继服 7 剂。

四诊（2016 年 03 月 25 日）：患者述胸痛较前减轻，发作次数较前减少，时感胸闷、心悸，仍有活动后气喘，大便质稀，无腹痛，纳可，失眠，小便调。舌淡红，舌根部苔白厚，脉细弦。前方加白蔻 10g^{（后入）}，橘红 12g，继服 7 剂。

五诊（2016 年 04 月 02 日）：患者胸闷、心慌明显减轻，活动后轻度胸闷，偶胸痛，短时可自行缓解，活动后无明显气喘，口唇无紫绀，纳可，睡眠改善，二便调。舌淡红，苔白，脉沉弱。前方去合欢皮，加黄芪 18g，继服 7 剂。

按：本病因患者劳倦伤脾，脾失健运，气血化生不足，血脉不充，血不生气，气不行血，瘀血内生，阻滞经脉，心脉痹阻、气机郁滞，故见胸闷、心慌、胸痛；瘀血内阻，心脉不畅，心神失养，故失眠、夜不成寐。治疗以宽胸活血，行气化瘀安神为法，则瘀血得散，血行气畅，经脉通利，心得所养，诸症可除。患者虽已经西医学最先进的 PCI 术治疗，但临床症状和生活质量未能有明显改善。西医仅通过造影术发现局部的血管狭窄，运用支架和机械的力量为达到西医诊断标准的"血管狭窄"做了局部处理，但这种治疗只看到疾病狭窄的局部，不能把患者病情看作一个有机的整体，也不能解决造影不能发现的血管病变，更不能解决病人作为一个整体气滞血瘀的病理改变。中医治疗则可从局部推衍到整体，从患者的症状、舌、脉归纳出整体的病理改变，确定证型治法，只要辨证准确即可收效。这就是中医学整体观念和辨证论治的特色与长处。

案例 4

杨某某，男，73 岁。

主诉：双眼睑、双下肢浮肿伴头晕 3 天

初诊（2016 年 07 月 04 日）：患者 3 天前无明显诱因出现双眼睑浮肿，晨起较重，双下肢轻度浮肿，时感胸闷憋气，活动后胸闷加重，时有心慌、乏力，无明显胸痛，时有头晕，无恶心呕吐，纳眠可，夜尿 1～2 次/夜，大便溏。舌暗红，苔薄白，脉沉细。既往有冠心病病史 7～8 年。高血压病病史 10 年，血压最高 160/90mmHg，未规律服药控制。查体：血压 140/90mmHg，双眼睑明显浮肿，口唇紫绀，双肺呼吸音略粗，未闻及干湿

性啰音，心率82/分，律齐，心音可，各瓣膜听诊区未闻及病理性杂音，腹壁软，无压痛，无反跳痛，肝脾脏未触及，腹部包块未触及，肝肾区无叩击痛，腹部叩诊正常，叩诊无移动性浊音。双下肢胫前浮肿，双足背动脉搏动正常。四肢肌力、肌张力正常，生理反射存在，病理反射未引出。心电图示：Ⅱ、Ⅲ、avF、V1～V6 T波倒置。肝肾功能：未见明显异常。中医诊断：水肿（脾虚水泛，瘀血阻络）。西医诊断：①冠状动脉粥样硬化性心脏病；②心力衰竭（心功能Ⅱ级）；③高血压病。治法：益气健脾，活血利水。自拟方。

处方：

太子参 15g	黄芪 18g	酸枣仁 24g	远志 10g
云苓 10g	瓜蒌 15g	郁金 10g	冬瓜皮 15g
车前草 30g^{（包）}	赤芍 15g	三七粉 3g^{（冲）}	元胡 15g
款冬花 12g	枸杞子 15g	桃仁 12g	红花 12g
炙甘草 10g			

7剂，水煎服，日一剂

二诊（2016年07月11日）：患者服药平妥，双眼睑浮肿减轻，活动后气喘，无心前区疼痛，头晕减轻，口唇无紫绀，夜尿频多，4～5次/夜，纳可，眠欠安，大便调。舌暗红，苔薄白，脉沉细。前方去元胡，黄芪增至24g，继服7剂。

三诊（2016年07月18日）：患者双眼睑浮肿减轻，无心前区疼痛，双下肢已无浮肿，活动后气喘、头晕明显减轻，纳可，眠欠安，小便量多，大便调。舌暗红，苔薄白，脉沉。前方车前草减量为15g，加夜交藤18g、龙齿18g^{（先煎）}，继服7剂。

四诊（2016年07月25日）：患者双眼睑已无明显浮肿，无心前区疼痛，活动后稍有胸闷、气喘，无明显头晕，双下肢无浮肿，纳可，夜眠较前改善，睡眠时间延长，夜尿减少，大便调。舌暗红，苔薄白，脉细。前方去瓜蒌、车前草、冬瓜皮、炙甘草，太子参增至18g，云苓增至15g，加当归15g、甘草6g，继服7剂。

五诊（2016年08月02日）：患者双眼睑无明显浮肿，无心前区疼痛，偶有活动后胸闷，无头晕，双下肢无浮肿，纳可，睡眠时间及质量改善，晨起口苦，二便调。舌暗红，苔薄白微燥，脉细。前方加知母12g，继服7剂。

按： 患者劳倦过甚，脾气受损，运化失司，水湿停聚不行，泛溢肌肤而成水肿。水气凌心，故可见活动后胸闷气喘，睡眠欠安；水湿困阻，痰浊内生，上蒙清窍，故头晕不适；水湿阻滞经脉，血液运行受阻，瘀血内生，故见口唇紫绀等瘀血之象。治疗以益气健脾，活血利水为法，使脾气健运，水湿得化，并以利尿之法使水湿从小便而去，兼以活血化瘀之法，使瘀血去，脉道通，水液运行通畅，则诸症改善。

案例5

金某某，女，62岁。

主诉：胸痛心慌时作伴头晕1个月

初诊（2017年05月23日）：患者1个月前劳累后出现胸痛，伴双肩臂及后背疼痛，活动后心慌气喘，时有头晕头痛，时有虚汗出，近1月来上述症状反复发作，遂来诊。现患者仍胸痛、心慌阵作，活动后心慌明显，时有头晕头痛，时有虚汗出，纳食尚可，夜寐不安，小便调，大便干。舌质暗红，苔白，脉细涩。既往有冠心病病史10余年。查体：血压130/70mmHg，精神略差。双眼睑无浮肿，口唇色暗，双肺呼吸音清，未闻及干湿性啰音，心率71次/分，律齐，心音减弱，各瓣膜听诊区未闻及病理性杂音。心电图：T波改变，偶发室性早搏。中医诊断：胸痹（瘀血阻滞）。西医诊断：冠状动脉粥样硬化性心脏病。治法：活血化瘀，安神补虚。心脉1号加减。

处方：

瓜蒌 15g	赤芍 12g	白芍 12g	川芎 10g
郁金 10g	桃仁 12g	红花 12g	香附 10g
丹参 15g	元胡 15g	三七粉 3g（冲）	云苓 10g
酸枣仁 18g	远志 10g	枸杞 15g	甘草 6g
苦参 12g			

7剂，水煎服，日一剂

二诊（2017年05月23日）：患者胸痛略减，畏寒怕冷，伴双肩臂及后背疼痛，活动后心慌气短，头晕、头痛减轻，无胸闷憋气，纳食可，睡眠差，二便调。舌质暗红，苔薄白，脉细。前方加黄芪18g、防风10g、炒白术10g，继服7剂。

三诊（2017年05月31日）：患者胸痛减轻，活动后心慌、气喘减轻，头晕、头痛较前减轻，夜眠易憋醒，活动后肩背疼痛，时有虚汗出，二便调。舌质暗红，苔薄白，脉微数。前方加姜黄12g、生龙骨18g（先煎），继服7剂。

四诊（2017年06月07日）：患者仅感轻度胸痛，无明显心慌胸闷，后背疼痛、双肩臂疼痛减轻，虚汗出减轻，无明显头晕头痛，纳可，眠欠安，二便调。舌质暗红，苔白，脉细。前方加烫水蛭6g，继服7剂后诸症基本缓解。

按： 本患者年老体弱，肾气渐衰，阳气逐渐衰少，阳虚则阴病，阴寒内盛，并易受外感阴寒之邪侵袭。阳气虚则无力行血，血行滞涩，心脉痹阻，不通则痛，故见胸痛、心慌、气喘诸症；气滞血瘀不能上荣清窍故见头晕、头痛；心脉失于温阳，则夜眠不安。治疗以活血化瘀，安神补虚之法，则血行气畅，心脉、清窍得养，诸症减轻。此患者除年老阳气虚衰外，还有久病入络的情况，血瘀为因虚致瘀，实为虚实夹杂之证，符合胸痹"阳微阴弦"的发病机理。治疗活血、止痛、行气为治疗瘀血阻滞之"阴弦"，同时要兼顾"畏寒、汗出"的阳虚之候，只有切中疾病的病机，才能治之有效。

案例6

房某某，女，59岁。

主诉：胸闷气短2个月余。

初诊（2016年01月31日）：患者2个月前劳累后出现胸闷气短，心慌不适，活动后症状加重，无明显胸痛及背痛，时头晕，无乏力，双眼视物不清，无头痛耳鸣，休息后无明显缓解。现患者胸闷气短，心慌不适，活动后症状加重，无明显胸痛及背痛，时头晕，无乏力，双眼视物不清，纳可眠少，二便调。舌暗红，苔白，脉细涩。既往有冠心病病史10年，高血压病病史10余年，收缩压最高160mmHg，未规律服药。查体：血压145/90mmHg，精神稍差。双眼睑无浮肿，口唇无发绀，双肺呼吸音粗，双肺未闻及干湿性啰音，心率66次/分，律不齐，可闻及早搏，心音可，各瓣膜听诊区未闻及病理性杂音。心电图：Ⅱ、Ⅲ、avF导联ST-T改变。中医诊断：胸痹（气滞血瘀）。西医诊断：①冠状动脉粥样硬化性心脏病；②高血压病2级；③心律失常。治法：宽胸散结，行气活血。心脉1号加减。

处方：

瓜蒌15g	赤芍12g	白芍12g	川芎10g
郁金10g	桃仁12g	红花12g	香附10g
丹参15g	元胡15g	三七粉3g^(冲)	云苓10g
酸枣仁18g	远志10g	枸杞15g	甘草6g
葛根15g	天麻10g		

7剂，水煎服，日一剂

二诊（2016年02月07日）：患者仍有胸闷气短，心慌时作，无胸背疼痛，头晕时作，无头痛，双眼视物不清，纳眠可，二便调。舌暗红，苔白，脉细涩。前方加生牡蛎24g^{（先煎）}、柴胡10g，继服7剂。

三诊（2016年02月15日）：患者胸闷气短及心慌较前减轻，无胸背疼痛，头晕亦减轻，无头痛，仍双眼视物不清，时心烦，自觉口气重，纳眠尚可，二便调。舌暗红，苔薄白微黄，脉细微弦。前方加炒栀子10g，继服7剂。

四诊（2016年02月22日）：患者胸闷气短及心慌明显减轻，无胸痛，无明显头晕，无头痛，头昏蒙不适，双眼视物不清，双眼迎风流泪，无心烦，纳眠尚可，二便调。舌暗红，苔薄白，脉细微数。前方去炒栀子，加菊花12g，继服7剂。

五诊（2016年03月01日）：患者未述明显胸闷气短，活动亦无明显心慌，无胸痛，无头晕头痛，双眼视物不清减轻，无心烦，纳眠尚可，二便调。诸症基本缓解。

按：患者劳倦忧思，思则气结，气滞胸中，故见胸闷气短；气不行血，瘀血阻滞，气血不畅，心脉痹阻，故见心慌时作；气血阻滞，不能上荣头面清窍，则出现头晕、头昏、视物不清诸症。治疗以行气活血为主法，则气行血运，经脉畅通，心脉、头窍得气血充养，脏腑、脑窍功能恢复正常，诸症可消除。此患者从气滞血瘀辨证施治，以实证为主要表现。胸痹治疗中应注重调理气血，标本兼顾，急则治其标，缓则治其本。病初气血瘀滞较重，以宽胸散结、活血通脉为主治其标，辅以扶正固本；待气血疏通，则以固本益气治本。气滞血瘀之胸痹为临床常见证型，只要辨证准确，治疗及时，往往疗效满意。

第二十五节　柴胡疏肝散案（《医学统旨》）

案例1

袁某某，女，57岁。

主诉：反复发作头晕半月

初诊（2014年05月05日）：患者半月前劳累及情绪波动后出现头晕时作，伴头痛、头胀，无恶心呕吐，胸闷不舒，偶感心慌，无胸痛，时有汗出，双手有时麻木，咽部发紧不适感，咽部有痰，咯吐不爽，矢气较多，无明显腹胀，纳眠尚可，二便调。查体：血压 125/70mmHg，双眼睑无浮肿，双肺呼吸音清，未闻及干湿性啰音，心率 71 次 / 分，律齐，心音可，各瓣膜听诊区未闻及病理性杂音。舌淡红，苔薄黄，脉弦。既往慢性胃炎病史 10 年，颈椎病病史 6 年。中医诊断：眩晕（肝郁气滞证）。西医诊断：①颈椎病；②慢性胃炎。治法：疏肝行气，健脾化痰。方用柴胡疏肝散加减。

处方：

当归 15g	白芍 15g	柴胡 10g	云苓 10g
生白术 10g	薄荷 6g	香附 10g	酸枣仁 18g
远志 10g	枸杞 15g	丹皮 10g	炒栀子 6g
甘草 6g	苏子 10g	苏梗 10g	厚朴 10g
枳壳 10g	瓜蒌 15g		

7 剂，水煎服，日一剂。

忌肥甘厚腻、辛辣生冷。

二诊（2016 年 05 月 12 日）：患者头晕减轻，偶头胀头痛，双手发麻，无心烦，心慌减轻，今晨感咽部发紧，纳眠可，二便调。舌淡红，苔薄白，脉弦。前方去栀子，加葛根 12g、木瓜 15g、天麻 10g，继服 7 剂。

三诊（2016 年 05 月 17 日）：患者头晕好转，无头痛，头顶作胀，无双手发麻，晨起感咽部发紧、堵塞感，纳眠可，二便调。舌淡红，苔薄黄，脉弦。前方去木瓜，加天麻 10g、钩藤 10g$^{（后入）}$、三七粉 3g$^{（冲）}$继服 5 剂。

四诊（2016 年 05 月 22 日）：患者头晕明显减轻，无头胀头痛，无手麻，晨起感咽部发紧，咳嗽，咯黄痰，纳眠可，二便调。舌淡红，苔薄黄，脉弦。前方去木瓜，加浙贝母 15g 继服 5 剂。

五诊（2016 年 05 月 28 日）：患者无明显头晕，无头胀头痛，无手麻，晨起无明显咽部发紧感，无咳嗽咯痰，偶感心烦，纳眠可，二便调。舌淡红，苔薄黄，脉微数。前方去浙贝，加栀子 6g 继服 5 剂，诸症基本消失。

按：患者劳倦及情志波动，致肝失疏泄，肝气不畅，气机升降失调，气血逆乱，上扰头窍，故见头晕、头痛、头胀；气冲心胸，则胸闷、心慌；气不行津，聚湿成痰，故咽部痰聚而咯吐不爽。治疗从疏肝行气为切入点，结合患者具体病情，再治以化痰、健脾、宽胸散结之法，肝气舒畅，则气行血畅，气血调和，津布痰消，诸症可除。

第二十六节　强心复脉汤案

案例 1

张某某，女，62 岁。

主诉：胸闷、憋气伴头晕半年

初诊（2018 年 05 月 09 日）：患者近半年来无明显诱因常感胸闷、憋气，活动后偶感心悸，无胸痛，自觉头晕，双目不适、眼干眼胀，耳鸣，左耳听力下降，有时心烦，易激动，纳食尚可，睡眠差，二便调。曾服养心氏、心宝、心达康等中成药效果较差，现求中药调理来诊。舌淡红，苔薄白，脉细缓。既往体健，无重大病史可查。查体：患者老年女性，发育正常，营养良好，神志清，精神可。双眼睑无浮肿，口唇无发绀，双肺呼吸音清，未闻及干湿性啰音，心率 55 次 / 分，律齐，心音可，各瓣膜听诊区未闻及病理性杂音。心电图：窦性心动过缓。中医诊断：胸痹（心阳不振，肝气郁结）。西医诊断：心律失常（窦性心动过缓）。治法：振奋心阳，疏肝活血，方用强心复脉汤加减。

处方：

太子参 18g	熟附子 6g^{（先煎）}	麻黄 6g	细辛 6g
川芎 10g	赤芍 12g	柏子仁 10g	远志 10g
茯苓 10g	丹参 15g	黄芪 18g	苦参 15g
甘草 6g	柴胡 10g	郁金 10g	夜交藤 24g

7 剂，水煎服，日一剂。

二诊（2018 年 05 月 16 日）：患者胸闷、憋气有所减轻，仍眼干眼胀，失眠，心烦不减，时感胸中烦热，头晕，耳鸣，纳食不香，二便调。舌质暗红，舌苔薄黄，脉细。前方加黄芩 10g、炒栀子 10g，继服 7 剂。

三诊（2018 年 05 月 22 日）：患者胸闷、憋气症状时轻时重，多于活动后有不适感，无明显心慌，睡眠改善，但入睡困难，心烦、眼干眼胀减轻，睡眠时感手麻，头晕略减轻，纳食不香，二便调。舌暗红，苔薄黄，脉细弦。前方去炒栀子，加龙齿 24g^{（先煎）}、珍珠母 18g^{（先煎）}，继服 7 剂。

四诊（2018 年 05 月 30 日）：患者胸闷、憋气症状明显缓解，无心慌，活动后亦未觉有不适感，睡眠改善，心烦减轻，未诉眼胀目干，手麻、头晕已不明显，纳食不香，二便调。复查心电图示：正常范围。前方继服 7 剂，诸症消除。

按：本患者因年老肾阳渐衰，不能温煦心阳，心位胸中，心气不足，胸中宗气运转无力，则胸闷气短；劳累耗气，活动则心气益虚，症情随之加剧；血行失心阳鼓动，则脉缓无力；虚阳外越，内扰心胸则心烦，心失阳气温养则失眠。心气不足，气机运行不畅，肝失条达，肝气郁结，则急躁易激动。治疗从振奋心阳、疏肝活血入手，兼以养心安神，则诸症可愈。本方的基础方是治疗缓慢型心律失常的代表方剂。方中党参益气养阴、宁心安神，附子振奋心阳、温补肾阳，麻黄温经散寒、宣通气血，细辛辛温雄烈、通达内外，川芎活血化瘀、通络止痛。再加入赤芍、丹参加强活血散瘀，且此二药药性偏凉，可制约麻黄、附子之辛热，黄芪、云苓益气健脾，使气血生化有源，柏子仁、远志宁心安神。此患者又有肝郁之证，所以用柴胡、郁金疏肝理气解郁，更符合患者病情。此患者心阳虚衰的证候尚不严重，就诊及时，故服药后效果良好，预后尚好。

案例 2

尹某某，男，73 岁。

主诉：胸闷 10 余年加重 3 天。

初诊（2016 年 02 月 20 日）：患者自述 10 余年来胸闷反复发作。3 天前患者因为劳累突然胸闷不适，活动后加重，伴有心慌，乏力，无心前区疼痛，遂来就诊。现患者仍时感胸闷不适，时有心慌，乏力，无心前区疼痛，时有头晕，平时纳差，大便稀，小便调。舌质淡红，舌苔薄白，脉沉弱。既往有高血压病病史 10 年，心动过缓 25 年，查体：血压 160/90mmHg，精神差。双眼睑无浮肿，口唇无发绀，双肺呼吸音粗，未闻及干湿性啰音，心率 57 次/分，律齐，心音可，各瓣膜听诊区未闻及病理性杂音。心电图：窦性心动过缓，ST-T 改变。肝肾功、心肌酶谱、血脂未见异常。中医诊断：胸痹（心阳不振）。西医诊断：①冠状动脉粥样硬化性心脏病；②心律失常（窦性心动过缓）；③高血压病 2 级。治法：益气温阳活血。处方：强心复脉饮加减。

处方：

| 太子参 15g | 麻黄 6g | 附子 6g^{（先煎）} | 细辛 3g |
| 柏子仁 12g | 赤芍 12g | 远志 12g | 云苓 10g |

丹参 15g　　　　黄芪 18g　　　　甘草 6g　　　　苦参 15g

川芎 10g

7 剂，水煎服，日一剂。

二诊（2016 年 02 月 27 日）：患者胸闷痛好转，心慌、疲乏减轻。查：血压 160 /90mmHg，双肺呼吸音粗，未闻及干湿啰音，心率 55 次 / 分，律齐。舌苔薄黄，舌质红，脉弦细。前方加红花 12g，三七 3g，继服 7 剂。

三诊（2016 年 03 月 06 日）：患者胸闷痛继减，心慌、疲乏明显好转，时头胀不适。查：血压 140 /70mmHg，双肺呼吸音清，双肺未闻及干湿啰音，心率 65 次 / 分，律齐。舌苔薄黄，舌质红，脉弦细。前方加天麻 10g，继服 7 剂。

按：患者老年男性，脏器受损，禀赋虚弱，阳气衰微，胸阳不运，气机痹阻，血行瘀滞，故见胸闷痛；心阳不振，故见心慌；肾阳衰微，故见疲乏困倦。心慌、乏力，舌质淡红，舌苔薄白，脉沉弱均为心阳不振之征象。本患者胸闷痛，且心率较慢，治疗在强心复脉饮的基础上加大活血之功，不仅胸闷痛显著减轻，心率也有大幅度提升。活血祛瘀疗法在辨证阳气虚的大前提下的正确配合应用，在此例病例治疗中发挥重要作用。益气温阳稍有不慎就会使患者肝气亢逆或心火燔盛，因此加用天麻平肝潜阳、平抑肝阳。

案例 3

刘某某，男，79 岁。

主诉：心慌时作伴头晕 2 周。

初诊（2017 年 03 月 12 日）：患者 2 周前无明显诱因出现心慌，右侧后背局部不适感，无明显胸闷胸痛，心慌多于夜间发生，与活动无明显关系，时有汗出头晕，纳食、睡眠可，二便调。近 2 周来上述症状反复发作，遂来诊，现患者仍心慌、右侧后背局部不适感，时有头晕、汗出，纳眠尚可，二便调。舌质淡，边有齿痕，苔薄白，脉缓弱。既往体健，无重大病史可查。查体：血压 120/65mmHg，双肺呼吸音清，未闻及干湿性啰音，心率 55 次 / 分，律齐，心音可，各瓣膜听诊区未闻及病理性杂音。动态心电图：窦性心动过缓，频发室上性早搏（常见伴室内差异性传导，时呈二联律和成对，偶见未下传，短阵室上速）。中医诊断：心悸（心气亏虚）。西医诊断：心律失常（窦性心动过缓 室上性早搏）。治法：温振心阳，养心定悸，方用强心复脉汤加减。

处方：

太子参 18g　　　　熟附子 6g^{（先煎）}　　　炙麻黄 10g　　　细辛 3g

川芎 12g	赤芍 12g	柏子仁 10g	远志 10g
茯苓 10g	丹参 18g	黄芪 18g	苦参 15g
甘草 6g			

7剂，水煎服，日一剂

二诊（2017年03月19日）：患者常于夜间11点左右感心慌发作或加重，呈阵发性，头晕、汗出减轻，无胸闷胸痛，口干，纳眠可，二便调。舌淡红，边有齿痕，苔白而少，脉沉细。前方炙麻黄减量为8g，加沙参15g、麦冬15g，继服7剂。

三诊（2017年03月26日）：患者仍于夜间感阵发性心慌，日间多无发作，口干，无头晕汗出，无胸闷胸痛，纳食可，夜寐欠安，二便调。舌红，苔少，脉细缓。前方加夜交藤18g、玉竹15g、知母15g，继服7剂。

四诊（2017年04月03日）：患者心慌减轻，发作频率减少，数日1次，且心慌持续时间缩短，仍感口干，纳眠可，二便调。舌淡红，边有齿痕，苔少，脉沉细。前方去熟附子，加乌梅15g，继服7剂。诸症基本消除。

按：本患者年过花甲，肾阳虚衰，肾阳亏虚，不能温煦心阳，心位胸中，心气不足，胸中宗气运转无力，心脉鼓动无力，则时感心慌；血行失心阳鼓动，则脉缓而弱。治疗以温振心阳、养心定悸，则心肾阳复，心气充沛，心慌症状减轻。

本病例因肾阳不能温煦心阳，致心慌、脉缓弱诸症。在治疗过程中，要注意患者对药物的反应，此患者阳虚不甚，在运用麻黄、附子等温热之药后，出现口干、苔少、寐差等阴虚内热症候，盖病人为阴虚体质，阴液易被温燥之药所伤，故后期加入滋阴养液、滋阴泻火之药，以制温药之燥热。治疗中要随时观察患者阴阳、气血的变化，随时根据患者的证候辨证调整用药，才能切合病情，使药物发挥最佳治疗作用。

第二十七节　独活寄生汤案

案例1

武某某，女，69岁。

主诉：周身关节疼痛、四肢乏力3周。

初诊（2017 年 04 月 26 日）：患者 3 周前无明显诱因出现周身关节疼痛，腰痛，四肢乏力，双下肢尤甚，口中黏腻，纳食减少，夜眠差，白日困倦懒动，无心慌胸闷胸痛，时有轻度头晕，无头痛，小便调，大便干。舌暗红，苔白厚腻，脉沉弱。查体：血压 135/85mmHg，精神差。双眼睑无浮肿，口唇无发绀，双肺呼吸音清，未闻及干湿性啰音，心率 60 次 / 分，律齐，各瓣膜听诊区未及病理性杂音。双下肢无浮肿，双足背动脉搏动正常。四肢肌力、肌张力正常，生理反射存在，病理反射未引出。辅助检查：心电图示：大致正常。既往体健，无重大病史可查。风湿三项：正常；颅脑 CT：未见明显异常；膝关节正侧位片：膝关节退行性变；腰椎间盘 CT：腰椎间盘突出。中医诊断：痹证（脾肾亏虚，湿浊蕴结）。西医诊断：①骨关节炎；②腰椎间盘突出症。治法：补肾健脾，祛湿止痛。

处方：

独活 10g	桑寄生 12g	秦艽 10g	防风 10g
细辛 3g	川芎 10g	当归 12g	生地 15g
白芍 15g	桂枝 10g	茯苓 10g	杜仲 12g
牛膝 10g	党参 15g	续断 12g	狗脊 12g
海风藤 15g	甘草 6g	三七粉 3g(冲)	炒薏仁 15g
炒苍术 10g	黄芪 18g		

7 剂，水煎服，日一剂

二诊（2017 年 05 月 03 日）：患者仍感周身关节疼痛，四肢乏力减轻，双下肢乏力较重，纳少，夜眠差，日间困倦欲眠懒动，偶有轻度头晕，二便调。舌暗红，苔白厚腻，脉沉。前方加石菖蒲 10g 继服 7 剂。

三诊（2017 年 05 月 10 日）：患者感周身关节疼痛、四肢乏力减轻，双下肢乏力较重，纳少，夜眠差，日间困倦欲眠，走路感较前轻松，无明显头晕，小便频，大便调。舌暗红，苔白厚腻略减，脉沉。前方加夜交藤 18g、桑螵蛸 15g、泽泻 10g，继服 7 剂。

四诊（2017 年 05 月 17 日）：患者关节疼痛、四肢乏力明显减轻，双下肢较前有力，腰痛亦减，困倦多眠，纳可，二便调。舌暗红，苔白腻，脉沉细。前方去生地，党参、黄芪增至 24g，加熟地 12g 继服 7 剂。

五诊（2017 年 05 月 23 日）：患者无明显关节疼痛，双下肢走路较前灵活有力，轻度腰痛，困倦多眠明显减轻，纳可，二便调。舌暗红，苔白厚，脉沉细。前方加白蔻 10g(后入)，继服 7 剂。患者原有诸症基本消失。

按：本患者外感寒湿之邪，寒湿之邪流注血脉、关节则周身关节疼痛、腰痛。寒湿困脾，脾失健运，脾主四肢及运化，故见四肢乏力、双下肢行走困难，纳食减少；湿浊蒙蔽清窍，则困倦懒动。治疗以补气健脾，祛湿止痛为法，使脾气健运，湿邪得化，寒湿之邪消散，血脉、关节通利，则诸症可愈。本病例为典型的湿邪困脾、脾虚不运之证。脾主四肢、主运化，湿邪蕴结，脾虚失运，故见四肢乏力、纳呆、行动困难；湿邪寒化，留滞关节筋肉，故见周身关节疼痛。患者脾不化湿，因于年老肾衰，肾气不足，肾阳衰微，不能鼓动脾阳运化，所以除化湿醒脾之外，着重使用补肾壮骨之药物，使肾气充，先天可助后天之运化。治疗脾肾双补，辅以行气、活血、通利之法，使补而不滞，寒湿之邪得化，故疗效满意。

第二十八节　自拟方案

案例 1

王某某，女，49 岁。

主诉：头晕时作 4 年余，加重 10 余天。

初诊（2016 年 03 月 11 日）：患者 4 余年前无明显诱因出现头晕，测血压 160/100mmHg，被诊断为高血压病，后头晕时作，未予重视，未服药治疗。10 余天前因生气着急，患者出现头晕加重，伴心烦，口苦，纳差，夜眠多梦易醒，记忆力下降，素体畏寒怕冷，情绪急躁，每遇阴天则全身酸软乏力。查体：血压 170/100mmHg，双肺呼吸音粗，未闻及干湿性啰音，心率 86 次 / 分，律齐，心音可，各瓣膜听诊区未闻及病理性杂音，双下肢无浮肿。舌红苔黄，脉弦。四肢肌力、肌张力正常，生理反射存在，病理反射未引出，既往有慢性胃炎病史 10 余年，腰椎间盘突出症病史 6 年，糖尿病病史 3 年，现口服二甲双胍、阿卡波糖片治疗。血糖控制可。心电图：大致正常。颅脑 CT：未见明显异常。中医诊断：眩晕（肝阳上亢）。西医诊断：①高血压病 2 级；② 2 型糖尿病；③慢性胃炎；④腰椎间盘突出症。治法：平肝潜阳，方用定眩 1 号加减。

处方：

全蝎 6g	菊花 15g	川芎 10g	细辛 3g

羌活 10g　　　　蔓荆子 10g　　　　天麻 20g　　　　钩藤 30g^{（后人）}

生龙骨 30g^{（先煎）}　　生牡蛎 30g^{（先煎）}

7 剂，水煎服，日一剂。

忌肥甘厚腻、辛辣生冷。

二诊（2016 年 03 月 18 日）：药后患者头晕、心烦诸症均有所减轻，太阳穴时疼痛，舌苔黄腻。查：血压 150/90mmHg，心率 80 次 / 分，律齐，双下肢无浮肿。上方加菖蒲 30g、陈皮 6g、砂仁 6g^{（后入）}以化湿醒脾，继服 7 剂。

三诊（2016 年 03 月 25 日）：药后患者间断头痛，心烦继减，纳可，眠梦多，舌淡红，苔薄白，查血压 140/90mmHg，上方加羚羊角 1 克以清肝热，加香橼 10g、佛手 10g 以调肝理气，防肝气再有郁滞。

按：高血压病是一种常见病，多属于中医学的"眩晕"范畴，本病病位在于头窍，其病变脏腑与肝、脾、肾三脏相关。经曰："诸风掉眩，皆属于肝。"肝木旺，风气甚，则头目眩晕，故眩晕之病与肝关系最为密切。但由于患者体质因素及病机演变的不同，可表现肝阳上亢、内风上旋，水不涵木、虚阳上扰，阴血不足、血虚生风，肝郁化火、火性炎上等不同的证候。因此，临证之时当根据病机的异同择用平肝、柔肝、养肝、疏肝、清肝诸法。此患者平素血压高，诊时头晕头胀，面红，心烦，口苦，舌红，苔黄，脉弦，情绪不良加重，此为肝阳上亢，肝风内动，肝气郁滞，气郁化火，风阳升动，上扰清窍。全蝎息风止痉，菊花平肝名目，川芎行气止痛，细辛散寒止痛，羌活祛风止痛，天麻、钩藤平肝息风，生龙骨、生牡蛎平肝潜阳，蔓荆子清利头目。现代药理研究表明，蔓荆子有明显的降压作用，其降压的作用机理与兴奋中枢并诱导副交感神经系统有关。此外，蔓荆子还有镇痛、抗炎的作用。蔓荆子主要是对高血压引起的头晕、头痛有明显的治疗效果。全方以平肝潜阳为主，化浊解郁开窍为辅，先以平肝潜阳治其标；后期加用健脾理气、疏肝解郁治其本。病证相合，故药后症减。

附录

董教授修订眩晕病（原发性高血压）
中医诊疗方案

一、诊断

（一）疾病诊断

1. 中医诊断

主要症状：头晕目眩，头痛。

次要症状：头如裹，面红目赤，口苦口干，耳鸣耳聋，汗出，腰膝酸软等。

2. 西医诊断

（1）未应用抗高血压药物情况下，平均收缩压（SBP）≥ 140mmHg 和（或）平均舒张压（DBP）≥ 90mmHg；

（2）既往有高血压史，目前近 4 周内应用抗高血压药物治疗的个体。

（二）证候诊断

1. 肾气亏虚证：腰背酸痛（外伤性除外）或足跟痛、耳鸣或耳聋、心悸或气短、发脱或齿摇、夜尿频、尿后有余沥或失禁、舌淡苔白、脉沉细弱。

2. 痰瘀互结证：头如裹、胸闷、呕吐痰涎、刺痛（痛有定处或拒按）、脉络瘀血、皮下瘀斑、肢体麻木或偏瘫、口淡食少、舌胖苔腻、脉滑，或舌质紫暗有瘀斑瘀点、脉涩。腰背酸痛

3. 肝火亢盛证：眩晕、头痛、急躁易怒、面红、耳赤、口干、口苦、便秘、溲赤、舌红苔黄、脉弦数。

4. 阴虚阳亢、脉络瘀阻证：腰酸、膝软、五心烦热、心悸、失眠、耳鸣、健忘、舌红少苔、脉弦细而数。

5. 痰热互结证：眩晕、头胀、头沉闷、胸闷、心烦、失眠或多梦、口苦口黏、便干、尿黄、舌红、苔黄腻、脉弦滑。

6. 肾虚肝郁证：眩晕、头痛、腰酸、膝软、急躁易怒、胸胁胀痛，五心烦热、胸闷、心悸、失眠、耳鸣、健忘，脉沉弦细、舌红苔白。

7. 肝阳上亢、风痰瘀阻证：眩晕、头痛、急躁易怒，口干、口苦、口黏，便秘或黏滞不畅、小便色黄量少，舌红边尖甚或紫暗、苔薄黄或黄腻，脉弦滑数。

二、治疗方案

本方案适用于18岁以上原发性高血压人群，不适用于儿童高血压、妊娠高血压、合并严重慢性肾脏疾病的高血压以及继发性高血压人群。

（一）辨证选择口服中药汤剂或中成药

眩晕病（原发性高血压）的辨证论治应以整体观念为指导，标本兼治，强调长期治疗时以治本为主。

1. 肾气亏虚证

治法：平补肾气，调和血脉。

推荐方药：补肾和脉方加减。生黄芪、黄精、桑寄生、仙灵脾、炒杜仲、女贞子、怀牛膝、泽泻、川芎、当归、地龙等。

中成药：杞菊地黄丸、六味地黄丸（肾阴虚证）等。

2. 痰瘀互结证

治法：祛痰化浊，活血通络。

推荐方药：半夏白术天麻汤合通窍活血汤加减。生半夏（洗）、苍术、白术、天麻、陈皮、茯苓、薏苡仁、桃仁、红花、当归、川芎、枳壳、地龙、郁金等。

中成药：血塞通片、养血清脑颗粒等。

3. 肝火亢盛证

治法：清肝泻火，疏肝凉肝。

推荐方药：调肝降压方加减。柴胡、香附、佛手、夏枯草、炒栀子、黄芩、丹皮、菊花、双钩藤等。

中成药：牛黄降压丸等。

4. 阴虚阳亢，脉络瘀阻证

治法：滋阴补肾，平肝潜阳。

推荐方药：天麻钩藤饮加减。天麻、钩藤^{（后下）}、石决明^{（先煎）}、炒栀子、黄芩、川牛膝、炒杜仲、益母草、桑寄生、夜交藤、茯神、牡丹皮、川芎、桃仁、红花、丹参、元胡、僵蚕等。

5. 痰热互结证

治法：清热化痰，开结散郁。

推荐方药：黄连温胆汤合菖蒲郁金汤加减。黄连、法半夏、茯苓、枳实、竹茹、陈皮、菖蒲、郁金、天麻、地龙等。

6. 肾虚肝郁证

治法：补肾益精，疏肝解郁，清肝降压。

推荐方药：滋水清肝饮加减。熟地、山萸肉、山药、柴胡、当归、白芍、丹皮、泽泻、茯苓、栀子、酸枣仁。

7. 肝阳上亢、风痰瘀阻证

治法：平肝息风，化痰祛瘀通络。

推荐方药：调肝和脉方。决明子、地龙、川芎、防己、车前子、杜仲、夏枯草。

（二）静脉滴注中药注射液

瘀血阻络证：可选择具有活血化瘀功效的中药注射液，如川芎嗪注射液、丹红注射液、舒血宁注射液、疏血通注射液等。

气虚血瘀证：可选择具有益气养阴功效的中药注射液，如黄芪注射液、参麦注射液、生脉注射液，配合应用具有活血化瘀功效的中药注射液。

痰浊壅盛证：可选择醒脑静注射液。

（三）针刺

体针：颈部夹脊穴、风池、百会、四神聪。

辨证取穴：肾气虚证，加用太溪、太冲、足三里、三阴交、肝俞、肾俞、照海、神门等，针用补法；肝火亢盛，加用曲池、大椎、合谷、肝俞、行间、侠溪等，针用泻法；肾虚肝郁证，加用太溪、太冲、三阴交、神门等，针用补法；痰热互结，加用足三里、丰隆、合谷、大椎、内关、中脘、阴陵泉、头维等，针用平补平泻法；痰瘀互结，加用足三里、丰隆、血海、三阴交、合谷、太冲、膈俞、膻中、太阳、阿是穴等，针用泻法；阴虚阳亢、脉络瘀阻证，加用太溪、太冲、三阴交、血海等，针用平补平泻法；肝阳上亢、风痰瘀阻证,加用曲池、风池、合谷、太冲等,针用平补平泻法。

(四)外治法

1. 中药足浴

(1)夏枯草 30g、钩藤 20g、桑叶 15g、菊花 20g。上药制成煎剂,用时加温至 40℃左右,浸泡双足,两足相互搓动,每次浴足 20～30 分钟,每日 2 次,10～15 天为 1 个疗程。

(2)钩藤 20g、吴茱萸 10g、桑寄生 30g、夏枯草 30g,水煎取药液 150ml,加入食醋 100ml,每天足浴 30 分钟左右,每日 1 次,10 天为 1 个疗程。

(3)钩藤 15g、野菊花 10g、豨莶草 30g、夏枯草 20g、川牛膝 20g、赤芍 20g、川芎 15g、葛根 20g、花椒 10g,浸泡 1 小时后,大火煮开,小火再煮 30 分钟,后下钩藤,连水带药倒入盆中,水温 40℃～45℃,赤足泡药中,浸过踝部,双足互搓,每次 30 分钟,每天 1 次,10 次为 1 个疗程;间隔 3 天,做第 2 个疗程。

2. 耳穴压豆

(1)常用穴:耳背沟、肝、心、交感、肾上腺;备用穴:耳神门、耳尖、肾。常用穴每次取 3～4 穴,酌加备用穴,以 7mm×7mm 的胶布,将王不留行籽贴于所选之穴,贴紧后并稍加压力,是患者感胀痛及耳郭发热。每隔 2 天换帖 1 次,每次一耳,双耳交替,15 次为 1 个疗程。

(2)肾气亏虚证、肝火亢盛证选用肾、枕、皮质下;痰浊壅盛证选用脾、枕、皮质下。耳穴定位:肾:在对耳轮下脚下缘;枕:在对耳屏后上方;皮质下:在对耳屏的内侧面;脾:耳甲腔后上方,在耳轮脚消失处与轮屏切迹连线的中点。

(3)操作流程:①将胶布剪成 5mm×5mm 的小方块,将磁珠粒或生王不留行籽或白芥子或六神丸贴在胶布中央备用。②然后用 75% 酒精棉球消毒耳郭,将贴有药子的胶布对准穴位贴压。③贴压后用手指按压穴位半分钟,嘱患者每天自行按压 5 次,每次 10 分钟;局部微热微痛为宜。④每次贴 1 只耳朵,下次轮换对侧,症状较重者可双耳同时贴。

3. 穴位敷贴

(1)肾气亏虚证:吴茱萸散(吴茱萸 1 份,清醋 1 份)涌泉、太溪、太冲穴贴敷。痰湿壅盛证:吴茱萸散内关、丰隆、解溪穴贴敷。肝阳偏亢伴有头晕者,以吴茱萸、川芎颗粒剂各 3g,混匀,白醋调成糊状,每天晚间临睡前贴敷双侧涌泉穴，2周为1个疗程；肝阳偏亢伴有头痛明显者，以决明子10g焙干研末，以绿茶水调成糊状，贴敷两侧太阳穴，干后更换。

（2）生大黄2g、生石决明5g、牛膝5g、冰片0.5g，诸药为末，过600目筛，适量凡士林调成糊状，等分4份，均匀涂于自黏性无菌敷料上，贴于双侧穴位上，每日1次，每次贴6小时，次日对时更换，15日为1个疗程，可以连续2个疗程或以上。肾气虚证，选用太溪、太冲、足三里、三阴交、肝俞、肾俞、照海、神门等；肝火亢盛证，选用曲池、大椎、合谷、太冲、肝俞、行间、侠溪等；痰热互结证，选用足三里、丰隆、合谷、大椎、内关、中脘、阴陵泉、头维等；痰瘀互结证，选用足三里、丰隆、血海、三阴交、合谷、太冲、膈俞、膻中、太阳、阿是穴等；阴虚阳亢、脉络瘀阻证，选用太溪、太冲、三阴交、血海等；肾虚肝郁证，选用太溪、太冲、三阴交、神门等；肝阳上亢、风痰瘀阻证，选用曲池、风池、合谷、太冲等。

4. 埋针治疗（揿针治疗）

（1）肾气虚证：太溪、太冲、足三里、三阴交等。

（2）痰瘀互结：足三里、丰隆、血海、三阴交等。

（3）痰热互结：足三里、丰隆、合谷、大椎等。

（4）肝火亢盛证：曲池、大椎、合谷、太冲等。

（5）阴虚阳亢、脉络瘀阻证：太冲、太溪、三阴交、血海等。

（6）肾虚肝郁证：太溪、太冲、三阴交、神门等。

（7）肝阳上亢、风痰瘀阻证：曲池、风池、合谷、太冲等。

5. 头部推拿：选穴为印堂、太阳、神庭、头维、百会、四神聪、率谷、风池等，根据证候辨证选择补泻手法

6. 艾灸：选穴为百会、神阙、血海、气海、足三里、关元等。

操作流程：点燃艾条一端，燃端距应灸穴位或局部2～4cm处熏灸，有温热感，以不感烧灼为度。每次灸15～30分钟，使局部皮肤红润、灼热。中途艾绒烧灰较多时，应将绒灰置于弯盘中，避免脱落在患者身上。腹部、背部较平坦处行艾灸时，可用艾灸盒。即患者取平卧位或俯卧位，将点燃的艾条放于盒内纱隔层上，灸盒应放在应灸穴位的部位，加盖后可使其自行燃烧艾条，达到艾灸的目的。

（五）内科基础治疗

参照《中国高血压防治指南（2018年修订版）》，合理控制多重心血管

危险因素。

（六）护理

包括基于血压波动性日节律、月节律和年节律的调神摄生、因时起居、择时服药、排痰通腑等。

三、疗效评价

（一）评价标准

1. 中医证候学评价

采用《中药新药临床研究指导原则》的证候评分标准，动态观察证候变化，重点在于评价患者已有或新发的头晕目眩、头痛等主要症状是否明显缓解（证候计分下降 ≥ 50%）。

2. 疾病病情评价

推荐采用世界卫生组织生活质量测定简表中文版（World Health Organization Quality of Life Assessment）杜氏高血压生活质量量表进行成人原发性高血压的病因鉴别诊断、心血管危险因素的评估，并指导诊断措施及预后判断。

不同人群降压目标

人群	降压目标
年轻人或合并糖尿病、慢性肾脏病者	< 130/80mmHg
60 ～ 69 岁	< 140/90mmHg 如能耐受，还可进一步降低
70 ～ 79 岁	< 150/90mmHg 如能耐受，还可进一步降低
肾功能受损蛋白尿 < 1g/d 者	< 130/85mmHg
肾功能受损蛋白尿 > 1g/d 者	< 125/75mmHg

（二）评价方法

推荐同时采用肱动脉血压和 24 小时动态血压评定降压疗效，采用尿微量白蛋白评价早期肾功能损害情况。（SBP：收缩压；DBP：舒张压；PP：脉压差）

1. 肱动脉血压

（1）单纯收缩期高血压：根据偶侧 SBP 平均值下降 > 10mmHg 作为

疗效判定，分别计算治疗有效率和血压达标率。治疗有效：SBP 下降＞10mmHg；降压达标：SBP ＜ 140mmHg，且 PP ＜ 60mmHg，同时 DBP 适度下降（不低于 60 ～ 70mmHg）。

（2）单纯舒张期高血压：①显效：DBP 下降 ≥ 10 mmHg 并降至 ＜ 85mmHg，或降低 20mmHg 以上。②有效：DBP 下降 ＜ 10 mmHg 但降至 ＜ 85mmHg。③无效：未达到上述标准。

（3）双期高血压：参照单纯收缩期高血压和单纯舒张期高血压的降压疗效标准，综合判定。

2. 24 小时动态血压监测

动态血压监测可以评估一个人日常生活状态下的血压，排除白大衣效应；可以测量全天的血压水平，包括清晨、睡眠过程中的血压，发现隐匿性高血压；相较于诊室血压，动态血压监测能够更准确地预测心脑血管事件。

动态血压监测指标主要包括 24h 内（白天和夜间）所有收缩压与舒张压的数值。诊断高血压的动态血压监测标准是 24h 平均收缩压 / 舒张压 ≥ 130/80mmHg，或白天血压 ≥ 135/85mmHg，或夜间血压 ≥ 120/70mmHg。

血压在生理状态下呈现较为明显的昼夜节律，即睡眠时段血压较白天清醒时段明显下降；而在清晨时段，从睡眠至觉醒，血压呈明显上升趋势。生理情况下，夜间的收缩压和舒张压较白天血压下降 10% ～ 20%。临床上常根据夜间血压下降比值 [（白天血压－夜间血压）/ 白天血压 × 100%] 定义杓型（10% ～ 20%）、非杓型（0 ～ 10%）、反杓型（＜ 0）及超杓型（＞ 20%）血压节律。根据患者的血压昼夜节律，可优化高血压降压治疗。对于非杓型和反杓型血压节律的患者，宜加强夜间血压控制，而对于超杓型血压节律的高血压患者，应注意避免夜间血压过度下降可能带来的缺血性心脑血管事件发生风险增加。

3. 早期肾功能改变

肾功能受损蛋白尿＞ 1g/d 者的肾功能正常，或与治疗前比较肾功能好转 / 无变化，尿微量白蛋白 ＜ 300mg/L 或转阴；肾功能受损蛋白尿 ＜ 1g/d 者的肾功能正常，或与治疗前比较肾功能好转 / 无变化，尿微量白蛋白较治疗前降低至少 1 个等级（即由 300mg/L 降至 100mg/L、50mg/L、20mg/L 或阴性。）

【按】眩晕症状反复发作，病机复杂，常有兼夹，我们在长期的临床实践中认识到，眩晕病机复杂，临床多以虚证为本，风、痰、火、瘀实证为标，证属本虚标实，临床常各证兼夹，少有单纯证型，给治疗带来了极大的困难。针对这一临床治疗难点，董教授提出，临证时注重兼夹证的配合治疗可提高临床疗效。比如眩晕反复发作，久病入络，多合并瘀血阻滞，阴虚阳亢证患者多合并舌质暗红、舌底静脉迂曲等瘀血征象，单纯的滋阴补肾、平肝潜阳多不能取得较好的临床疗效，故临床应用此证型时多加用川芎、桃仁、红花、丹参、元胡、僵蚕等活血化瘀药物；青壮年眩晕证（高血压）工作压力大，肝郁化火，火热上扰，加之长期嗜食膏粱厚味，痰热互结证多见，给予清热化痰、开结散郁法治疗；老年人脾虚不能运化水湿或长期嗜食膏粱厚味，加之久病入络，痰瘀互结证多见，给予祛痰化浊，活血通络法治疗；围绝经期女性多在肝肾阴虚的同时合并肝郁气滞的情况，肾虚肝郁证多见，给予补肾益精、疏肝解郁法治疗等。因此，在眩晕的辨证治疗中，在国家发布的眩晕病诊疗方案肝阳上亢、肝肾阴虚、瘀血阻窍、痰湿中阻证的基础上对眩晕的证型及治疗方案进行了优化。

在针灸治疗方面，董教授提出，无论是虚证还是实证导致眩晕，其原因是气血不荣于脑或气血运行不畅，因此运用颈部夹脊穴及风池穴为主治疗眩晕，立法原则以疏通颈部气血为主，兼以平肝息风。颈部夹脊穴功效有：①改善局部血液循环，使病变局部血液供应得以恢复；②改善大脑供血，促进脑组织的物质能量代谢；③改善颈项部肌紧张状况，协助恢复颈椎动力平衡。夹脊穴皮下有肌肉和横突间韧带，每穴都有相应椎骨下方发出的脊神经后支及其伴行的动脉、静脉丛分布，针刺夹脊穴对椎动脉内径及血流量的影响可能与调节交感神经、副交感神经有关，能调整人体功能、降低脊神经的应激力，可止痛、镇痛，促进血循环，调整肌张力和缓解血管痉挛。从经络角度分析，夹脊穴所在恰是督脉与足太阳膀胱经经气外延重叠覆盖之处，夹脊穴于此联络沟通二脉，具有调控二脉的枢纽作用，故针刺夹脊穴时能起到调节两经的整合作用。现代医学生理解剖也证实，夹脊穴从分布形成上看与神经节段关系极为密切，针刺夹脊穴不但可影响脊神经后支，还可涉及其前支，前支与交感相联系，能影响交感神经，从而与脏腑活动相关，具有调节脏腑气血的功能，说明夹脊穴与脏腑之气的密切联系。针刺夹脊穴能改善颈部的微循环状态，对毛细血管的通透性有调节作用，能改善组织的缺血和缺氧状态。本书中对针灸治疗方案进行了优化，增加了辨证取穴及经验取穴的内容，使临床疗效大大提高。

董教授修订眩晕病（良性发作性位置性眩晕 BPPV）中医诊疗方案

一、诊断

（一）疾病诊断

1. 中医诊断标准

（1）头晕目眩，视物旋转，轻则闭目即止，重者如坐舟船，甚则仆倒。

（2）可伴恶心呕吐、眼球震颤、耳鸣耳聋、汗出、面色苍白等。

（3）起病较急，常反复发作，或渐进加重。

2. 西医诊断标准

（1）BPPV 的诊断完全依据于典型临床表现和变位试验测试结果阳性。

（2）典型临床表现为某一头位诱发的短暂（持续数秒至数分钟）突发性眩晕和眼震，病程为数小时或数天。从头位到位置眩晕发作和眼震出现有数秒钟的潜伏期。可伴有恶心、呕吐，但一般无听力障碍和耳鸣。无中枢神经系统症状和体征。

（3）不同部位耳石检测方法：

①后半规管 BPPV（PC-BPPV）：最常见，约占所有 BPPV 的 80% ~ 90%，采用 Dix-Hallpike 变位试验检测。

②水平半规管 BPPV（LC-BPPV）：次常见，约占所有 BPPV 的 10% ~ 20%，采用 Supine roll（平卧翻转）变位试验检测。

③前半规管 BPPV（AC-BPPV）：很罕见，约占所有 BPPV 的 1% ~ 2%，采用仰卧位头垂直下悬 30° 或者 Dix-Hallpike 变位试验来检测。

（4）变位试验禁忌证：对于有颈椎、腰椎疾病，骨关节疾病，严重的心、脑血管疾病，应视为禁忌，不宜进行变位试验手法，以免造成损伤。

（5）跌倒风险和防跌倒措施：伴有平衡和前庭功能障碍的患者，特别是患有慢性疾病的老年人，跌倒风险较高。应当评估患者的跌倒风险，及时采取防跌倒措施。

（二）证候诊断

1.肝阳上亢：眩晕、耳鸣，头目胀痛，口苦，失眠多梦，遇烦郁加重，甚则仆倒，颜面潮红，急躁易怒，肢麻震颤，舌红苔黄，脉弦或数。

2.气血亏虚：眩晕动则加剧，劳累即发，面色㿠白，神疲乏力，倦怠懒言，唇甲不华，发色不泽，心悸少寐，纳少食胀，舌苔薄白，脉细弱。

3.肾精不足：眩晕日久不愈，精神萎靡，腰酸膝软，少寐多梦，健忘，两目干涩，视力减退；或遗精滑泄、耳鸣齿摇；或颧红咽干，五心烦热，舌红少苔，脉细数；或形寒肢冷。舌质淡嫩，苔薄白，脉细弱。

4.痰瘀互结：眩晕，头重昏蒙，或伴胸闷恶心、肢体麻木刺痛、头痛，舌质暗有瘀斑，苔白腻，脉弦滑。

（三）鉴别诊断

1.中医鉴别诊断：

（1）中风：中风以卒然昏仆，不省人事，口舌歪斜，半身不遂，失语；或不经昏仆，仅以口僻、不遂为特征。中风昏仆与眩晕之甚者相似，眩晕之甚者亦可仆倒，但无半身不遂及不省人事、口舌歪斜诸症。也有部分患者，以眩晕、头痛为其先兆表现，故临证当注意中风与眩晕的区别与联系。

（2）厥证：厥证以突然昏仆，不省人事，四肢逆冷为特征，发作后可在短时间内苏醒。严重者可一蹶不复而死亡。眩晕严重者也有欲仆或晕旋仆倒的表现，但眩晕病人无昏迷、不省人事的表现。

2.西医鉴别诊断：

（1）梅尼埃病：病因为膜迷路积水、分隔内外淋巴膜周期性破裂导致内外淋巴混合，前庭感觉纤维钾离子麻痹。临床有"四大表现"，即反复发作眩晕，每次数小时；听力减退（随发作次数而明显）；耳鸣；耳内膨胀感。温度试验可见半规管功能低下。听力曲线可见听力下降。

（2）短暂性脑缺血发作：患者多伴有动脉粥样硬化的病因，如高血压病、糖尿病或高脂血症，起病往往发作比较急，症状包括眩晕、步态不稳、言语含糊、吞咽困难、口周麻木等，症状持续短暂＜24小时，多数在1小时内，有时可持续数分钟或10分钟。

二、治疗方案

（一）首选耳石复位治疗

耳石手法复位最常用的是 Epley 复位法，以其见效快的优点，广泛应用于临床。

第 1 步　让患者纵行坐在床上，检查者在其背后扶头，头转向患耳 45°。

第 2 步　快速躺下，垫肩，伸颈，头放置在床上面，患耳向下，至少保持这种位置达 30 秒以上，或者直至眼震症状或眼震消失。

第 3 步　将头逐渐转正，继续向对侧转 45°，使耳石移近总脚，保持头位 30 秒以上。

第 4 步　头与躯干同时向健侧转 90°，使耳石回归到椭圆囊，维持此位置 30 秒以上。

第 5 步　头转向正前方，让患者慢慢坐起，呈头直位。至此，Epley 耳石复位全部完成。

（二）辨证选择口服中药汤剂

1. 肝阳上亢证

治法：平肝潜阳，清火息风。

方药：天麻钩藤饮加减（根据病情酌情调整剂量）

天麻 15g	石决明 20g（先煎）	钩藤 15g（后入）	牛膝 15g
杜仲 15g	桑寄生 20g	黄芩 10g	栀子 15g
益母草 15g	夜交藤 15g	茯苓 15g	地龙 15g

2. 气血亏虚证

治法：补益气血，调养心脾。

方药：归脾汤加减（根据病情酌情调整剂量）

党参 15g	白术 15g	黄芪 15g	当归 12g
茯苓 15g	木香 5g	炙远志 10g	龙眼肉 15g
炙甘草 5g	酸枣仁 15g	肉桂 6g	大枣 15g

3. 肾精不足证

治法：滋养肝肾，益精填髓。

方药：左归丸加减（根据病情酌情调整剂量）

熟地 20g	山药 20g	枸杞子 20g	枣皮 15g
牛膝 15g	菟丝子 20g	龟板 15g^{（先煎）}	旱莲草 20g
黄精 20g	巴戟天 15g	肉苁蓉 15g	

4. 痰瘀互结证

治法：祛痰化浊，活血通络。

方药：半夏白术天麻汤合通窍活血汤加减（根据病情酌情调整剂量）

清半夏 9g	白术 12g	天麻 12g	茯苓 12g
陈皮 6g	薏苡仁 24g	桃仁 9g	红花 9g
枳壳 12g	川芎 12g	苍术 12g	当归 12g
地龙 10g	郁金 12g		

（三）辨证选择静脉滴注中药注射液

中医辨证为肝阳上亢型的患者，给予天麻素注射液，600mg 每次，加入 5% 葡萄糖注射液或 0.9% 氯化钠注射液 250ml 稀释后静脉滴注，1 次 / 日；辨证为痰瘀阻窍的患者给予血塞通注射液或者银杏叶制剂，加入 5% 葡萄糖注射液或 0.9% 氯化钠注射液 250ml 稀释后静脉滴注，1 次 / 日；辨证为气血亏虚型的患者给予生脉注射液或者黄芪注射液，20ml/ 次，加入 5% 葡萄糖注射液或 0.9% 氯化钠注射液 250ml 稀释后静脉滴注，1 次 / 日。

（四）中医特色治疗

根据患者情况，可选用针刺、艾灸、耳穴压豆法、穴位贴敷及头部推拿按摩等。

1. 针刺治疗

主穴：颈部夹脊穴、风池、百会、四神聪。

辨证取穴：肾精不足证，加用太溪、太冲、足三里、三阴交、肝俞、肾俞、照海、神门等，针用补法；痰瘀阻窍，加用足三里、丰隆、血海、三阴交、合谷、太冲、膈俞、膻中、太阳、阿是穴等，针用泻法；气血亏虚证，加用气海、关元、三阴交、血海等，针用平补平泻法；肝阳上亢证，加用曲池、风池、合谷、太冲等，针用平补平泻法。

2. 艾灸

（1）选取百会穴，位于头顶正中，两耳尖直上连线中点。操作方法：患者正坐位，医者将患者百会穴处头发向两侧分开，露出施灸部位，将艾条的一端点燃瞄准穴位处，点燃的艾条与皮肤的间隔约1寸左右施灸，以局部温热、泛红但不致烫伤为度，重复施术至患者觉百会穴处有温热感向脑内渗透排泄为度。

（2）选取太冲穴，太冲穴为肝经原穴，位于足背侧，第一、二跖骨结合部之前凹陷处。操作方法：将艾条的一端点燃瞄准穴位处，点燃的艾条与皮肤的间隔约1寸左右施灸，以局部温热、泛红但不致烫伤为度，逐日1次，一连10次1疗程。辨证施治参照针刺治疗处方。

3.耳穴压豆

常用穴为神门、耳尖、交感、肾上腺；每次取3～4穴，以5mm×5mm的胶布，将王不留行籽贴于所选之穴，贴紧后并稍加压力，使患者感胀痛及耳郭发热。每隔1天换贴1次，每次1耳，双耳交替，10次为一疗程。

4.穴位贴敷

常用吴茱萸散为基础方，吴茱萸散（吴茱萸1份，清醋1份）适量混匀，白醋调成糊状，并用胶布固定，每天晚间临睡前贴敷穴位上，每日贴6小时，次日更换，10次一个疗程。

5.头部推拿按摩

推拿按摩选穴：神庭、百会、攒竹、风府、风池、印堂、太阳、桥弓等穴位。推拿按摩方法：

第1步 用双手拇指桡侧缘交替推印堂至神庭30次。

第2步 用双手拇指螺纹面分推攒竹至两侧太阳穴30次。

第3步 用拇指螺纹面按揉百会、风府、风池各30～50次。

第4步 用大鱼际按揉太阳30次，即向前向后各转15次。

第5步 用大拇指螺纹面向下直推桥弓，左右交替，各10次。

以上治疗方案必须在辨证施治基础上取穴加减。

（五）西医基础治疗

在中医特色治疗和中草药治疗的同时，根据西医相关检查和诊治原则酌情给予：倍他司汀片口服，6mg/次，3次/日，或倍他司汀注射液静滴，250ml，1次/日；既往有高血压病、糖尿病、冠心病的患者继续服用降压药、降糖药及抗血小板聚集药物。

（六）护理

（1）静卧，预防跌伤。

（2）尽量避免焦躁、忧虑、紧张等不良情绪。

（3）饮食宜清淡，不吃油腻的食物，多吃富含维生素的新鲜蔬菜和水果。

（4）平时起卧和改变体位时要缓慢，避免深低头、抬头和旋转等动作。

（5）前庭康复操。

三、疗效评价

（一）评价标准

痊愈：眩晕等症状消失，疗效指数≥90%；

显效：眩晕等症状明显减轻，头微有昏沉或头晕目眩轻微但不伴有自身及景物的旋转、晃动感，可正常生活及工作。疗效指数≥70%，同时＜90%；

有效：头昏或眩晕减轻，仅伴有轻微的自身或景物的旋转、晃动感，虽能坚持工作，但生活和工作受到影响。疗效指数≥30%，同时＜70%；

无效：头昏沉及眩晕等症状无改善或加重，疗效指数＜30%。

（二）评价方法

主要从以下三个方面的变化进行评价。

（1）主证：头晕目眩；

（2）伴随症状：如恶心呕吐，耳鸣耳聋，倦怠乏力，汗出等；

（3）发作频率。

眩晕病治疗效果评分表

症状	分级量化标准	入院评分	出院评分
头晕、目眩	□0分：无头晕目眩 □2分：头晕目眩可忍受，闭目即止 □4分：视物旋转，如坐舟船 □6分：眩晕欲仆，不能站立		
恶心、呕吐	□0分：无恶心、呕吐 □1分：轻度恶心、呕吐，但不影响日常生活及进食 □2分：影响日常生活及进食 □3分：频繁严重恶心呕吐，需卧床休息		

症状	分级量化标准	入院评分	出院评分
耳鸣、耳聋	□ 0 分：无耳鸣耳聋 □ 1 分：偶尔出现 □ 2 分：频繁出现，轻度听力下降 □ 3 分：持续出现，影响工作和睡眠，明显听力障碍		
倦怠乏力	□ 0 分：无倦怠乏力 □ 1 分：乏力，偶有倦怠 □ 2 分：时有嗜卧，乏力倦怠 □ 3 分：整日困卧，对外界事物兴趣下降，坐时即可入睡		
发作频率	□ 0 分：无发作 □ 1 分：偶尔出现 □ 2 分：经常出现 □ 3 分：持续存在		
合计			

疗效指数 $= \left[\left(治疗前积分 - 治疗后积分 \right) \div 治疗前积分 \right] \times 100\%$

附录　董教授修订眩晕病（良性发作性位置性眩晕 BPPV）中医诊疗方案